智慧医疗集成服务关键技术及应用

李建强　杨吉江　王　青　著

中国财富出版社有限公司

图书在版编目（CIP）数据

智慧医疗集成服务关键技术及应用／李建强，杨吉江，王青著．—北京：中国财富出版社有限公司，2021.9

ISBN 978－7－5047－7438－5

Ⅰ.①智…　Ⅱ.①李…　②杨…　③王…　Ⅲ.①人工智能－应用－医疗卫生服务－研究　Ⅳ.①R197

中国版本图书馆 CIP 数据核字（2021）第 184676 号

策划编辑	周　畅	**责任编辑**	邢有涛　刘康格	**版权编辑**	李　洋
责任印制	尚立业	**责任校对**	孙丽丽	**责任发行**	杨　江

出版发行	中国财富出版社有限公司
社　　址	北京市丰台区南四环西路 188 号 5 区 20 楼　　**邮政编码**　100070
电　　话	010－52227588 转 2098（发行部）　　010－52227588 转 321（总编室）
	010－52227566（24 小时读者服务）　　010－52227588 转 305（质检部）
网　　址	http：//www.cfpress.com.cn　　**排　　版**　宝蕾元
经　　销	新华书店　　**印　　刷**　宝蕾元仁浩（天津）印刷有限公司
书　　号	ISBN 978－7－5047－7438－5/R·0101
开　　本	710mm×1000mm　1/16　　**版　　次**　2024 年 1 月第 1 版
印　　张	17.5　　**印　　次**　2024 年 1 月第 1 次印刷
字　　数	305 千字　　**定　　价**　68.00 元

目　录

第1章 绪论

1.1 智慧医疗概述

1.1.1 智慧医疗的内涵

伴随着科学技术的发展和医疗卫生服务水平的不断提高，人们逐渐开始关注和重视高质量、高效率的医疗卫生服务，智慧医疗的概念由此而生。狭义上说，智慧医疗的主要目的在于以患者个人健康数据为基础，利用先进的信息化手段（如生物传感器、医疗物联网、大数据、云计算等关键技术），实现患者、医生、医院、医疗设施之间的互联互通。广义上说，智慧医疗旨在实现现代医疗新技术、创新治疗手段，使医院基础设施领域资源之间相互融合、彼此协同，并能够实时进行智能化指挥决策与合理性评价，推动传统医疗服务转型，摆脱其在时间、空间上的限制和新型技术的制约。通过推动中小型医疗卫生机构和医疗卫生服务的信息化建设，最终为大众提供更加个性化、系统化、精准化、科学化的医疗保障服务，医疗健康服务也更加人性化、便捷化。

智慧医疗具有六大特性：互联性、协作性、预防性、普及性、可靠性以及创新性。互联性是指不管患者位于哪个国家、哪个地区，医疗健康服务人员在被授权之后都能够利用互联网浏览这个人的电子健康档案等信息，必要时还可以联合其他国家或医院的专家进行远程会诊或在线健康咨询，将高质量的医疗健康服务提供给患者。协作性是指利用互联网等信息网络，对患者医疗健康信息和优质的医疗资源等进行记录、整合和共享，在不同类型医疗部门、机构之间实现健康信息实时交换和协同，将疾病预防、健康体检、智能诊疗、费用报销、康复保健等一体化卫生服务提供给大众。预防性主要指它能够实时精确地监测到重大疾病发病征兆，提前向人们发出警告，帮助人们在疾病暴发前进行快速、合理、科学反应。普及性是指利用信息化网络手段，打破城市与农村、社区卫生服务机构与大型综合医院之间的限制，为全体居民提供高质量的医疗健康服务，帮助居民达成个体健康系统化管理的目标。可靠性主要指所有电子健康档案，在没有得到明确授权的前提下，无法被任何人获得，个人网络信息安全得到进一步保障。创新性是指在大量医疗健康信息实时共享的情况下，相关研究人员以伦理和法律为界限，推动传统医学模式、医疗技术和医学观念变革，使医疗产业蓬勃发展。

由于智慧医疗在人们的健康生活以及医疗行业未来的发展方面具有重要意义，近些年大量的学者相继对智慧医疗的工作模式进行了分析研讨。例如，有学者介绍了如何通过传感器、智能穿戴设备、家庭智能机器人、智能服务终端等新技术和设备构建区域医疗信息平台，该平台具备融合、挖掘、分析、利用大量医疗数据的能力，以及完整、便利、快捷的健康管理能力。有学者认为智慧医疗是个体、服务、机构三方面结合的整体医疗模式。还有学者则介绍了智慧医疗环境中患者、医生、医疗保险企业以及科研人员等如何紧密联系在一起，实现业务协同，进而实现社会、机构和个人效益最大化。智慧医疗所研究的工作包括：采用移动通信和移动互联网等技术相结合的方式为每位患者提供移动端预约挂号、疾病在线咨询、网络快捷支付等医疗服务，有效缓解患者看病难、看病贵的问题。

图1-1介绍了智慧医疗的应用技术和角色分析。智慧医疗充分运用先进技术，建设一个医疗信息交互平台用于存储个体健康信息，进而真正实现患者与医生、各级医疗机构、不同医疗设施之间的互联互通，将全方位实时化、智能化、自动化的医疗服务推送到每位患者手中。智慧医疗产业可以被划分为上游、下游和第三方三部分。

智慧医疗产业的上游部分主要是医疗机构及相关医疗资源，涉及医疗器械设备、医疗信息化、远程医疗三部分的内容。医疗器械设备是指一些智能化的医用电子仪器等；医疗信息化是指利用计算机科学和现代互联网通信技术及数据库技术等，为各级医疗机构之间以及医院各职能部门之间提供必要的患者信息和获取、存储、加工、挖掘管理信息以及交换数据的过程；远程医疗是指利用先进通信技术对那些医疗条件相对较差的偏远山区、海岛或舰

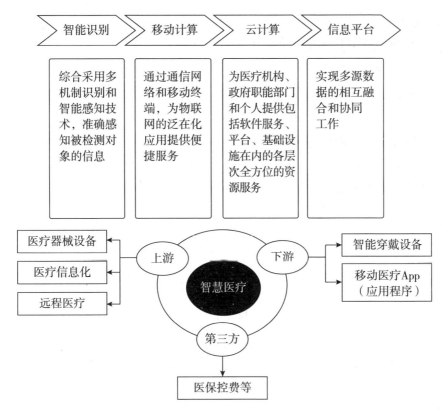

图 1-1 智慧医疗的应用技术和角色分析

船上的患者实施远距离诊断和医治。全世界远程医疗发展大约经历了以下三个阶段。20 世纪 90 年代中期之前，医生仅仅可以对患者进行简单远程疾病咨询、诊断和治疗，这个阶段被称为远程医疗系统的第一阶段；第二阶段是在 20 世纪 90 年代中后期，此时远程医疗得到进一步发展，数字通信与网络技术、卫星 ATM 网络、卫星无线通信等纷纷进入人们的视野并被人们研究；第三阶段是进入 21 世纪后，网络环境迅速变化，在数字信息存储转发交换技术深远发展的基础上，远程医疗行业发生了更加可喜的变化。近些年移动通信网络、物联网、云计算、人工智能等技术开始兴起并蓬勃发展，各种各样的智慧医疗产品也相继出现，目前已经发展出了第三代远程医疗系统。

智慧医疗产业的下游部分主要是患者，这就与各种智能穿戴设备和各类移动医疗 App 联系起来。智能穿戴设备是智慧医疗领域的一项重大突破，目前已经在帮助患者管理糖尿病、心脑血管疾病、高血压等不同的场景中被广泛使用，有效降低了患者的住院率和疾病就诊率。移动医疗 App 作为医学类

App，以移动终端为基础为各类患者提供多元服务，包括寻医问诊、远程预约挂号、购置医疗用品以及查询相关专业信息等。

智慧医疗产业的第三方，主要涉及医保控费等，它的目的是运用信息化的方法对医保费用支出实现智能管理和控制。

1.1.2 国内外智慧医疗发展现状

一、国外智慧医疗发展现状

（1）美国智慧医疗概况

在电子病历、医患沟通平台、移动医疗等智慧医疗领域，美国的发展十分迅速。美国已经筹备 270 亿美元用于构建个体医疗电子健康档案，智慧医疗这一愿景在美国正逐渐从理想变为现实。美国基于日益发展的移动通信技术进行创新，来全面改革和完善区域医疗服务体系。利用智能化信息系统将各层级医疗卫生管理部门、各级医疗机构和不同患者有机地链接起来，基于电子处方以及数字化病历的推广和实行来加快医疗协作平台建设。抛弃传统的纸质处方是美国智慧医疗发展的开端，美国的官方医疗保险制度 Medicare 推行一种新的举措，也就是给那些为患者开电子处方的医生发放奖金。另外，许多科技公司相继组建联合会免费为医务人员提供医疗软件，激励他们"丢弃"传统的纸质处方。推进电子处方运用，对于有效避免医疗事故发生以及实现控制成本有积极的影响。医务人员使用笔记本电脑或者其他便携式移动设备，可以更加便捷地进入相应加密网络，直接将病人处方数据存储并转发至后台，然后专业人员在医院、零售药店和医疗卫生管理部门三方共享的信息平台上对其进行存储和整理，相关人员在被授予一定的权限后即可实现共享查询。实行电子处方给人们带来了许多好处，例如，通过电子处方系统医生能够十分便捷地查询病人的病例、既往史以及一些药物过敏原，在一定程度上避免一些药物之间的不良反应引发的严重后果等。另外，医生能够及时了解到患者的医疗负担，进而考虑能否在药效相差不大的情况下选用价格较低的药品作为替代。一项调查研究表明，假设医生选择与原研药质量和疗效一致的仿制药或较便宜药物替代某些不在报销目录之内的新药、特效药，每10 万名患者每年的药费能够降低约 84.5 万美元。数字化病历系统能够让参与当前病人疾病诊断过程的所有医务人员，在进入医疗系统后都获取到患者的患病史和病情诊断数据，这也就减少了去不同医院重复检查以及化验带来的时间消耗。美国政府也拨款鼓励全国各地区医疗保健系统的建设以及医生使用电子病历，希望经过各地医院及相关医生之间的临床信息交流共享，实现减少医疗成本、降低医疗开销的目标。

（2）英国智慧医疗概况

在网络飞速发展的社会，英国智慧医疗行业发展突飞猛进，为了解决看病难等问题，致力于运用信息技术来推进医疗服务现代化。1998 年起，英国政府陆续开展了一系列专题报告研究，逐步清楚地论述了全国的卫生信息化战略。英国政府从 2003 年年末一直到 2004 年相继与许多国际医疗卫生信息化巨头签订了巨额合同，合同为期 10 年，总金额超过 60 亿英镑，意图建设一个全国性卫生信息网，并安排一连串应用服务。利用这个卫生信息网，患者能够选择性地预约健康服务，得到自己的电子健康档案，也可以利用互联网办理出院手续等；医生们可以在登录卫生信息网之后完成一系列工作，其中包括为病人写电子病历、开具电子处方、医学影像数据资源互联分享及提供在线健康咨询服务等。英国在 2005 年开始应用电子病历，期望可以将全国各地区患者的诊疗信息与既往病史记载到电子病历系统里，进而为患者提供跨域医学影像共享交换服务。各级医疗管理部门和医院之间能够相互传输和共享患者的医疗影像资料，如 X 光片、核磁共振诊断报告单等。政府为开发电子处方系统、医生支持系统、医学知识地图等做了非常大的努力，并推进无线远程医疗项目开展。

（3）澳大利亚智慧医疗概况

在国家数字健康执行委员会成立之后，澳大利亚在智慧医疗领域飞速发展。建立此委员会的目的是实现医疗健康数据信息收集和安全共享等工作的科学化管理。因为全国各层级医院信息网络在规范化产品标识、位置信息标识以及产品信息维护方面非常混乱，所以此次变革势在必行。南澳大利亚州政府向医务工作者提供病人既往病史信息便捷访问是通过在医院应用企业级信息管理系统来实现的，该系统以病人为中心，旨在创新该州医疗卫生系统信息存储、转发和查询方法，甚至对传统的医疗服务形式进行变革。与此同时，澳大利亚其余各州加快推进区域医疗卫生信息化建设。电子医疗供应链系统让所有参与者都应用、共享 GS1（国际物品编码组织）全球贸易项目代码（Global Trade Item Number，GTIN），使不同产品供应商之间的信息交流更加规范化的同时，利用电子手段将精确的产品数据及价格信息共享到澳大利亚的各级医疗部门及私立医院。国家数字健康执行委员会使用 GTIN 并结合 GS1 的全球数据同步网络标准。

（4）日本智慧医疗概况

伴随着人口老龄化问题的加剧，日本医疗卫生资源严重不足。一方面，慢性病（如慢性呼吸系统疾病、冠心病等）患者数量呈逐年增加趋势，他们需要长期的医疗护理；另一方面，医疗机构在尽量保证医疗质量的同时面临着扩大医疗能力的挑战。对此，日本政府构想出了解决方法，即依托 Panasonic（松下）和 OMRON（欧姆龙）等大型医疗器械巨头的优势，致力于普及"高质生活"的家庭移动医疗护理新理念，希望在家庭方面缓解患者长期医疗护理需求带来的压力。该理念主要包含三个步骤。第一步是加强家用医疗器械数字化。虽然在日本各种体温计、血压仪、血糖监测仪等家用健康医疗器械十分常见，但是长期以来它们都只用来测量和辅助基本判断，人们没有对这些测量数据进行积累。由于 NFC（近场通信）和智能移动设备的普及，"健康医疗器械＋智能健康信息管理 App"捆绑式销售开始大规模盛行。移动医疗为第二步。许多年前日本就已经开始推行信息化医疗，各大型公立、私立医院都拥有自己的医疗信息管理系统，并利用系统来登记病人的个人数据、诊断结果（如 X 光片、心电图等）和治疗信息，因此各类医疗数据信息收集已经发展得十分完善。依托大量医疗疾病数据，再利用广泛开发的智能化医疗应用软件，移动医疗成为可能。医疗应用软件能够为患者提供不适症状自查、常见疾病信息普及与解读、按照身体构造实现疾病快速检索等服务，而且群众能够根据自身地理位置便捷查询附近的医院并且根据自身症状寻找专科门诊。第三步是建立云端个人医疗数据信息库。从人出生开始就建立一个专门的医疗信息资源库，用来存储其用药信息、药物过敏原信息、既往病史、手术数据信息，以及在不同阶段、不同医疗机构对不同疾病的检验结果（如 X 光片、心电图等）和病情诊断结果等所有医疗数据。所有数据在云端都会得到很好保存和整合，每个人都能够随时随地查看云端记录的自己的医疗信息。各层医疗机构也不需要单独记录患者的医疗数据，可以在获取授权后利用网络来查看患者患病史并添加新的医疗记录。IT（信息技术）不断发展，使得日本医疗行业得到了迅猛发展。在这三个步骤上，不管是用户、医疗器械供应商，还是医疗机构和政府（医疗保险报销70%的医疗支出）都获得了不同程度的益处。另外据调查，日本仅次于美国，是全球第二大智慧医疗消费市场，因此近年来逐渐衰落并陷入亏损的日本电子企业纷纷开始转型，投资智慧医疗产业，这也进一步促进了日本智慧医疗产业的发展。

以人为本，实现相关数据的互联互通，并进行智能决策是全世界各个国家医疗产业的特征和发展趋势。同样，依托个人医疗健康档案和电子病历来构建共享知识库，基于相应信息技术和依托移动设备来建设一个医疗信息共享的系统是我国当前的期望。

二、国内智慧医疗发展现状

近些年，我国医疗信息化产业高速发展，但目前来看，我国在智慧医疗领域仍处于探索阶段，市场规模相对较小，三、四线城市医院和乡镇卫生机构的医疗信息化水平较低，由于医院本身管理理念的制约，没有迫切引入智慧医疗的需求，智慧医疗应用处于初级阶段。然而，随着信息化水平的不断提高，中国正进入智慧医疗需求的爆发期，扩大基本医疗的覆盖范围是医疗改革的方向，多区域医疗业务协同可以从社会层面优化医疗资源配置。假如说数字化医院存在管理力度不足以及工作机制不健全的问题，那么从社会保险经办机构方面，利用医疗信息管理系统来加强对各级医疗机构社保的管理，可以切实有效节省开支，对智慧医疗的发展有一定的助推作用。如今我国绝大多数城市的三级医院已经基本建立了个性化的医院管理信息系统（Hospital Management Information System，HMIS），其在现代化医院中已经不可或缺，而且各个基层医院也逐渐重视信息系统构建和利用，它们的信息系统建设也呈现高速发展的趋势。同时，HMIS的研发和运用正在向更深层次发展，从以经济运行管理为重点，逐渐开始侧重临床应用和管理决策应用。经过几十年的快速发展，我国绝大部分县级以上医疗机构都建立了HMIS，部分经济发达的农村乡、镇卫生院在医院管理信息系统建设上也已初具规模。以上取得的成就侧面说明了我国从政府到医院本身乃至全体公民对信息系统建设的重视，它的应用促进医院管理创新，也提高了医院管理效率和经济效益，医院整体管理水平也迈上了新的台阶。在远程智能医疗方面，我国发展十分迅速，对于移动信息化运用，其实一些医院已经走到了前面，它们能够对病历信息、患者患病史、病情变化信息等进行实时记录、传输并加以处理后使用，这样医院内部或各级医院之间都可以通过网络实时、高效地共享相关信息。这也有助于达成远程医疗、大型医院专家会诊、各级医院转诊等目标。

随着信息技术的发展和智能移动终端的进一步普及，个性化和移动化医疗将成为未来的发展趋势。如表1-1所示，智慧医疗有七个发展层次。总体来说，我国医疗现在正处于第一层、第二层，并逐步向第三层发展，因为在缺少有效数据的同时现有数据标准不统一，另外，除了医疗器械供应商方面几乎没有临床背景外，医生在仪器实际应用上也缺乏标准指导，还没有建成真正意义上的智慧医疗。中国如果要从现阶段发展到第五层，就需要在许多相关行业之间形成数据交换标准，这也是我国未来需要加强的方面。

表1-1　　　　　　　　　智慧医疗的发展层次

第一层	业务管理系统
第二层	电子病历系统
第三层	临床应用系统
第四层	慢性病管理系统
第五层	区域医疗信息共享系统
第六层	临床决策支持系统
第七层	公共健康卫生系统

经过几十年的发展，智慧医疗的应用已经变得十分广泛，其应用场景主要包括患者一站式就医、个人健康档案管理、互动式手术教学、亲属远程探视、专家远程会诊、远程智能医疗护理，下面分别具体展开介绍。

（1）患者一站式就医

我国一些智慧医院项目主要为大众提供了以下几方面的服务，其中包括智能分级诊疗、移动设备挂号、智能门诊叫号查询、检查报告单获取、个性化化验单解读、疾病在线咨询、专科医生信息查询、医院定位导航、院内科室精确导航导诊、在线药品使用说明书查询、各类创伤急救教程指导、每日健康资讯实时播报等。这些服务能够实现患者从意识到疾病前兆再到治疗结束身体康复的一站式就医。

（2）个人健康档案管理

不论身处何地，患者如果想获取自己之前在哪家医院住了多少天、服用过什么药物、具体治疗方式等就医记录，就可以通过智慧医疗来实现。智慧医疗的产生给人们带来了福音，每位患者都能够利用移动设备浏览自己的医院预约信息和就诊数据信息，如门诊记录、疾病在线问诊历史记录、完整的住院大病历、药品使用情况、诊疗情况、医疗支出详情等，这样患者能够实现对自身健康状况及时监测，还可以通过线上医生咨询平台对自身健康问题进行一对一咨询。

（3）互动式手术教学

一直以来手术示教都是对医学生进行临床技能、临床思维等引导教学的一种重要方式。出于降低术中交叉感染等考量，各医院手术室都严格落实各项医疗制度，限制参观人数，这就对医学生们学习和观摩手术治疗过程带来了不便。利用数字化手术室，他们不光可以在示教室内通过屏幕实时学习手术治疗的各个环节，还能够将手术录像拷贝下来反复钻研。这大大地提高了手术教学的效果，减少手术室内交叉感染，起到保护患者的作用。

（4）亲属远程探视

大型医院开设了一些特殊病房，如 ICU（重症监护治疗病房）等，用来集中收治重症和危重症患者，在这里治疗的人员免疫力极差，发生院内感染的危险性要比普通病房患者高得多。但是他们往往十分迫切希望得到亲人陪伴和关怀，利用网络化远程探视系统可以在保护双方避免外部感染或交叉感染的同时，让病人与亲属进行"零距离"隔空沟通交流。

（5）专家远程会诊

运用互联网视频监控平台，将全国各级医疗机构链接起来，构建统一、高效的远程医疗网络，大型综合医院及医疗专家们就可以借助此网络实时观测患者疾病情况，还可以利用 AI（人工智能）可视语音对讲系统与患者进行双向交流，进而更精确地对患者进行远程多学科协作诊疗。上述技术手段在缓解一些医院医疗资源不足问题的同时，大大节省了病人辗转各处求医问诊的费用和时间，帮助身外偏远地区交通不便的患者更便捷地享受到优质的医疗资源。

（6）远程智能医疗护理

采用高清视频编码器与病房内有关医疗设备相结合的方式，医护人员可以实时观察病人的身体状况和各类指标，同时这可以减轻病人及其亲属心理和身体上的负担。例如，利用智能输液监控管理系统，可以实时监控药物余量和滴速，在感应到输液快要结束时还可以通过报警器发出提醒，及时呼叫护士；利用电子血压计、脑电图仪、床旁心电监护仪等设备，在患者身体出现异常后可实现自动报警通知护士站的医护人员。

三、国内外智慧医疗发展的总现状

科学技术的进步带动了疾病诊断和医疗信息化技术的飞速发展，人民群众对医疗卫生服务及疾病监测预防的需求不断提高。各类私营医疗机构和互联网医疗服务行业发展势头猛进，实现了从近代医院向现代医院的变革，我国进入了科技大力推动医学发展的新时期。其主要表现形式为医院为社会提供的服务更加多样化，逐渐转变为诊疗、康复保健、医学生教育和科学研究等多功能结合的场所；大型医院专业分工越发精细的同时提高了多科协作能力，越来越多的新兴学科及边缘学科建设开始加快；医疗设施的自动化、电子化水平不断提高，医院基础设施不断改良；现代管理理论有机地融入了医院管理，推动了医院信息管理系统蓬勃发展。现代医院最初诞生在一些经济发达国家和地区，后来不断发展并趋于成熟，而大部分发展中国家仍处于近代医院还未发展至现代医院或近代医院和现代医院部分特色并存的阶段。电子病历系统、智能远程医疗系统及医疗大数据分析平台等，以数字技术为基础，逐渐改变了医务人员、患者、患者家属及其他医疗相关行业从业人员之间的交流沟通模式。数字化诊断机器、智能穿戴设备等也在帮助医生提高诊断的准确性和医治的效率，并大幅度减少医疗费用支出。在科技快速发展的同时，发达国家、新兴产业市场和整个医疗产业内部之间的联系在一定程度上加强了。

1.1.3　智慧医疗的发展优势

当前的医疗服务系统并不是一个整体性的协同系统，而是分散在不同区域独自运作的孤岛化系统，或大或小，彼此间没有联系。未来智慧医疗将以更深刻的洞察和度量、更统一综合的互联互通来建设完全协同的新型医疗系统。智慧医疗系统具有全面感知及自动获取及时、信息集成融合准确、全面数据支持决策智能化三方面优势。

第一，全面感知及自动获取及时。通过多种渠道获取所有医疗数据，这些数据可能来自智能医用传感器、医疗仪器或信息系统，观测医疗卫生系统中各部门、各个体、各诊疗阶段的详细信息，进而进行更深层次感知。医院各种物理设施（如数据中心、计算机等）都成为智能化节点。传感器随处可见，它可以存在于患者病房、手术室、医疗器械、药品中，帮助人们获取到自身健康状况相关信息。

第二，信息集成融合准确。伴随着 5G（第五代移动通信技术）等通信技术的迅猛发展，未来可能出现全球化的互联互通局面，各个国家、各个地区的医务人员、患者、科研人员等都可以以一种更新颖、更便捷的方式进行医疗信息共享与交流。

第三，全面数据支持决策智能化。透过智慧医疗系统，用极其简单的方法便可以获得庞大的医疗数据，患者可以实时了解自己的身体健康情况，同时能够显著提升疾病诊断准确性，医生不会再因为患者病历的缺失而影响寻找病源。在不久的将来，医学科研人员通过智慧医疗系统可获得大量精确、宝贵的医疗信息和较高质量的有效病例，对其进行处理再利用，不仅可以及时且精准地预测出大规模暴发的疾病，还可以推进我国医疗领域进一步发展。智慧医院管理系统可以使管理变得更加高效，因实现及时、准确药品配送，药物供应商可以大大节省成本，医疗保险公司也可以对患者健康状况进行有效跟踪，从而提高相关服务质量、推动流程发展。此外，智慧医疗具有产业集成性，智慧医疗是科技融合的产物，与智慧城市、智慧终端和市场投资有着紧密的联系。

智慧医疗是智慧城市的子系统。智慧医疗与智慧交通、智慧应急、智慧环境等一样，是智慧城市系统重要的组成部分。智慧医疗是智慧城市建设不可或缺的一部分，在智慧城市体系中占据着重要地位。从架构设计的角度来看，智慧医疗建设与智慧城市建设类似，包含"感、传、知、用"四个方面，每个方面的重点和主导者不同。比如，其中的感知层重点为基础设施建设，比较适合由政府主导、企业经营；传输层的重点是专网建设，适合政府投资，相关企业进行建设和维护；由科研机构和大学研讨其余的标准规范、政策法规、安全和评价体系等。对于智慧医疗与智慧城市来讲，二者的最终目标和技术支撑不但类似，而且相互影响。因此，需要站在决策角度处理好二者的关系。一方面，智慧医疗与智慧城市在高精尖人才、先进科技、基础设施等方面追求发展与共享的统一，坚决制止盲目重复建设；另一方面，二者应制定统一的建设标准和规范，确保智慧医疗的工作成效为智慧城市的全面建设目标服务。

智慧医疗依附于智能终端。各种智能终端设施在采集病人信息以及衔接医务人员、医药服务商和患者方面扮演着十分重要的角色，同时智能终端产业是市场潜力巨大的新兴产业。终端设备有多种类型，可分为植入式设备、便携式可穿戴设备、便捷式设备和环境式设备。心脏起搏器、植入式医学传感器等植入式设备主要用来监测患者体内器官并能够在一定程度上对其机能不足的问题进行解决；智能项链、谷歌眼镜、智能手环等便携式可穿戴设备，主要用于监测人体重要的健康指标，能及时发现身体各器官异常；装有移动软件的智能手机、平板电脑等便捷式设备主要用于连接医生和患者；环境式设备主要指智能房屋、智能家电等，它可以全方面参与到用户的生活中。

智慧医疗产业可以带来创业和市场投资机遇。智慧医疗会推进医疗卫生服务和管理形式的深刻变化，也将为建立电子健康档案、登记电子病历等医疗资源与移动医疗、远程医疗需求进行优化匹配提供更多的市场投资机遇。智慧医疗集成带来新的热点。一是推动医疗设施制造业进一步发展。新型医疗设备的研发目标应该是降低医务工作者的工作量，减轻他们的压力。二是推动智能家居发展。智慧医疗将给智能家居带来新元素，二者关系十分密切，智慧医疗使人们足不出户便能够处理一些指标监测和预约挂号问题成为可能。三是带来与安防技术融合的契机。凭借传统安防技术和经验累积，为安防企业全面进军智慧医疗行业提供了新机遇。

不仅如此，智慧医疗集成服务的潜力还在于政策环境支持、资本市场开始兴起、深化医疗改革手段三方面内容。政策环境支持是指国家层面出台文件，为智慧医疗的深入发展提供了有力的支持；资本市场开始兴起是指部分地区政府专门设立了大额基金，百度、阿里巴巴、腾讯在内的互联网巨头企业、创投资金及上市公司积极参与其中；深化医疗改革手段主要包括医疗产业的战略性转型，从"以治疗为中心"到"以预防为中心"进行过渡，以及传统就医模式的转变，缓解长期存在的看病难、看病贵等问题。在这样一个"互联网＋"全面融入生产和生活的时期，人们对以互联网为依托的智慧医疗产生了新的期待。

1.2 智慧医疗集成服务的产生背景

智慧医疗集成服务是需求和技术双向驱动的结果，也是医疗发展与管理水平提高到特定时期的产物（见图 1－2）。智慧医疗集成服务产生和应用的基础是人民群众日益增长的健康需求，而信息技术的普及与成熟则为智慧医疗集成服务的实现提供了动力和技术条件。随着生命科学和信息技术飞速发展，在智慧地球概念之后出现了智慧医疗的基本概念。智慧医疗是一门交叉学科，它完美结合了信息技术与生命科学，主要包含医疗服务、公共卫生健康、药物供给保障、个体健康管理等方面。从技术角度来看，物联网、人工智能、云计算、大数据等技术的迅猛发展，为医疗信息化建设提供了动力和技术保障；从国家角度来看，在医疗信息化改革路上，相关政策文件出现，全国各地区都在踊跃探求区域医疗卫生信息平台建设，这些都为智慧医疗的深入发展打好了基础，为其落地按下了加速键。

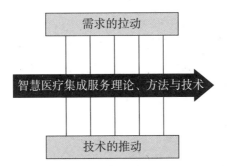

图 1－2 智慧医疗集成服务是需求和技术双向驱动的结果

1.2.1 智慧医疗集成服务的需求

在传统医院的就诊流程中，患者若有就医需求，不论身处何地，都需要到医院提前排队挂号候诊。成功预约挂号后，还需到所挂号科室排队等待。且就诊过程存在不确定性，排队时间不确定，等到医生叫号后才可进入诊室看病。医生在问诊时，无法及时获取患者之前的就诊经历和实时健康信息，因此在就诊过程中，可能存在重复检查、过度拍片甚至误诊等问题。在对术后患者进行全面跟踪和有效管理方面也存在不足之处。传统的就医流程较为烦琐且耽误患者时间，同时，增加了医护人员的服务压力。此外，医院的医疗信息化建设存在不足，基础设施不完善，优质医疗资源整体供给不足，难以满足国民不断增长的医疗健康服务需求。近年来由于健康医疗行业数据呈现暴增势头，数据海量化、非结构化，获取方式多样化，传统的医疗数据应用方式和管理机制难以跟上时代发展的要求。人们拥有了对智慧医疗集成服务的认识和渴望，智慧医疗集成服务将会扮演越来越重要的角色。随着信息化的发展，各大中型医院基本上建立了属于自己的一套信息系统，例如医院管理信息系统（HIS）、临床信息系统（CIS）、电子病历（EMR）等。但与此同时，各系统间的信息尚未充分共享，也缺乏统一的标准，业务系统间协同、智慧医疗决策以及辅助管理决策等要求也未被满足。人们逐渐意识到单一领域的服务越来越不能满足日常就医需求。我国正从信息化医疗服务向着智慧化医疗服务变革，由于信息系统建设历史等因素制约，我国医疗信息化建设仍面临缺乏统一的数据标准、系统缺乏顶层设计、服务器负载压力大、集成交互接口繁多杂乱等信息集成和共享方面的问题与挑战，这对医院信息化建设的深入发展产生了制约。

针对医疗行业发展中的主要问题、挑战与机遇，为了尽最大可能提高医疗资源合理化应用和共享水平，人们意识到应大力推动智慧医疗集成服务发展，将医院里各大系统集成起来，促进医疗行业智慧化。智慧医疗的基础是电子健康档案，把物联网、云计算、大数据等新一代信息技术结合起来，综合建设起医疗信息的共享服务平台，实现病人、医院、医务人员和医疗设施之间的高效交互，满足医疗生物圈的需求。对于公众来说，智慧医疗能够提供更加方便、高效、优质的医疗卫生保障服务，能够解决传统医疗中出现的问题，简化烦琐、复杂的就医步骤，利用数字化技术帮助患者实现与医生以及医疗设备之间的互联互通，一步一步达到信息化、智能化的目标，建立起一个以患者为核心的信息化和智能化平台。智慧医疗使得医疗服务更加便利，大力发展智慧医疗集成服务可以为医疗机构的信息化建设提供一致的数据和接口标准，从而更好促进患者、不同医院或医疗机构间以及地区间医疗健康相关信息的互联互通、重要医疗资源信息共享、医疗资源协同调动，帮助患者早日康复。同时，智慧医疗集成服务能够解决医院信息系统异构数据集成、数据共享以及数据交换传输规范等关键性技术问题，从而加强医疗协作，提升服务能力。智慧医疗集成服务还提供了健康教育、相关医疗信息查询、远程会诊和治疗、电子健康档案等多种形式的医疗服务和健康管理服务,从而促进患者服务互联化、临床服务智能化、科研数据一体化、医院管理精细化和区域一体化。

我国的智慧医疗集成服务的发展建设离不开行业机构、政府部门和社会民众的共同努力。这三大对象是我国智慧医疗集成服务不断发展的重要支撑,为形成智慧医疗集成服务的新发展格局提供了强有力的后勤保障。图1-3显示了智慧医疗集成服务中三大对象的关系。政府部门作为主导方,通过相关医疗政策的尽快落实来推动智慧医疗集成服务的发展,为社会民众提供医疗保障,提升国民的整体健康水平。行业机构主要辅助智慧医疗相关服务搭建和完善,关注医疗服务质量提升以及自身与行业标准匹配。行业机构以提高智慧医疗集成服务建设水平为主要目标,通过信息化进一步解决医疗行业通信慢、数据应用水平低、管理服务不到位和效率低下等问题。社会民众关注的是医疗卫生服务的可及性和自身健康管理的可开展性。

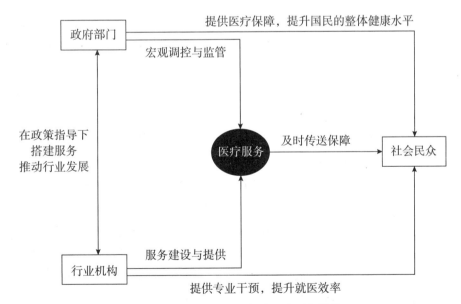

图1-3 智慧医疗集成服务中三大对象的关系

1.2.2 智慧医疗集成服务的技术

在当今的信息化时代，以5G、云计算、智能物联网、人工智能、大数据等为代表的新一代信息技术迅猛发展，有效地推动了智慧医疗集成服务不断发展。医疗行业中智慧服务平台的搭建和相关信息系统的建立同样为智慧医疗集成服务提供技术支持。下面从不同的方面分别介绍技术如何驱动智慧医疗集成服务发展。

（1）数据中心

通过建立全院患者主索引及数据标准，以病人为主线，把其在各医院的所有就诊时间、患病原因、治疗方式以及其他相关信息进行有机结合，并采用一定方式进行科学分类和抽象描述，使这些信息更加系统化、条理化和结构化。数据中心几乎集成了所有的业务系统的历史数据和当前产生的数据。在数据采集抽取的过程中使用 ETL（抽取、转换、加载）技术对业务数据进行了处理，进而提升数据质量，提高数据的可复用性，提升系统性能。医院通过建设数据中心，整合了院内各个业务系统中分散的数据，消除了信息孤岛，提高了数据的使用率，同时减轻了业务系统数据库的压力。完成对不同信息系统中信息资源的重组，实现业务数据信息的实时同步迁移。数据中心满足各级医院管理决策、医生临床分析决策、研究人员科研以及对外信息交流共享的需求；实现数据存储平台的统一开发设计以及业务/技术文档、元数据存储管理等功能。

（2）服务总线

运用面向服务架构（SOA）建设医院服务总线（HSB），实现异构系统，以及不同厂商之间基于卫生信息交换标准的数据整合与信息交换，解决医院内业务系统数据信息匮乏的问题。同时改变院内业务系统之间传统的"点对点"数据集成模式，向医院信息集成平台为服务总线的集成模式转换。通过信息集成平台的服务总线建设，使得各异构系统与集成平台的接口达到松耦合连接，未来新建系统只需与集成平台对接就能够实现与其他系统进行消息传递，数据互联互通，降低医院信息接口建设的运营成本和人力成本。图1-4为 HSB 的结构示意。

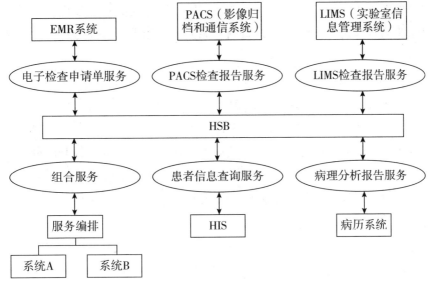

图 1-4　HSB 的结构示意

（3）电子病历技术

当前电子病历已经变成疾病医治和医疗保健的基础。电子病历中囊括了与病人相关的大量病程记录，因此在许多与医疗保健相关的领域被广泛运用。许多与电子病历相关的语义信息挖掘任务的基础是命名实体识别（NER），它也是最重要最关键的一环，因为知识图谱构建、文本检索、文本分类和信息抽取等领域对 NER 都有很大的需求。

（4）移动物联平台

移动物联平台的核心是电子病历，通过移动物联网技术对临床文档信息进行综合展示并加以处理应用，利用手提式电脑、智能手机等移动设备或微信公众号、支付宝服务窗等为医务人员、人民群众提供便利，改善患者的就医体验，在医疗领域提高疾病诊疗服务的质量，创新医护协同合作模式，确保患者足不出户即可就医，全面提高患者满意度。

（5）临床信息系统

以 EMR 为核心的临床信息系统把各临床业务系统的多种业务数据以更加智能化、规范化的方式呈现出来，设立临床质控功能模块，建设临床决策支持系统，对检验、诊断、病理、手术等流程实施全闭环管理，只有拥有权限的特殊管理人员才能进入核心系统，这就确保了相关人员只能在权力允许范围内对患者病历进行相应查询、修改或删除，医疗行为更加规范。同时临床信息系统为科学研究和教学提供精确、庞大的基础数据，有力地推动了医院电子病历系统的进一步发展。

（6）服务集成技术

在 SOC（面向服务计算）等创新技术的推动下，新的商业组织形式不断出现，新兴服务业态快速发展，新兴技术充斥着大量的行业交叉和跨行业创新。健康医疗服务系统聚集了由不同组织提供的医疗服务、公共服务、生活物流服务、通信服务等多种类型的服务，并通过整合这些服务满足客户的需求。所以服务集成技术变成目前主要研究方向。

（7）隐私保护技术

例如，差分隐私是 2006 年提出的一种隐私模型，它可以在不影响对手可用的辅助信息的情况下保证隐私。它已被用于在一方场景中开发私有推荐系统。

（8）物联网

医疗物联网是一种连接多类传感器构建起来的网络，能够完成网络资源的传输与共享。利用物联网可以研发更加完善的信息索引系统，该系统通过二维码等方式识别医患身份和药物，医疗处理更加准确，人为导致的医疗事故大大减少。还可以利用物联网根据需求搭建不同的医疗应用系统，进一步加强医院的管理能力，做到最大化利用医护资源。医疗物联网可以使开发成本更低、可拓展性更高、更易维护，这也推动了智慧医疗集成服务的迅速发展。

（9）云计算

云计算是采用网络云等技术将巨大的数据计算处理过程分解变成无穷多个小过程，之后使用数据中心的由多个服务器组合而成的系统对这些小过程进行分析和处理，最后把得到的分析处理结果反馈给用户。以云计算为基础构建智慧医疗集成服务，并在其中建立更加完善的数据计算模型以及拥有大型存储空间的医疗资源池，可以为各级医院和患者提供更加综合和高品质的医疗卫生服务，使所有医疗信息、影像资料等通过集成平台统一获取成为可能。图 1-5 展示了医院云计算服务平台。

（10）大数据技术

大数据技术是智慧医疗的重要技术之一。有望基于对医疗大数据的高效

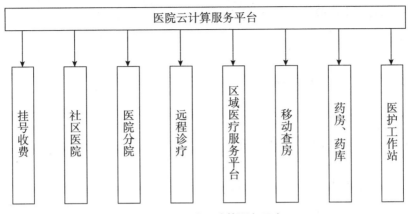

图1-5　医院云计算服务平台

解析利用，辅助实现日常复杂烦琐医疗行业工作的精准化、便捷化、智能化。利用大数据对患者进行身体状况系统化记录、健康管理和辅助诊断等可有效减轻临床医疗资源不足等带来的压力。基于生物医学行业中的海量数据，应用机器学习和人工智能技术，不断增强模型计算能力和大型数据集的规模，可以有效缓解传统药物研发耗时长、成本高、风险大、回报率低等痛点，辅助实现药物研发的科研突破，加快新型药物和疫苗的研发和上市，从而为人类和社会创造巨大的经济效益。图1-6列举了医疗大数据的应用方向。

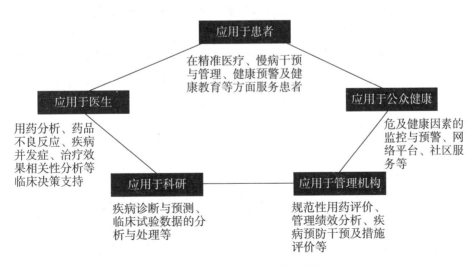

图1-6　医疗大数据的应用方向

相信在不久的将来，更多的人工智能、物联网、传感器技术等都会应用到医疗领域，人们将走上真正意义上的智慧医疗之路，推进全世界医疗行业蓬勃发展。

1.3 智慧医疗集成服务的重要意义

1.3.1 是提升医疗效率的基础

纵观整个医疗服务行业，智慧医疗集成服务是提升医疗服务效率和质量的基础。它最早是从信息行业的集成服务迁移过来的，集成服务对行业运行效率的提高，早在信息行业就有了充分的理论与实践证明。1999 年，国际信息集成与网络应用服务会议讨论了基于网络的信息资源与服务的整合，以及集成服务的相关技术、理论知识和实践问题，为国家之间资源与服务整合，技术、理论知识与实践构建了互动平台。2000 年举办的"信息集成服务与集成管理学术研讨会"，从哲学理念、工作实践、系统集成理论、信息科学与信息集成、信息技术发展与信息集成等多个方面，探讨了信息集成服务的相关内容，强调了信息集成服务对行业运行效率的作用和意义。

医疗领域中的集成服务是指在当代医疗信息化网络的复杂环境下，基于医疗信息集成理论和技术，通过对医疗服务要素进行集成与动态整合，构建优势互补的集成化服务体系，帮助患者在尽可能短的时间里用最低的费用获取到所需的高品质医疗健康资源和服务，这促进了医疗效率和质量的显著提升。医疗集成服务不仅强调服务要素（医疗资源）的集成，更强调医疗服务本身与患者就医需求之间的集成匹配，从而显著促进医疗效率的提升。

智慧医疗集成服务对医疗效率的提升具体体现在三方面：一是提升多变化的用户需求之间的匹配效率；二是提升多样化的医疗资源之间的整合效率；三是提升片段化的医疗服务之间的协同效率（见图 1 - 7）。

从用户需求分析，现代医疗信息化环境下，患者的就医需求呈现出日益明显的多变化趋势。患者往往需要多种类型的医疗机构同时围绕着某一特定的就医需求来提供一连串个性化的医疗卫生服务。面对患者变化的就医需求，智慧医疗集成服务能够高效地与其进行匹配。智慧医疗集成服务模式将患者

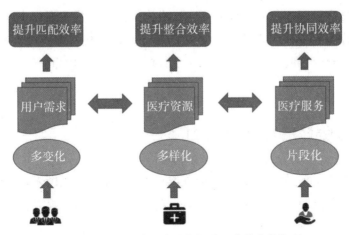

图 1-7　智慧医疗集成服务提升医疗效率的体现

在医疗服务过程中所需要的资源整合起来构成一个有机的整体，形成集成机制，一站式、有针对性地为患者提供综合集成以及个性化的医疗服务。在这样的模式下，医疗服务可以重点考虑患者个性化的疾病情况或者日常生活行为，利用信息化集成技术将相关资源和对应的应用统一整合起来提供给患者，形成个性化、精准式的医疗服务氛围。

从医疗资源角度分析，现代医疗信息资源体系通常表现出多样化、异构化、分散化的特点，这导致了医疗服务过程中资源兼容性差、互操作困难、无法访问等突出问题。面对医疗资源表现的多样化特点，智慧医疗集成服务能够高效地将这些资源进行整合。智慧医疗集成服务模式通常以患者需求为导向，对医疗资源进行全方位集成，通过医疗知识因子的有序化和医疗知识关联的网状化，沟通从结构上相互独立、从地理上相互隔绝的医疗资源，使之成为相互渗透、相互作用的有机体，发挥医疗各类资源库的聚集功能，保证医疗知识体系的整体性和有机关联性，形成一个获取便捷、利用率高的医疗资源服务协同体系，让患者体会到多样化资源集成下的高效的综合医疗服务。

从医疗服务角度分析，现代信息化医疗环境下的医疗服务通常表现出分散化、封闭化的特点，这形成了医疗服务行业中的服务孤岛效应，即无法构成相互连通的服务网络。面对医疗服务的片段化特征，智慧医疗集成服务能够高效将其进行协同。近年来人工智能等技术迅猛发展，推动了本身带有信息化和集成性质的医疗服务行业发展。目前的医疗资源链接技术、数据仓库、知识挖掘、Web 服务、服务网格等相关信息技术在医疗服务行业得到了进一步发展与推广。医疗服务的集成发展已成为医疗领域的主要形态。智慧医疗集成服务模式在就医需求感知与认知的基础上，完成医疗资源共享与聚合，实现了跨平台医疗服务集成与整合，使医疗服务体现出不同于传统服务模式的资源智能交互、服务高效等特点。

1.3.2 加强地方医疗保健能力

医疗健康服务模式由分散和多样化向集成转变，是我国未来医疗卫生事业的重要发展方向。充分利用智慧医疗集成服务，能够在很大程度上减轻医疗费用带来的负担，加强地方医疗保健能力，具体表现在以下几个方面。

智慧医疗集成服务有助于早期干预。疾病早期预防是医疗健康服务集成的重要一环。我国早已认识到慢性病管理的严峻形势，做了很多应对工作。慢性病管理主要是指未病先防，已病早治。但是，许多人对于慢性病还是缺乏早期检查、早期干预的认知，也存在检查与干预脱节的现象。可通过信息化的方式，对慢性病监测、评估等相关工作进行深入研究，进而实现慢性病防治全过程的智能化闭环管理。

智慧医疗集成服务有助于降低医疗费用支出，缓解群众看病贵问题。有数据表明，如果在健康管理方面投资 1 元，就可以节省 3~6 元医疗费用支出。如果再把因此提高的劳动生产率算进去，那么实际的经济效益可以达到投资的 8 倍。推进健康管理落实能够大大提高企业劳动生产率、减少人力资源浪费、降低医疗费用支出，还可以让人们更加便捷地获知个人的实时健康状况，尽早采取防治措施，提高身心健康水平和生活幸福感。

智慧医疗集成服务有利于合理利用医疗资源。全程医疗服务是医疗服务集成的一个重要体现，也就是对患者从就医到后续诊断治疗的全过程进行管理和监控。在大众从健康向疾病发展的不同阶段中，医疗机构需要采取个性化的健康管理方式以及服务措施来满足他们对疾病防治的需求。基层卫生服务机构与大型综合医院或相关专科医院相互合作、优势互补，建立健全分级诊疗制度，完善双向转诊制度，合理利用医疗资源，致力于达成小病在基层、大病进医院、康复回社区的良性、有序的就医目标，是十分必要和迫切的。

智慧医疗集成服务可以降低突发疾病死亡率。智慧医疗集成服务在争抢"急救黄金时间"，降低突发疾病死亡率方面具有重要意义。院前急救是急救医疗服务系统的重要组成部分，因为院前所采取的急救措施直接与患者的生死存亡挂钩，医疗性和社会性极强。国外大型临床试验证明：通过先进技术将院外远程监护与院前急救相结合，可以大大缩短疾病早期诊断时间，有效提高诊断精准程度，方便尽早采取关键性医治措施，使危重患者在入院前就能得到及时、正确救治，显著提高了抢救成功率。

智慧医疗集成服务可以对区域内的医疗数据资源和业务资源进行统一整合，形成合理的分类体系并搭建起开放式的资源集成模型与集成标准，这样可以加强信息、资源和服务三者之间的联系，以达到"走出去""有筛查""有管理""有临床"的实际应用目的，从而加强基层医疗保健能力。智慧医疗集成服务对目标地级市内各个层次的医疗服务机构进行健康医疗资源铺设，主要以居民家庭、养老机构、公共卫生机构、企事业服务单位为服务对象，围绕医疗服务模式，使医疗信息平台标准更加规范，形成医疗资源标准化体系，推动医疗资源信息全覆盖，让优质的医疗资源延伸出去。智慧医疗集成服务可以对大规模高危人群进行全面筛查，建立医疗资源库。首先，充分发挥高端医疗资源的强大力量，借助尖端的检查设备，为高危人群提供精确的疾病筛查服务，制订个性化的筛查方案。其次，依靠专家医师的专业知识，为患者提供精准的分诊解读与就诊指导，帮患者获取合理的诊断和治疗方案。最后，为患者提供高效的医疗健康管理服务，以及连续的医疗筛查服务支持。智慧医疗集成服务还可以更便捷、更高效地对优质医疗资源进行管理和整合，构建健康医疗服务集合，确定最优服务解决方案，即根据给定的医疗服务流程，更好满足患者需求。

1.3.3　促进构建专科医联体

合理分配优质医疗资源、形成分级诊疗模式的有效手段就是应用医疗联合体（简称医联体）。从信息化层面来说，医联体落实的关键是信息安全以及各医院异构系统之间高效交互。构建医联体的一个利器为智慧医疗集成服务。《国务院办公厅关于推进医疗联合体建设和发展的指导意见》于 2017 年发布，明确指出要统一信息平台，充分发扬信息系统对医联体的支撑作用。

智慧医疗集成服务能够解决医联体内医疗资源不平衡问题，使各级医疗机构之间在业务和医疗信息方面实现互联互通。通过构建数据交换集成平台，连接各级医疗机构，通过为其提供企业服务总线的方式，不仅可以解决目前医联体内各部分在应用患者健康数据方面遇到的问题，还可以实现专科医联体整体服务效率和质量提升。通过对分级预约诊疗、双向转诊制度、临床检查结果互认、患者健康数据共享、药库药品共享等一系列流程管理的进一步完善，有效改善病人就医体验。为确保病人医疗信息的连贯性和准确性，建设医联体信息集成平台是十分必要的，因为不同机构的信息系统和转换标准可能存在不同程度的差异，这就可能导致患者信息在各医疗机构之间不能进行自由转换和传输，从而在整体上影响患者诊治质量。为了促进优质医疗资源真正有序深入基层医疗机构，并扎实推进合理有序的分级诊疗制度落实，近几年国内各地区依托于医疗改革政策的支持，相继开展了许多医联体建设的有效尝试。传统的医联体诊疗体系并没有真正将大型医院和基层医院有机结合起来，仅仅是从合作关系上将一些医院绑定在一起。大型医院可能是考虑到管理系统的信息安全和权限方面的问题，并没有从实质上延伸至下级医院。医疗行业信息化建设的最终目标是利用互联网实现高速运营，进行高效管理并提供优质的服务，利用医疗信息集成平台形成统一标准，充分发挥医联体模式的优势，最大化地利用现有多级医疗机构的优势资源，在为患者提供便捷的同时确保诊疗数据的连贯性、准确性，提前为精准医疗铺平道路。

发展智慧医疗集成服务有助于将医疗服务资源整合、联通起来，形成合理的配置布局以及完整的医疗服务流程，对医疗服务体系的构建进行进一步优化。借助智慧医疗集成服务，专科医联体可以使用健康医疗领域知识图谱构建、资源协同和兼顾隐私保护的精准服务等方面的关键技术来提升资源使用效率和服务水平。通过智慧医疗集成服务，可以促进专科医联体建设，更高效地管理和整合优质医疗资源。在传统的医联体转诊信息流程中，由于各级医院间信息不流通，无法及时获取病人每次的患病情况和治疗情况，如果患者病情复杂需要从社区医院逐级转诊到三级医院，就需要登记三次医疗信息（见图1-8）。重复登记信息不仅大大增加了患者及其家属的就诊时间，也给各级医疗机构的工作人员带来了麻烦，加重了国民医疗负担。改进后的医联体信息集成平台如图1-9所示。经过改进的医联体转诊信息流程在各级医疗机构之间的信息资源方面有极大的优势，患者若从社区医院转诊到三级医院仅需进行一次记录，且诊断过程中如果没有发现异常情况，那么可以避免重复检查。以项目管理为导向的信息集成平台能够实时跟踪每位患者的身体健康状况，当患者病情减轻可转回社区医院治疗时，社区医生即可根据上级医院的治疗意见来制订和调整本级医院的治疗方案。这样在避免重复治疗和重复用药的同时，可以保证每位患者都能够得到最有效治疗。

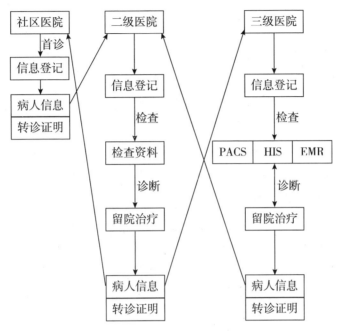

图 1-8　改进前的医联体转诊信息流程

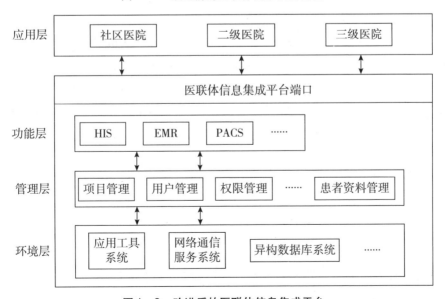

图 1-9　改进后的医联体信息集成平台

参考文献

［1］郭锋．面向智慧医疗的信息与通信安全关键技术研究［D］．上海：上海大学，2019.

［2］IMRAN S，MAHMOOD T，MORSHED A，et al. Big Data Analytics in Healthcare——A Systematic Literature Review and Roadmap for Practical Implementation［J］. IEEE/CAA Journal of Automatica Sinica，2021，8（1）.

［3］TANG P C，ASH J S，BATES D W，et al. Personal Health Records：Definitions，Benefits，and Strategies for Overcoming Barriers to Adoption［J］. Journal of the American Medical Informatics Association：JAMIA，2006，13（2）.

［4］张建忠，李永奎，曹玲燕，等．国内外智慧医院建设研究［J］．中国医院管理，2018，38（12）.

［5］项高悦，曾智，沈永健．我国智慧医疗建设的现状及发展趋势探究［J］．中国全科医学，2016，19（24）.

［6］POONGODI M，SHARMA A，HAMDI M，et al. Smart healthcare in smart cities：wireless patient monitoring system using IoT［J］. The Journal of Supercomputing，2021，77（11）.

［7］PICCIALLI F，GIAMPAOLO F，SALVI A，et al. A robust ensemble technique in forecasting workload of local healthcare departments［J］. Neurocomputing，2021，444.

［8］宫芳芳，孙喜琢，林君，等．我国智慧医疗建设初探［J］．现代医院管理，2013，11（2）.

［9］董方．大数据背景下的互联网智慧医疗［J］．现代企业文化，2021（24）.

［10］裘加林，田华，郑杰，等．智慧医疗［M］．北京：清华大学出版社，2015.

［11］ 王常玲，蔡庆宇 . 5G 赋能智慧医疗 ［J］. 信息通信技术，2020，14 （5）.

［12］ 苏力 . 物联网技术在农村基层医疗卫生管理应用的研究与实践 ［D］. 长 沙：湖南农业大学，2013.

［13］ 李春林，赵翠，司迁，等 . 智慧医疗的发展现状与未来 ［J］. 生命科学 仪器，2021，19 （2）.

［14］ 张承桃 . 医院建设发展中对医疗信息化集成平台的运用分析 ［J］. 信息 记录材料，2021，22 （4）.

［15］ 马建勋 . 城市智慧医疗发展趋势研究 ［J］. 无线互联科技，2021，18 （3）.

［16］ 王曲 . 基于信息集成平台的智慧医院研究与实现探讨——以智业软件方 案为例 ［J］. 信息技术与信息化，2017 （12）.

［17］ TIAN S，YANG W B，GRANGE J M L，et al. Smart healthcare：making medical care more intelligent ［J］. Global Health Journal，2019，3 （3）.

［18］ 魏炜，赵亮 . 现代健康管理模式浅析 ［J］. 卫生经济研究，2006 （5）.

［19］ 钱森，陈敏莲，黄海，等 . 基于"互联网 +"背景下的新型医联体建设 分析 ［J］. 现代经济信息，2017 （6）.

［20］ 潘常青，张琛，李超红，等 . 面向资源基础观的专科医联体建设 ［J］. 中国医院，2020，24 （5）.

［21］ INMON W H. Building the Data Warehouse ［M］. 北京：机械工业出版社， 2006.

［22］ 谢宇，于亚敏，佘瑞芳，等 . 我国分级诊疗发展历程及政策演变研究 ［J］. 中国医院管理，2017，37 （3）.

［23］ 龚震晔，陈玮，费健，等 . 新医改下医联体三级康复医疗服务可行性探 讨 ［J］. 中国医院管理，2017，37 （1）.

［24］ 代伟，朱敏 . 基于 HIS 门诊信息资源的数据挖掘与利用 ［J］. 医疗卫生 装备，2011，32 （3）.

第 2 章　传感技术及医疗物联网

2.1　传感器关键技术

2.1.1　传感器的技术原理

在过去，人们主要通过视觉、听觉、嗅觉、触觉、味觉来感知外部世界，读取外界包含的信息，并将外界信息通过神经传送给大脑，使大脑做出筛选和处理，从而对外部活动做出相应反应。但单靠人们自身的感知系统还远远不够，其不能满足现代信息化社会的需要，这时可以感知外界信息的传感器应运而生。传感器可视为人体感知器官的延伸，是联系人与外界的利器。它除了能够补充、增强和代替人类感官功能外，还可以获取人类自身无法感知的外部信息。现如今，人们已经将传感器视为获取现实世界中海量数据的主要感知工具。传感器的定义是能感受到被测量的信息并按照一定的规律转换成可用输出信号的器件或装置，通常由敏感元件和转换元件组成。传感器通过对被测量的信息分析处理从而完成各种检测任务，并按照一定规律将信息转换成有用的输出信号。它的输入信息是某种待测量信息，包括物理、化学、生物信息，如离子、压力、浓度等。它的输出信号是某种适合处理、传输、转换、显示或记录的信号，如电信号、光信号等。图 2-1 给出了传感器基本原理。

因为电信号与其他信号相比更加易于转换、传输和显示，所以传感器一般采用电信号来作为输出信号。大多数传感器输出电压和电流。信号调理电路用来辅助传感器更好工作，它可以将传感器中的输出信号转变成易于传输的其他量，如电量。辅助电源为传感器和信号调理电路的工作供电。下面简要介绍一下传感器的各个构成装置。

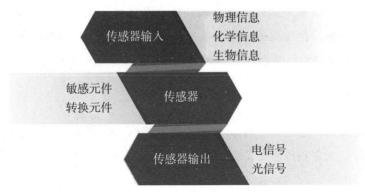

图 2 - 1　传感器基本原理

一、敏感元件

传感器中极为重要的构成装置之一就是敏感元件，它通过直接作用于待测量从而敏锐地感受某种外部信息，进而获取信息，并且将外界信息依据相应关系转换成电信息的特种电子元件。敏感元件可以将被测量的待测特性测试出来，并将敏感元件本身的特性展示出来。此外输出信号的选取也极为重要，通常根据被测量的特性选取与之相对应且更容易传输转换的另一种非电量，如位移、机械应变、强度变化等。

二、转换元件

转换元件又称转换器，是传感器的核心元件。它将敏感元件的输出信号作为输入信号，进而将感知的非电量转换成电路参量（如电压、电流、电阻、电容、电感等）进行输出。它通常利用某些化学效应、物理效应、生物效应等来实现这一目的。通常转换元件并不直接感知被测量。譬如，安装在应变式压力传感器中的压力应变片便是一种转换器，但它其实并不能直接感知压力，而是通过转换器利用电阻应变效应将应变转换为电阻值的变化。

三、信号调理电路

信号调理电路又称为测量电路或转换电路。信号调理电路利用敏感元件和转换元件传输的电路参数进行转换、调理，进而将其变换成可直接利用的电信号进行输出，便于显示、存记、传输、处理和控制。对于绝大多数数据采集和控制系统来说，信号调理电路非常重要，它能够通过放大、滤波等操作将输入信号转换成采集设备能够识别的标准信号，从而提高信噪比，方便信号进一步传输。信号调理电路通常对传感器的输出信号与后续的测量电路进行匹配。电桥电路、振荡电路等都是经常被采用的信号调理电路。

四、辅助电源

辅助电源为传感器的工作和信号调理电路的工作提供电源，以保证传感器正常工作。大多数传感器都会安装辅助电源，它是传感器工作速度的保障。

2.1.2　传感器的分类

传感器的用途十分广泛、种类庞杂、功能各不相同。对于某一相同被测量来说，有多种类型和功能的传感器可供选择。而基于同一种原理或技术的传感器可以用于检测多种不同的被测量，用于不同的技术领域。目前传感器的式样类型还没有统一。下文列举了传感器的五种主要的分类方法，希望读者看后能够对传感器有更深刻的理解。

一、按工作原理分类

根据工作原理，传感器大体上可以分为物理型传感器、化学型传感器和生物型传感器三大类。其中物理型传感器又可以分成两类，即结构型传感器和物性型传感器。采用这种分类方法的好处是分出的类别相对较少，有利于使用者大体掌握传感器的原理，并且方便专业人员对各类传感器进行进一步深入研究。但仅通过工作原理对传感器分类并没有体现各类传感器的用途，使用者选取使用时会有一定困难。图 2-2 列出了按工作原理分类的传感器类型。

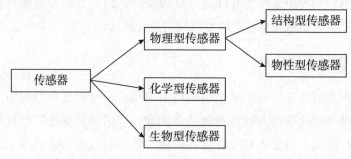

图 2-2　按工作原理分类的传感器类型

（1）物理型传感器

物理型传感器是一种运用物理效应进行信号转换，从而进行物理量检测的传感器。物理型传感器是利用物理特质及效应制成的传感器，它的输入输出信息之间存在着特定的联系，通过传感方式连接起来。下面列举几类较为常见的物理型传感器的工作原理：柔性压力传感器可将外部压力刺激转换为可直接测量的信号，如电信号和光信号，并可通过这些响应信号反映外部压力的大小和分布；电容式传感器利用电容器在被测量变化下的电容量变化，进而把电容量的变化转换成电信号输出，从而判断被测量大小；应变式传感器利用电阻应变效应将应变转换为电阻值的变化。物理型传感器又可细分为结构型传感器和物性型传感器，下面是对这两类传感器的简要介绍。

结构型传感器主要是利用结构参量的变化将被测量信息转化成电子参数信号从而实现测量的一类传感器。以典型的气隙型电感式传感器为例，它在结构上必须由铁芯、线圈和衔铁组成，并且它对铁芯、线圈和衔铁有尺寸上的要求。只有满足这些条件，它才能够正常运转，产生相应的电信号。其具有结构简洁、抗干扰能力强、使用方便、输出功率强、功耗小且精度准确等优点，因此被广泛应用于机电控制等系统中。

物性型传感器是通过功能材料的内在特性感应被测量，进而实现信号变化的传感器。所选用的功能材料的特性决定了物性型传感器的性能。使用材料不同，其性能也会跟着变化。近年来，随着物性型传感器的快速发展，其应用越来越广泛。它具有结构简单、体积小、重量轻、反应灵敏、易于集成等微型化优点。

（2）化学型传感器

化学型传感器是以化学物质成分（类别和含量）为检测参数的传感器，它可以将无机和有机化学成分、浓度等转换成可用的信号。除了人体器官能够明显感知的物质外，它也能够感知人体器官不易感知或感知不到的物质，如氢气、一氧化碳等。离子传感器是化学型传感器中最常用的传感器之一，是可将溶液中的离子浓度转换为电信号（电位或电流）进行监测的仪器。这种传感器已经形成了完整的生产流程，并且携带方便、灵敏度高，故被广泛应用于化学、生物等领域。

（3）生物型传感器

生物型传感器的敏感元件采用的是固定的生物活性材料，利用生物、物理或化学效应将输入信号转换为可用信号进行输出。生物型传感器主要由功能识别物质和光电信号转换装置组成。功能识别物质可以实现特定识别被测物质的功能，进而满足传感器的高选择性要求。光电信号转换装置能够以光信号或电信号的方式记录化学反应，以便进行传输。生物型传感器的本质是在分析过程中匹配适当的生物和电子元件以产生相关信号。功能识别成分的稳定性至关重要，因为它是在正常生物环境之外使用的。生物型传感器最显著的优势是可以检验分子层上的待测物质。生物型传感器广泛应用于诊断学、药物研究、基于发酵的工业以及环境和污染监测。此外，生物型传感器的发展对于国防应用具有重要的意义。

二、按输出信号的性质分类

按输出信号的性质，传感器可分成两类，即模拟型传感器和数字型传感器。模拟型传感器在检测时可以将非电学量转换成模拟电信号，它通常用输出信号的幅值来表达输出信号中的信息。数字型传感器输出矩形波信号，它的频率或占空比随被测参量的变化而变化。数字型传感器在检测时可将非电学量转换成数字信号并输出。极性的正负、电路是否连通、有无信号和绝对值大小等因素决定着电路信号电平的高低。数字型传感器的优势是重复性好，不易受到外界干扰，方便与计算机进行联用，并且它不需要模拟数字转换器，更容易传输。

三、按检测过程中是否需要外界能源分类

根据检测过程中对外界能量的需求（是否需要外界能源），传感器可分为有源传感器和无源传感器。有源传感器属于能量转换型传感器。它的特点是在信号转换过程中，敏感元件自身就可以直接将非电量转换为与之对应的电信号，而无须额外电源，如利用压电转换的超声波换能器、利用热电转换的热电偶和利用光电转换的光电池等。无源传感器与有源传感器相反，它是一种能量控制型传感器，因为它的敏感元件本身不具备能量转换的能力，所以它不是一种能量转换装置，其电特性随输入信号的不同而变化。因此，为了将检测信号转换为电信号，其工作时必须有辅助电源。它将非电量转换成电

量的过程中一般采用的是电桥电路或谐振电路。

四、按被测量分类

按被测量对传感器进行分类是目前较为常用的分类方法，这样对传感器进行分类能够更好展示出各类传感器的不同功能，从而便于用户理解和使用。目前这种分类方法普遍被用户和生产厂家所认可、采用。虽然自然界的物理量有很多种，但从本质上讲，物理量可以分为两大类，即基本物理量和派生物理量。例如，对于"速度"这个基本物理量，它的派生物理量有转速、流量、动量等。故在使用传感器时，如果被测量是衍生物理量，则只需选择对应的基本物理量的传感器进行测量即可。

五、按转换形式分类

根据转换形式，传感器可分为电参数型传感器和电能量型传感器两大类。电参数型传感器输出的中间参数有电感、电阻、频率等，如电阻应变式传感器、电容传感器、角度编码器等。电参数型传感器的测量电路是各种电路参数的转换（电阻/电压转换、电容/电压转换、电感/电压转换等）电路，其工作需要外部电源。电能量型传感器的中间参数是电动势和电荷。例如，温差热电偶传感器的中间参数、霍尔传感器的中间参数、光电池传感器的中间参数就是电动势。采用辐射电离法的电离室和采用压电效应法的压电传感器的中间参数是电荷。电能量型传感器的测量电路比较简单，通常只需要放大、调制与解调电路即可。

除了上述分类方法以外，传感器还可以按照作用方式分类，分为主动型传感器和被动型传感器；按照应用领域分类，分为家电传感器、机器人传感器、汽车传感器、环境传感器等；按照工作方式分类，分为偏转型传感器和零示型传感器。传感器的用途有很多，并且用它来进行测量准确性高，且多次重复测量时，得到的结果误差很小，这是人类仅靠感官系统来判断做不到的。所以传感器得到了广泛生产与运用，现在也有各种类型的传感器不断地被发明出来。由于传感器种类复杂，其分类方法也有很大不同。希望通过阅读不同的传感器分类方法的介绍，读者能够加深对传感器作用的理解，从而根据自身的需要来选用合适的传感器。

2.1.3 生物医疗传感器

随着医疗需求提升和科技进步，许多先进的高科技仪器和设备已经被生产出来并应用于医疗领域。它们在诊断、治疗、监测和康复等方面发挥着不可替代的作用。可将生物医疗传感器看成人体的一个"感觉器官"，用来收集生命体征信息。它是生物医学仪器设备的重要组成部分，拓宽了医务人员的感知范围，将传统医学检测过程中医生的定性感知转变为更加精确的定量检测。

生物医疗传感器是一种变换装置，其将人体的各项生理信息变换成对应的声、光、电等信号进行输出。人体的生理信息主要可以分成两类——电信息和非电信息，可分布在体内、体表和体外。如血压等各种压力分布在体内，心电、皮肤电等各种生物电分布在体表，红外线、生物磁等分布在体外。生物医疗传感器的核心组成部分是以人体细胞、组织、微生物等多种生物活性检测单元作为检测基础的敏感检测单元，它把人体内的各种生理信息转换成与之对应的电、光、声等信息并加以输出。生物医疗传感器提取检测所需人体的各项生理信息后，进一步实现信息传输、处理与显示。在医学领域，有很多信息是可以反映生命体征的，但是可以反映生命体征的信息大多是非电信息，而非电信息的转换比较困难。对于本身是电的信息，如脑电波、心电图等，通常采用医用电极进行处理，通过导电方式转换，便于后续信息处理。

使用生物医疗传感器是医疗行业进行医学测量的第一个环节，同时是最关键的一个环节。生物医疗传感器作为数据采集的"前哨兵"，通常决定了医疗仪器设备的原理以及结构。无论医疗设备的测量系统多么先进，若没有生物医疗传感器对原始数据进行精确测量的话，就无法得到精确的结果。可见，生物医疗传感器极大地丰富了医疗机构采集患者信息的方式，减轻医护人员压力，同时保证了疾病诊断的可靠和准确，进而提高了患者的治疗效率。因此，生物医疗传感器对于临床医学领域的患者治疗非常重要，它的革新必将为医疗系统向着更加完善的方向发展提供强大的驱动力。

一、生物医疗传感器的用途

（1）患者临床检测

生物医疗传感器可以实时检测的生理信息参量，通过将测量值与预先设定的健康范围值对比，从而检查测量值是否处于预先设定的安全范围内。如果患者身体出现了异常情况，生物医疗传感器就会及时发出告警信息，便于医护人员实时了解患者的病情变化。医生在给患者手术时，无论是在术前还是术后都需要实时监测患者的一系列生理参数信息，从而及时了解患者的身体状况。

（2）监测生物体，帮助医生诊断

在医学研究和临床诊断的过程中，利用生物医疗传感器可以测量患者的体温、心音、脉搏、血压、血流、心电、脑电等人体生理信息，方便医生了解病人的身体状况。例如，在有关心血管疾病的研究中需要测定患者的血浆黏度以及血脂浓度。

（3）人体自动控制

医疗仪器可以利用内置的生物医疗传感器实时监测人体的相关生理参数信息，从而调用相关仪器系统进行调节。比如，患者佩戴的自动控制呼吸器就是通过生物医疗传感器进行监测，得到患者呼吸时的参数，进而自动控制其呼吸动作，使患者的呼吸频率与人体正常的呼吸频率一致。电子假肢技术利用生物医疗传感器所监测到的人体肌电信号，从而操控患者假肢运动。这项技术在康复机器人领域中应用非常广泛。

（4）生化检测

利用生物医疗传感器的分子识别能力，从患者的体液样本中收集信息，检测成分和含量。

二、生物医疗传感器产品及应用

在医学领域，对患者精确诊断、高效治疗是医护工作的重中之重。为了满足医学领域严苛的要求以及医疗设备严格的监管规定，现代医疗设备通常采用高性能的生物医疗传感器。在生物医疗传感器中，患者自动监测系统受到大众欢迎，越来越多的家庭、医院选用此类传感器。其成本较低，且通过生物医疗传感器采集到的人体生理参数信息汇聚后可以通过体感网传送到远端服务器，从而进行深入处理分析。医生准确了解到患者的情况后可提供更加个性化、更有针对性的医疗健康指导。下面简要介绍一下常用的几种生物医疗传感器。

（1）体温传感器

体温在临床研究与日常监护中具有重要的生理医学意义。体温的高低反映了患者器官功能的变化和生理的变化。传统的水银体温计测温较慢，而体温传感器可准确监测体温并及时显示，方便人们观察体温。热致变色材料是一种重要的功能材料和智能材料，近些年来得到了越来越多的关注，被广泛地应用于体温传感器中。当加热或冷却时，热致变色材料会发挥热记忆功能并暂时保留热量，然后这些材料的颜色将出现明显的变化。通过将热致变色材料的颜色与标准颜色进行比较，可以轻松、快速地了解被测物体的表面温度。智能蓝牙体温传感器、无线体温传感器等已被应用于临床医学，此类生物医疗传感器可以通过监测患者体温，从而有效预防围术期患者出现低体温的情况，防止病人出现不良反应。体温传感器如图2-3所示。

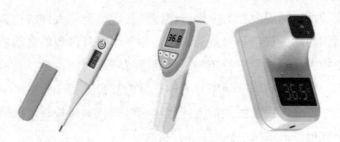

图2-3　体温传感器

（2）血氧传感器

血氧饱和度直接反映了人体供氧和氧代谢的情况，是判断人体呼吸系统和循环系统情况的重要生理参数。近年来，有许多研究不再孤立地监测血氧饱和度，而是实现了体温、心电图、血压等多种生理参数的共同监测。血氧传感器已经不仅仅是医护人员在手术室或者监护床上使用的床边监护设备，穿戴式概念的兴起使得它有了更多的应用场景，如慢性病长期院外监护、社区医生远程医疗监控、家庭健康检测等。血氧传感器除测量血氧外，还可以同时检测脉搏与心率。血氧传感器如图2-4所示。

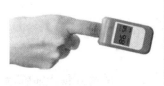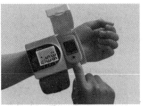

图 2-4 血氧传感器

（3）电子血压传感器

临床医生可以借助电子血压传感器了解患者的心血管功能，掌握危重症患者病情变化情况。目前电子血压传感器采用进口压敏芯片，经过严格、精确的自动温度补偿和特殊的软硬件设计过程制作完成。其测量精度高、稳定性好。此产品可安全可靠地用于临床测量和监测人体静态动脉压、脑室压、脑脊液压等指标，也可广泛用于人体中胃、膀胱、子宫等体腔体压的研究。目前许多家庭常备电子血压传感器，以便实时监测血压的变化，了解自身身体状况。电子血压传感器如图 2-5 所示。

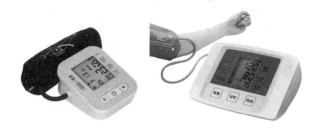

图 2-5 电子血压传感器

（4）心电传感器

在医疗研究中对于患者心电图的观察统计，尤其是对异常情况出现的频率和复杂程度的观察研究可以有效预防猝死或急性心脏病。故佩戴心电传感器可以有效防止心血管疾病恶化。且心电传感器可以长时间佩戴，不会影响正常活动。心电传感器可以连接手机、电脑等智能设备，将测得的数据保存在数据库里，从而更好监测心电图数据的变化情况。同时，患者可以选择将测量的数据发送给就诊医院或者相关的医疗健康机构，从而实现远程监控、诊断与治疗。心电传感器的发明为家庭连续心电监护提供可靠的保障，方便大众了解自己以及家人的健康状况。心电传感器如图 2-6 所示。

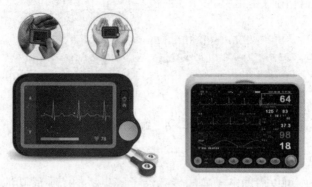

图 2-6　心电传感器

（5）基因传感器

基因传感器通过固定在传感器（或称换能器）的探头表面上的已知核苷酸序列的半单链 DNA（脱氧核糖核酸）分子（也称 ssDNA 探针），和另一条互补的 ssDNA（也称目标 DNA）杂交，形成双链 DNA（dsDNA）后会表现出一定的物理信号，最后由换能器反映出来。DNA 传感器是目前世界上使用较多的一种基因检测传感器。目前其通常应用在对艾滋病毒、结核杆菌和乙型肝炎病毒等的检测中，为诊断疾病起到重要的作用。适当的样品制备和核酸处理对于任何诊断分析都是绝对必要的，因此 DNA 传感器将继续发展成为有用的诊断平台，并将广泛应用于检测诊断环境中的病毒基因组。基因传感器如图 2-7 所示。

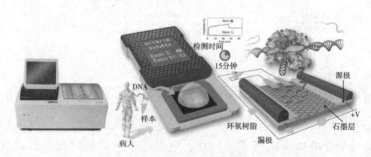

图 2-7　基因传感器

（6）酶传感器

在现代医学检测领域，酶传感器可以直接检测出一些具有临床重要诊断意义的底物，如血糖、乳酸、谷氨酰胺等，方便医生进一步诊断。固定化酶是酶传感器的敏感元件，若在临床采用这种固定化酶，就无须额外提取酶，大大节约了医疗人员的时间，减轻了医疗人员的负担。目前，葡萄糖传感器主要用于人体血液中葡萄糖含量的检测。尿素传感器已广泛应用于肾脏疾病患者的肾功能诊断；乳酸酶传感器技术已相当成熟，乳酸测定仪也被国际上认为是迄今为止极成功的几种商品酶传感器之一。酶传感器如图 2-8 所示。

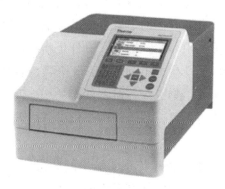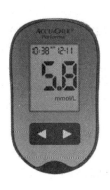

图 2-8　酶传感器

（7）气泡传感器

气泡传感器是诊断医疗领域中的新品，通常应用在医用输液泵上，用于检测输液过程中输液导管内出现的气泡。气泡传感器能有效检测输液管中是否存在气泡，在注射过程中检测到气泡时会立即停止注射并报警。在临床中，医用输液泵和流量监测应用设备的选取至关重要，它们的质量与患者的生命安全息息相关。医疗机构通常选取易于集成、性能稳定且可靠的生物医疗传感器，这能够支持和保障整个医疗系统的性能。气泡传感器如图 2-9 所示。

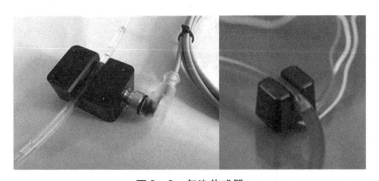

图 2-9　气泡传感器

三、生物医疗传感器应具有的性能和特殊要求

生物医疗传感器可以根据人体生理信息的特性进行识别，以此满足医疗需要。生物体本身是个有机统一的整体，从体外或者体内进行检测所得到的生理信号通常是多种生物信息量、化学信息量和物理信息量的有机综合。生物医疗传感器的作用是从这些具有综合性的信息量中准确识别并精准提取出待检测量，将其转化为易于处理的电学量。因此，设计生物医疗传感器产品时，需要提前考虑其对于人体可能产生的不利影响，充分考虑各种生物信号的特殊作用机制和反应原理，保证生物医疗传感器的生物相容性，从而保证其使用起来可靠、安全。下面简要介绍一下生物医疗传感器应该具备的性能和特殊要求。

数据精确性要高，从而保证生物医疗传感器输出的数据信息真实可靠；生物医疗传感器应该具备足够快的生物体信息采集响应速度，做到实时监测生物体信息量的变化；生物医疗传感器应具备生物相容性，保证产品不会对人体造成伤害；人体接触的生物医疗传感器（尤其是植入式传感器）的材料必须是无毒安全的，并且在较长时间的使用下不会出现排异过敏等对机体的有害反应；生物医疗传感器本体必须具有良好的整体绝缘保护性能，即使传感器被损坏，人体受到的电压也需要在安全范围内；生物医疗传感器需要便于清洁和消毒，防止残留的有害物质对人体造成伤害；生物医疗传感器进入人体血液后，不得引起人体血凝；生物医疗传感器应有足够的牢固性，作为检测仪器被安置在人体受伤部位时不能脱落。

四、生物医疗传感器的发展趋势

当今，生物医疗传感器被广泛应用于医疗行业的检测中，是就医检测环节的关键部件。随着科学技术水平的提高，人们对于生物医疗传感器的要求也越来越高，希望其能够在精度、实时性、准确性、获取信息量等方面有更大突破，同时能够在体积、重量、成本和使用便捷性上做出改进。近年来，针对不断提高的临床医学应用需求，生物医疗传感器也出现了重大技术变革并快速发展，为人类疾病的治疗提供了重要保障。

现在对于生物医疗传感器的研究主要聚焦在以下几个方面：研发新型的植入式传感器、微型化传感器；研发现代传感器技术与微电子和机械技术相

融合的智能化传感器；开发与研究无线传感网络；开发可在体外实时遥控的遥控传感器；研究人体器官组织与创新型传感器深度结合，从而实现人体电子化。

（1）植入式传感器

植入式传感器可以安装在人体的大脑、心脏、四肢、五官中，连续监测机体状况。植入式传感器技术开发持续时间较长，往往需要两到四年的研发时间，才可进入正式生产环节。植入式传感器工作时往往还需要依赖电源，脱离电源也可以工作的植入式传感器是未来研究的主要方向，也是生物医疗传感器的一大发展趋势。例如，病人的心脏起搏器上通常安装使用的是一种不需要电源的传感器，即压电聚合传感器。此类植入式传感器可以让监测深入体内，通过实时监测，为心脏疾病患者提供巨大的帮助。由于现在仍有机体排斥植入式传感器的缺陷存在，未来的发展目标就是进一步提高其生物相容性，防止机体排斥。

（2）微型化传感器

传统式传感器通常体积较大。伴随着微电子、超精密机械加工等技术不断进步，未来传感器将不断向着微型化发展。微型化传感器借助各种微细加工技术，有些产品的规格已经从毫米级踏入微米级乃至纳米级。微型化传感器得益于娇小的体积，不容易对人体的正常生活造成妨碍，同时更方便患者日常监护使用。除此之外，微型化传感器可以利用体积优势，进入人体内更多的部位，从而获取更多人体生理信息，更好用于医学检测。

（3）智能化传感器

智能化传感器可以根据检测到的信号自动进行智能化分析判断和决策，具有自我检测、自我矫正、自我恢复功能。"电五官"与"电脑"的结合，就是传感器的智能化。智能化传感器通过将对参数的被动测量转换成主动测量来提高和保障各类医学器械的性能。智能化传感器不仅能够通过对已测参数进行分析，进一步推算未知参数，还可以对计算出的数据结果进行智能化自动数据统计、存储、处理，且具有自诊断、自校准等功能。不仅如此，智能化传感器可以通过自我检测功能来检测设备是否出现故障，若出现故障，则显示故障代码。若智能化传感器与显示设备相结合，可以检测预先设定的测量参数，通过将检测值与正常范围进行比较，从而将报警信息实时显示或定时循环显示在显示器上。图 2 - 10 是智能化传感器的结构。

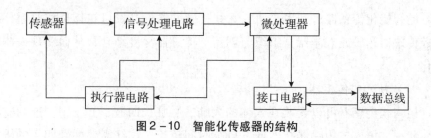

图2-10　智能化传感器的结构

（4）无线传感网络

无线传感网络是由无线传感器群组以及接收处理中心组成，利用无线电波作为信息传输介质的互联通信网络。无线传感网络能够做到实时、快速且简便获取各项生理数据信息。人口老龄化是社会发展中一个极为严峻的问题，且空巢老人的数量庞大。老年人整体身体健康状况较差，且行动不便，去医院较不方便。如果家中没有其他人与老人一同居住，借助现代信息技术对家中老人的身体健康情况进行实时监护是一项非常重要的工作。借助各类无线传感器组成的无线传感网络，家人能够实时监控老人的身体健康状况。一旦发现异常情况，无线传感网络也能够将警告信息及时告知医生，医生可以根据传递过来的数据信息做出诊断，做好空巢老人的安全保障。

（5）遥控传感器

医生会借助遥控传感器来对患者体内的生理参数和健康状况进行监控。患者吞服了遥控传感器后，医生可在其体外进行实时遥控。遥控传感器借助成像技术将监测到的患者数据实时显示在外部显示屏幕上，便于医生对患者的身体状况进行判断。比如，临床上通常将"吞服式的电子药丸"作为内窥镜检查使用，因为其携带摄像头，可以对患者的消化道进行自动成像。其到达患者胃内后，通过医生遥控来收集患者胃中的各项生理参数信息并将这些信息发送到体外接收器上。医生通过接收的测量参数结果和成像，便可对患者做出诊断。还可以将治疗的药物装入电子药丸，通过医生遥控或设置定时释放药物的相关参数，对患者进行有效治疗。

（6）人体电子化

生物医疗传感器发展的总趋势是更好与人体集成，从而更方便收集身体的实时数据，更好监控身体状况。器官替代物和其他技术应用通常都是将人体器官组织与创新型传感器深度结合，从而将人体的一部分进行电子化，有些仪器甚至可以让感官恢复到损坏前的状态。这将大大方便患病人群，增强人们的能力。人体电子化的发展涉及很多研究领域，有大量的专家都投身于此新兴领域的研究。

生物医疗传感器的出现显著改变了传统的医疗方式，其在传统医疗模式的基础上形成了智能化、电子化、微型化、植入式和可遥控的创新医疗模式。未来，生物医疗传感器必将朝着这些方向继续发展。生物医疗传感器的发展，为智慧医疗的发展提供了一个全新的视角，助力智慧医疗全面发展进步。相信通过不断开发研究，人类将会得到远超自身感知水平的身体内部的生理信息，这不仅可以帮助医生更好诊断，而且可以推动现代医学更快更好发展进步，从而为患者实现全天候、全方位医疗服务。

2.2　医疗物联网

2.2.1　物联网基本概念

物联网（IoT）的概念被提出以来，许许多多的专家学者、组织机构等给出了不同的定义。人们可以随时随地了解身边的事物，从而实现智能化识别、定位、跟踪和管理，最终让整个世界变成一个巨型的计算机，这是物联网的终极梦想。

物联网是利用二维码、射频识别（RFID）和各种传感器等技术和设备，在互联网基础上进行延伸和扩展，打造的一个能够实现全球范围内人和物的信息进行互联通信的实时共享网络。物联网的关键是实现对物体全面感知的能力，实现对信息互联互通的能力，实现对整个智慧系统的互联互通的能力。物联网领域存在以下基础技术，如普适计算技术、信息采集技术、网络编码技术、网络通信技术等。物联网可以让任何物品都能感知到人的指令，并高效执行。在中国传统神话故事中千里眼和顺风耳的感知能力，正通过物联网地毯式覆盖加深，逐渐变得真实饱满。更确切地说，物联网正在创造着"神话里的真实"。物联网可以使社会变得更加"智慧"，使日常物品管理更加方便，提升社会总体的生产力水平。

物联网对新一轮产业变革和经济绿色、智能、可持续发展具有重要意义，世界正处在构建物联网新经济市场的十字路口，医疗保健和制造业应用将形成巨大的经济影响。应用物联网相关技术，可通过健康和医疗相关设备和系统间信息自动集成及智能分析共享，建立旨在提供统一便捷、互联互通、高效智能的预防保健、公共卫生和医疗服务的智能医疗保健环境。如移动健康和远程医疗，预计为全球经济增长每年贡献 1.1 万亿美元至 2.5 万亿美元。预计到 2025 年，物联网造成的全年经济影响将在 2.7 万亿美元至 6.2 万亿美元。未来物联网大有可为。全球主要发达国家十分关注物联网技术在各个领域的信息化建设。我国明确表示要推动物联网等技术研发和综合运用，并将其列入 2050 年国家产业路线图。相信随着全世界对物联网的鼎力支持，物联网必将迅猛发展，从而带动整个社会发展进步。

物联网技术的问世打破了传统网络思维模式，将各种信息及传感设备与互联网结合，方便识别、管理和控制。这样，一个智能的网络空间便通过物联网创造出来，并通过智能信息管理系统方便管理者进行行为控制和信息决策，进而真正方便所有物品为人所用。从物联网的概念来看，其是一种网络概念，将其客户端扩展到所有的人与物，并实现在任何时间、任何地点的人、机、物信息交换和互通。需要注意的是，物联网不仅仅面向"人"这个对象，其对象还包括"物"。物联网的核心技术取决于芯片技术开发商、系统集成商和相关标准制定者，而物联网的技术手段是数据采集、传输和后台计算。无线通信的出现使得无须物理连接即可与智能对象进行通信。移动智能对象可以在物理空间中移动，同时保持身份。全球定位系统（GPS）信号的广泛可用性使智能物体位置和时间感知成为可能，并提供调整到当前使用环境的服务。

因此，物联网需要具备以下主要特点。一是对需要进行联网的物与物之间、人与人之间、物与人之间建立互联互通的网络。二是物联网中所有的物务必实现互联互通，并实现可视化、可操作化。三是必须实现"智能化"这一目标。与利用互联网浏览网络中的各种信息不同，物联网侧重于更好利用所获取的信息，把信息的载体扩展到所有的物，且使之转化为人类生产生活的决策点。因此，智能决策是物联网的一大特点，物联网利用智能决策可以使得网络信息系统更好进行设计，从而实现自动控制。下面是对物联网三大功能的具体描述。

一、更广泛互联

从本质上看，互联网和物联网既有区别也有关联。互联网是完全虚拟的，人与人在互联网上交流也只是信息和数据的交流传递。互联网是面向人的，它的使用者也是人。例如，人们想在互联网上了解一个商品的信息，这个商品的信息是靠人上传到互联网上的，并且其信息也是靠人在网上更新的，一个人想了解这款商品，也得靠和人沟通才可以获取相关信息。物联网则简单得多。物联网的对象是人和物，人和物都可以平等地使用物联网。在物联网中，要想实现物与物、人与物之间与网络直接相连，仅靠植入微型芯片便可以。物联网的存在依托于互联网，物联网只有借助互联网才能实现全球范围内信息互联互通。要想实现信息储存、识别和传递等，还需要借助无线嵌入网络、移动通信网络等。其有多种多样的数据传输方式，可以是点对点数据传输方式，也可以是点对面或者面对点数据传输方式。丰富的传输方式方便了使用者选择，越来越多的人和物使用物联网，也会反向促进其更好地发展。从世界层面来说，物联网可以改变世界，促进世界信息化、智能化发展。

从前，互联网的诞生使得人们可以"感觉"这个世界，而物联网的发展则使得人们能够全方位"触摸"现实世界。物联网的互联互通功能解决了现实世界信息传输问题，方便信息更好、更快传输。目前，人们还未完全实现"任何人、任何时候、任何地点"都可以接入网络这一个伟大的目标，还需继续奋斗。对于现在的物联网来说，即使各种物和人已经接入了网络，也还未实现真正意义的互操作，各种信息系统未必真正实现互通，仍然存在"信息孤岛"现象。相信未来的物联网会进一步发展，达到更广泛互联互通，在信息共享和互操作上迈出坚实的一大步。

二、更全面感知

和互联网相比，在未来的世界，物联网的接入对象会更加广泛，物联网获取的信息的种类和数量也更加充裕。物联网感知是物联网整个工作流程中最基础也是最重要的部分，只有对接入的对象进行全面、准确的信息采集，才能进行下一步的处理数据、传输数据。物联网依靠自动识别技术和传感器技术进行信息采集，通过在物体上植入微型芯片，并给每一个物体一个独一无二的编码，完成对人和物的链接、管理。物联网中给物品的编码可以是局部的也可以是全局的。自动识别技术在物联网应用中扮演着人类社会语言的角色，通过物品编码可以实现物品和物品之间的"沟通对话"，感知对方存在和变化。相信随着国家对传感器技术的大力支持，物联网能够更好实现全面感知的功能。

三、更智慧决策

物联网技术的显著特征是可以真正做到智能化。物联网通过感应识别技术和射频识别技术，可随时获取全世界范围内海量的信息数据。获得的数据反过来可以使网络变得更加"知识化"。物联网利用获取到的数据信息，在应用层建立信息处理系统，根据具体的用户需求，对原始数据进行数学建模、数据分析与存储，以供人们更好处理现实世界的数据信息，便于管理者思考、联想、处理与决策，方便对现实世界进行管理。这样，物联网除了可以获取各类传感器所感知的现实世界信息外，还可以和智能处理、云计算等技术相结合，对所获取的信息进行处理，进而实现对现实世界物体的智能控制。在未来，物联网可以为人们提供更全面、更完善的视角和方法，帮助人们更好应对现实世界中遇到的问题，使物理世界变得更加智能。

2.2.2 医疗物联网的基本架构

当今的医疗行业面临挑战，医院具备更好的医疗资源，导致就诊患者数量多，医护人员承担着很大的压力。患者数量庞大，医护人员必须在很短的时间内完成对大量患者的就诊处理。由于缺乏必要的辅助工具，大量的人工操作过程中不可避免地会出现差错，进而可能造成医疗纠纷。在医院中，医疗设备管理相当重要，它决定了医院能否正常、健康运转，也是医院信息化的一个重要因素。医院的医疗设备众多，管理流程相当烦琐，所以医院对智能化管理的需求越来越迫切。随着智慧医疗理念的提出以及物联网技术的不断发展，物联网可将医务人员、医院和其他医疗机构以及患者有效地连接起来，帮助医院变得更加智能化和信息化，以便实现资源优化配置，提升医疗服务质量，有效减轻医护人员的压力，所以人们大力支持物联网在医疗产业的发展。医疗物联网的出现打破了传统的医疗思维方式，它将改变"病发后去医院"的现有诊疗模式，使医学由"诊断医学"向"预防医学"方向发展。

总体来看，医疗物联网信息技术是在物联网工程技术的基础之上发展而来的，医疗物联网的基本架构可自下而上分为三层：感知层、网络层和应用层（见图2-11）。下面具体介绍医疗物联网的基本架构以及每层的作用。

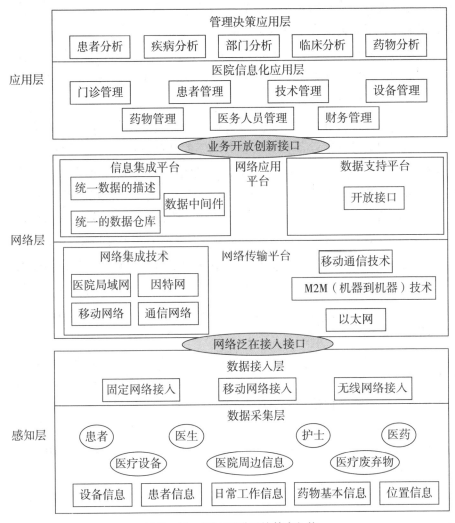

图 2-11 医疗物联网的基本架构

一、感知层

感知层主要由无线医疗传感器节点组成，也可称为人体传感网络（Body Sensor Network，BSN）或体域网。感知层是医疗物联网基本架构中实现功能的第一步，所以其至关重要。它可以全面感知人体的生理信息，实现实时监控与测量。它对人体生理数据信息测量的精确性直接决定了医生对于患者病情的诊断是否正确。若感知层出现错误，采集的信息将会影响医生诊断，严重的可能危及患者生命，后果不堪设想。感知层可以往下细分成数据采集层和数据接入层，下面简要介绍这两个子层。

数据采集层通过各种各样的感知设备对患者、医务人员、医院周边信息、医疗设备、医疗废弃物等进行智能化感知，借助各类传感器等信息采集设备来对现实世界的数据进行获取，如患者的就诊信息和生理信息；医疗物资的设备信息、库存信息和位置信息；药物的基本信息；医务人员的日常工作信息等。常用的信息采集设备有采集患者身体数据信息的各类传感器设备、二维码标签和识读器、摄像头、RFID 信息采集器等。RFID 技术无须人工干预便可以达到自动化处理，并且在恶劣的天气环境中也可以应用。RFID 技术广泛应用于各种药品和医疗设备的追踪监测中，除此之外，还被用来监测医疗废弃物的回收情况，以及防止新生婴儿被盗，其具有跟踪距离远、易于操控、稳定性高等优势。医疗物联网依赖于传感器采集海量数据，故传感器是其核心。传感器网络通过动态自组织的方式，协同感知并采集覆盖区域内对象和事件的信息。由此可知，传感器的性能直接决定了整个物联网能否正常运转以及功能是否健全。

数据接入层利用固定网络、移动网络和无线网络，实现各类传感器设备的互联网接入，将数据采集层采集到的数据传输到网络层。数据接入层起到了桥梁的作用，将各种传感设备获取的海量信息借助网络转发出去，让采集的数据有用武之地。其中，医院主要采用移动网络接入的方式，因为其网络覆盖范围广、施工成本低、安装方便、移动性好。实际应用时，要根据情况确定不同系统的网络接入方式。

二、网络层

网络层通常被人们认为是医疗物联网的神经中枢，其目的是构建一个万物通信技术平台，从而实现连接，并实现特定设备和网络内的其他设备之间共享海量数据信息。通常，设备之间的数据传输主要基于有线以太网，它具有网络带宽高、传输范围大、传输速度快、传输性能较为稳定等特点。网络层可以细分成网络传输平台和网络应用平台两个子平台。下面简要介绍一下这两个子平台。

网络传输平台至关重要，通常被人们看作医院网络的骨干平台。它具有高可靠性，能够做到实时传递感知层采集的海量数据信息。网络应用平台包含信息集成平台，整合网络传输平台获取的海量信息，并由此搭建一个数据支持平台，提供业务开放接口供上层和第三方系统连接使用，从而建立起一个高效可靠的基础设施平台，进而实现物联网服务和信息系统应用无缝集成。网络应用平台的设计方便将来新增系统连接，从而更好增强医疗物联网基本架构的延展性。

三、应用层

应用层可以完成对传输过来的海量数据信息进行统一分析处理，从而实现医疗物联网的智能化处理目标。应用层可以直接为相关的用户提供具体的、可靠的服务，方便管理者决策。医疗物联网中的应用层对获取后的信息进行进一步处理，并将处理后的数据信息与医疗信息系统的应用相结合，从而形成动态更新的医疗数据资源库，能够更好满足整个医疗行业对数据的需求以及业务需求，进而实现智慧医疗中建设现代化和规范化的数字医疗模式的目标。通过应用层，医疗物联网推动了医疗行业专业技术和现代信息技术的集成发展，从而推动了现代信息技术在整个医疗行业的应用，推动了智慧医疗进一步创新发展。

医疗物联网基本架构中的应用层又可细分为医院信息化应用层和管理决策应用层两个子层。医院信息化应用层包括患者管理、医务人员管理、设备管理等智能化管理应用。管理决策应用层包括患者分析（患者年龄、患者区域、生活习惯、免费医疗比例）、疾病分析（患病时间、治疗费用、疾病数据）、部门分析（部门接诊患者量、部门治疗费用、部门职工数量）等。

2.2.3　医疗物联网的未来发展趋势

在未来，医疗物联网将继续创新发展，将现代先进的信息技术与"智慧"成分相融合，进一步打造智慧医疗的核心服务体系，即实现"算法＋算力＋数据"核心技术，从而具有自主学习和智慧决策的功能，向着全面实现智慧医疗的目标努力奋斗，争取全面提升整个医疗行业的医护人员和相关医疗产业的服务水平，促进医疗资源全面共享。具体来说，未来将在外科设备、重症监护病房和门诊挂号等方面加大医疗物联网投入使用，促进智慧医疗自学习，提升医院或其他医疗机构的综合管理能力与服务效率，解决医疗信息化发展不平衡、机制滞后、医疗服务各环节缺乏有效整合等问题，努力实现医疗资源高度共享、医疗行业监护工作无线化和降低公众医疗成本的目标。此外，医疗物联网将在远程诊断、远程医学教育等方面得到广泛应用，使有效的医疗资源最大限度地得到共享。

在未来，医疗物联网将在医疗保健方面重点研究和发展。医疗物联网的技术性、服务性和共享性为人们的生活提供极大的便利。人们在家中便可以享受到医疗物联网提供的身体健康状况互动服务，人们的身体健康数据可以传送至云端，之后可借助网络实现数据信息实时共享，实现人体健康智能监控。采用这种方式，可以降低医院的成本，缓解医院的压力，减少医疗机构所需的资源数量。人们在家中便可借助传感器和射频仪器等终端设备对自己或家人的身体健康状况进行监测，之后可以借助医疗物联网将人体监测信息传输到医院或者其他医疗保健机构，医生可以分析上传数据，从而对病人的身体状况进行检查并提出诊断意见，更好地帮助病人实时了解健康状况，病人不用去医院也能够得到准确、快速诊断，有效防止疾病发生或进一步恶化，更好地保障人体生命健康。例如，使用云服务进行数据分析的物联网设备智能葡萄糖监测系统和智能胰岛素笔。这两种设备不仅可以连续捕获有关葡萄糖水平的信息，而且可以将数据上传到云服务或要分析的移动应用程序，根据分析结果，为患者注射适当剂量的胰岛素。

不仅如此，在药品和医疗器械管理等方面也将加大医疗物联网技术投入力度。随着移动通信网络技术的飞速发展，在未来，社会医疗将朝着个性化、移动化的方向发展，药品和医疗器械等运输管理过程中，将会使用 RFID、GPS 和移动通信网络等技术对药品等进行实时监测定位，防止药品丢失，实现药品和医疗器械等流通信息可溯源，使管理更加规范化。

物联网在智能医疗体系中的应用广泛，可以协助建立智能医疗体系，提高医生的工作效率；帮助药品防伪与追溯，实现药品智能化管理；助力医疗垃圾监管工作，防止空气污染与疾病传播；提高社区服务站的医疗保健服务水平，通过分级诊疗缓解医院的压力，实现智能式社区服务。相信未来社会将大力开展医疗物联网的研究，助力智慧医疗稳步前进。

参考文献

［1］党安明，张钦军．传感器与检测技术［M］．北京：北京大学出版社，2011．

［2］郭源生，吕晶，董永明，等．智慧医疗共性技术与模式创新［M］．北京：电子工业出版社，2020．

［3］周征，杨建平．传感器与检测技术［M］．西安：西安电子科技大学出版社，2017．

［4］刘利秋，卢艳军，徐涛．传感器原理与应用［M］．北京：清华大学出版社，2020．

［5］郭爱芳，王恒迪．传感器原理及应用［M］．西安：西安电子科技大学出版社，2007．

［6］ZHOU N，LIU T J，WEN B Y，et al. Recent Advances in the Construction of Flexible Sensors for Biomedical Applications［J］．Biotechnology Journal，2020，15（12）．

［7］ASAI M，MAKINO H，HOMMA T，et al. Physical sensor：US10988642［P］．2006 － 06 － 13．

［8］刘少强，张靖．现代传感器技术：面向物联网应用［M］．北京：电子工业出版社，2016．

［9］XIE X J，CITTERIO D，CHUMBIMUNI － TORRES K，et al. Editorial：Chemical Sensors for Biomedical Use［J］．Frontiers in Chemistry，2021，9．

［10］CHAUHAN S，RAI V，SINGH H B. Biosensors［J］．Resonance，2004，9（12）．

［11］陈安宇．医用传感器［M］．3 版．北京：科学出版社，2016．

［12］张依群．医用传感器（一）［J］．医疗器械，1983（2）．

［13］曾凡太，刘美丽，陶翠霞．物联网之智：智能硬件开发与智慧城市建设

[M]. 北京：机械工业出版社，2020.

[14] 温娜，刘常清，任宏飞，等. 无线体温传感器 iThermonitor® 在手术病人核心体温监测中的应用 [J]. 护理研究，2020，34（12）.

[15] 蔡克家，崔探星，乔月印. 多功能血流血氧传感器的研制 [J]. 仪器仪表学报，2005（1）.

[16] 曾甜. 可穿戴血氧传感器监测系统的研究及其在物联网健康中的应用 [D]. 杭州：浙江大学，2018.

[17] 石波，孔祥勇，马小智，等. 一种基于 USB 接口的数字心电传感器 [J]. 中国医疗器械杂志，2016，40（1）.

[18] 罗湘建，张阳德. 基因传感器及其在基因诊断中的应用 [J]. 中国现代医学杂志，2003，13（20）.

[19] OZER T, GEISS B J, HENRY C S. Review—Chemical and Biological Sensors for Viral Detection [J]. Journal of The Electrochemical Society, 2020, 167 (3).

[20] 韩莉，陶菡，张义明，等. 酶传感器的应用 [J]. 传感器世界，2012 (4).

[21] 王俊发，王志成，郑丽丽. 医用气泡传感器的设计与实现 [J]. 电子技术与软件工程，2015（15）.

[22] 田鹏展. 生物医学传感器与医疗保健系统的发展趋势 [J]. 青春岁月，2018（5）.

[23] 王明时，高伟，李宁，等. 医用传感器的发展 [J]. 中国生物医学工程学报，2005，24（6）.

[24] HONG S G, MOON Y B, PARK S J, et al. Wireless Sensor Network Testbed for Real–Time Sensor Monitoring [C] //2009 Third International Conference on Sensor Technologies and Applications. New York：IEEE, 2009.

[25] 陈鲁英，刘忠国，刘伯强. 生物医学传感器与医疗保健系统的发展趋势 [J]. 医疗卫生装备，2011，32（12）.

[26] 黄静. 物联网工程技术及开发实例 [M]. 北京：清华大学出版社，2018.

[27] AL–FUQAHA A, GUIZANI M, MOHAMMADI M, et al. Internet of Things: A Survey on Enabling Technologies, Protocols, and Applications [J]. IEEE

Communications Surveys & Tutorials，2015，17（4）.

［28］ MANYIKA J，CHUI M，BUGHIN J，et al. Disruptive Technologies：Advances that Will Transform Life，Business，and the Global Economy［M］. San Francisco：McKinsey Global Institute，2013.

［29］ 张成海. 物联网标识技术［M］. 北京：清华大学出版社，2018.

［30］ KOPETZ H. Internet of Things［M］//Real - Time Systems. Berlin：Springer，2011.

［31］ 王毅琳. 医疗物联网体系架构及其关键技术研究［J］. 中国数字医学，2013，8（8）.

［32］ MI Y W，WU R C，LI Y Y，et al. Architecture and the Key Technologies of Medical Equipment Management System Based on the Internet of Things［J］. Journal of Computational and Theoretical Nanoscience，2016，3（12）.

［33］ 樊嫚，陈敏. 医疗物联网技术与应用探讨［J］. 中国数字医学，2011，6（10）.

［34］ 郑改成. 基于物联网下的智慧医疗体系架构及其应用［J］. 山西电子技术，2016（5）.

［35］ 贺延平. 物联网及其关键技术［J］. 电子科技，2011，24（8）.

［36］ 顾海，贾仓仓，吴迪，等. 基于物联网技术的智能远程医疗平台架构研究［J］. 卫生经济研究，2020，37（9）.

［37］ 申展. 简述医疗物联网技术和构架［J］. 智能建筑电气技术，2018，12（1）.

［38］ LIU C，CHEN F L，ZHAO C X，et al. IPv6 - Based Architecture of Community Medical Internet of Things［J］. IEEE Access，2018，6.

［39］ 万振，邱丹，刘元喆，等. 国内医疗物联网技术发展及应用现状［J］. 医疗卫生装备，2020，41（11）.

［40］ 侯丽霞，马春庚. 浅谈物联网技术在智能医疗上的应用趋势［J］. 城市建设理论研究（电子版），2014（19）.

第3章 医疗大数据分析与应用

3.1 大数据概述

大数据通常指的是拍字节（1PB ＝ 2^{50} B）以及更高数量级的数据集合。由于其规模庞大、数据类型复杂，市面上常用的数据库管理技术以及软件技术无法在合理时间内有效地对其进行收集以及处理分析。为使大数据体现更强的表征力与决策力，现代信息发展更迫切地需要新的数据处理模式。各界越来越倾向于通过大数据与传统数据相异的特点来更好地理解大数据的内涵。如今较为普遍的认知是大数据具有 Volume（大规模）、Variety（多样性）、Velocity（高速性）、Value（价值性）四个特点，即 4V 特点，如图 3 － 1 所示。

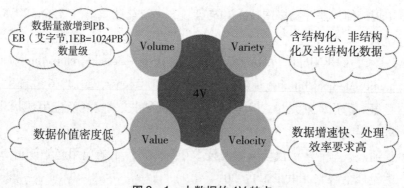

图 3－1 大数据的 4V 特点

Volume 指大数据具有庞大的数据规模，从各行各业获取的数据往往会达到 PB、EB 数量级。现代信息社会的发展使得数据呈现爆炸式增长：一方面，各类用户通过互联网进行浏览或其他操作就能快速产生大量数据；另一方面，物联网的崛起促进了传感器网络的发展，大面积部署的传感器全天候采集信息同样引起数据激增。

Variety 指大数据通常包含结构化、非结构化及半结构化数据。结构化数据已经实现了便于计算机存储、处理的抽象化，所以在实际处理的过程中，只需要分析对象的各属性关系，再通过构造相应的表格来将数据保存于数据库中即可。而非结构化数据，如音频、图片、视频等，它们没有统一的对象属性，所以难以使用表结构进行表示和存储，这就进一步增加了数据处理的复杂度。而在如今的各种大数据场景下，非结构化、半结构化数据已逐渐变成了主流。

Velocity 指数据增速快、大数据对数据处理的效率要求更高。随着信息技术的高速发展，数据产生得越来越快、数据越来越多，这就要求数据处理效率得到相应提高，否则规模巨大的数据不但不能提供有效实质的帮助，反而会成为处理器的巨大负担。另外，用户对于各类应用的实时性要求也越来越高，即所谓的"1 秒定律"：用户希望能在 1 秒之内就得到自己想要的结果，否则用户体验就不够好，得到的处理结果也被认为是过期的。

Value 指大数据的数据价值密度低。对于典型的非结构化数据来说，大数据进行采集时并不是使用抽样方法，而是不论数据的特点及大小，对所有数据都进行保存分析。这种策略虽然保留了数据的所有细节，但无可避免地引入了大量非目标数据，从而增加了数据"提纯"的难度，极大降低了数据价值密度。

大数据的4V特点表明了其与传统数据的明显区别，即其不仅强调数据的量，更指明了数据的复杂类型和对数据处理效率、数据质量的高要求。尽管大数据带来了数据处理模式上的挑战，但不可否认的是，它同时创造了大数据挖掘中的机遇，推进了时代的发展。只有不断加深对大数据的认知、推进对大数据处理技术的探索、培养大数据处理思维和能力，才能够在大数据时代掌握核心的竞争力。

3.2　医疗卫生行业大数据

近年来，医疗卫生行业的信息化水平随着大数据、云计算等高新技术的发展得到了显著提升，与此同时，多种功能性信息系统的建设投入使得医疗卫生行业的相关数据呈几何级增长。智慧医疗作为 21 世纪的新兴产业，成了学者们的研究热点，而其中的医疗卫生行业大数据（简称医疗大数据）具有高潜在价值，且与民生密切相关，由此搭建的医疗服务平台必将为广大医务人员、患者以及科研人员等带来极大的便利。

3.2.1　医疗大数据概述

医疗大数据是大数据在医疗行业的衍生，它指的是在健康管理等过程中产生的所有与医疗健康有关的海量的、数字化的数据，同时也称医疗健康大数据。

医疗大数据主要有三个数据来源。一是医疗机构产生临床医学数据。这是医疗大数据最主要的来源。这种数据是随着患者的诊治流程产生的，是患者挂号、检验、诊断、治疗时产生的诸如患者基本信息、检验 CT（计算机层析成像）影像、药物使用情况、病情概述等数据。据调查，一家中型医院一年所产生的医疗数据可以达到数十 TB（太字节），当然其中有数据量较大的各类医疗影像。二是药企和其他科研机构产生相关试验数据。药企在制药过程中需要进行大量的药物相关作用试验，这种高密集的研究会产生巨大的数据集；而基因测序作为生命科学领域的代表，相关机构同样会产生诸如个人基因图谱等大规模数据。三是越来越普及的各种智能穿戴设备产生的健康大数据。飞速发展的现代社会促使公众追求更健康、更绿色的生活方式，便携式智能身体监控设备能够采集人们的基本健康信息，如血压、血糖等，以此为人们生活提供一定的指导性意见，相关的数据也能快速地传输到云端。

3.2.2　医疗大数据的类别

由于健康医疗信息化高速发展，医疗大数据的采集范围越来越广，采集周期相继延长，进而产生的数据量呈爆炸式增长。基于此背景，合理有效的医疗大数据分类方法将为临床科研、卫生监测等带来创造性变革，同时能进一步为健康医疗信息化提供更大的支持。我国医疗大数据虽然规模巨大，但由于数据的集成统一还在不断发展，现阶段没有一个系统能采集到全面的医疗大数据。根据采集平台和应用场景的差异，医疗大数据可分为以下六类：

医院医疗大数据、区域健康服务平台大数据、公共卫生监测大数据、生物大数据、自我健康管理大数据以及网络医疗大数据，如图 3 - 2 所示。

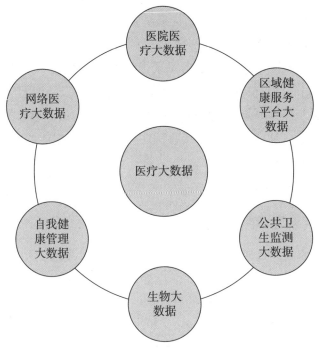

图 3 - 2 医疗大数据的类别

一、医院医疗大数据

医院医疗大数据作为医疗大数据的主力军，通常指随着患者临床诊治或者医院管理以及医学科研过程而产生的数据，一般包含常规的电子病历档案、生物医学影像及信号等数据。电子病历档案以患者为对象，涵盖了病情记录、门诊记录、用药记录、住院记录等临床信息，并利用各种信息化技术来实现患者诊治过程中信息存储、管理、应用以及传送，它不但能够作为指南为医生的诊治过程提供参考，更能有力促进现代社会电子健康档案建成。生物医学检查以生物组织及活动信息等为输入信息，经过信息化设备的处理，输出磁、电信号以及各类高质量图像。常见的心电图、CT 等图像数据就是典型的非结构化生物医学影像数据。医院产生的医疗数据是患者就医流程最直观的记录，进行集成整合后将具有极大的挖掘价值与探索空间。

二、区域健康服务平台大数据

近年来，随着我国医疗数据资源的急剧增长，区域健康医疗信息化在稳步发展。利用信息化技术与智能化技术对各级医院及其他相关医疗机构的医疗卫生数据进行区域性汇聚，能够实现区域医疗智能化监管，从而避免各级医疗机构之间出现共享医疗数据资源紧张的情况，可进一步提高诊治效率。区域健康服务平台具有标准化、互联互通、数据中心三大特性。标准化特性指区域健康服务平台采集该区域内所有医疗相关机构的健康数据，数据处理的规范以及标准更加严苛；互联互通特性指区域性数据能够实现互通共享；数据中心特性则主要体现在平台总体涵盖了人口信息库、电子病历库以及健康档案库三大基本信息库。

三、公共卫生监测大数据

公共卫生监测大数据指的是长期、连续、系统采集基于大量人员的疾病、伤害、健康状态、死亡或突发性公共卫生事件等各种健康事件的变化趋势数据，经过数据整合和挖掘后形成的有价值的信息。相关机构可以根据这些信息来采取对应的公共卫生措施。例如，2020年疫情出现，对大量的个人体征数据、肺炎临床特征数据以及核酸检测数据需要进行长期采集并监测，相关机构人员通过分析这些数据，采取相应的干预措施以遏制疫情。结合大数据分析技术来对公共卫生监测大数据进行实时处理，能够提高处理各类公共卫生事件的速度，从而实现资源有效调配，对危急事件做出合理有效决策。

四、生物大数据

生物大数据由于自身的生物专业性而成为医疗大数据中比较特殊的一类。它的研究数据一般是从临床领域、生物医学实验室等获取的，诸如人类基因组学、转录组学等各种组学数据。生物大数据能够将个人遗传标记与疾病进行关联分析，有望推动真正意义上的个性化精准治疗实现。人们较熟悉的生物组学信息数据一般是基因序列。基因测序亦称 DNA 测序，它能够根据人的血液抑或是唾液进行分析并测定出基因全序列，从而进行疾病预防与诊治。据分析，每进行一次人类基因测序，就可产出高达 100GB（吉字节）～600GB 的数据，但若基因测序运用失当，对患者来说会产生无法预料的影响。

所以，各国对基因测序大多采取稳步推进策略。

五、自我健康管理大数据

自我健康管理大数据一般由移动或物联网连接的可穿戴设备以及其他个人体征追踪设备产生。血压检测值、体温检测值、睡眠情况评估值、体育锻炼情况等与人体健康相关的数据，能够指引人们采取更健康的方式生活。同时，现代新型数字化医疗模式飞速发展，使得自我健康管理大数据能应用在个人医护上。可穿戴设备能对人体体征进行长期监测，能够有效改善传统医疗的弊端，为医患交流带来新的模式，而医生也可根据患者的个人健康数据及时调整诊治方案。近年来，对自我健康管理大数据的集成分析正推动一种新型健康管理模式的建立，该模式致力于实现对个体疾病的防治以及个性化护理。

六、网络医疗大数据

网络医疗大数据指的是互联网中与医疗健康相关的所有信息，一般包括社交网络中用户对病痛及健康等方面的描述、搜索引擎存储的关于医疗健康的内容、用户买药记录以及健康网站的访问情况等。网络医疗大数据虽然规模大，但由于网络用户用词习惯各异，即使是同一类数据描述结果也可能相差较大，所以网络医疗大数据具有很强的随机性。再者互联网的信息复杂多样，其中信息噪声又是难以避免的，加之用户缺乏专业性的医学术语知识，所以大部分网络医疗大数据都没有医学研究价值。但即使可以被挖掘分析的数据量少，网络医疗大数据在疾病传播监控及预防上仍有可观的医学价值。

3.2.3　医疗大数据的特点

医疗大数据作为大数据在医疗卫生行业的衍生，除了具有大数据的大规模、多样性、高速性以及价值性四个特点外，基于医疗卫生行业的特殊性，还有其他六大特点（见图 3 – 3）。

（1）复杂性

医疗大数据的复杂性一般体现在两个方面。其一，由于国内外对于医学术语的表达存在一定差异，同时术语标准具有局部不统一、更新速度过快的

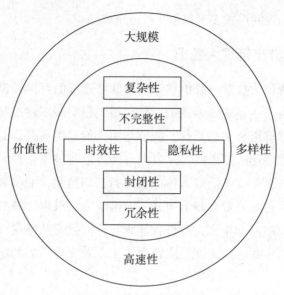

图3-3　医疗大数据的特点

问题，增大了数据处理的复杂性。其二，医疗大数据一般来源于患者的诊治过程、生命科学领域以及智能穿戴设备，故数据的结构、标准、存储等都呈现巨大的差异性，这种差异性进一步加大了数据分析过程的难度。

（2）不完整性

医疗健康大数据在存储时不可避免地会出现记录不全以及缺失的情况。例如，人工记录过程中一般会出现主观表达，这就会导致部分对应的医疗大数据出现偏差与残缺。所以即使医疗大数据具有大规模的特点，也不代表其涵盖特定疾病或领域的完整信息。

（3）时效性

时效性是指数据只在限定的时间段内才对决策具有指导作用，而医疗卫生行业的时效性则体现在诊治的时间过程与检测数据变更的频率上。诊治的时间过程是指患者问诊、发病等有一个过程；检测数据变更的频率是指医学检测的波形信号是随着时间不断变化的，如心电图就是典型的时间函数图像。

（4）隐私性

医疗健康大数据涉及大量的个人基本信息以及其他敏感信息，具有很高的隐私性。对分布在不同地方的医疗大数据进行挖掘与分析的过程中，患者的个人隐私信息，如基本身份信息、身体健康状况等，可能会有暴露的风险，一旦被别有用心之人通过网络非法收集与售卖，将对患者的生活造成极其严重的影响，因而对于医疗大数据的隐私保护至关重要。

（5）封闭性

尽管医疗大数据已经趋向于关联化，但仍有一定数量的医疗机构存在"信息孤岛"问题，这些机构内部偏向于运行自成一套的数据体系，导致不同机构的数据无法实现共享，而医疗大数据经过整合集成后再进行数据挖掘与分析能体现出更大的价值，解决"信息孤岛"问题也因此成为一项重大的医疗大数据战略。

（6）冗余性

冗余性表现为重复记录相似度较高的数据。在医疗信息系统中，可能存在与疾病根本无关的各类信息被多次记录存储的情况。这增加了医疗大数据挖掘与分析的复杂度。

医疗大数据对推动新型医疗模式产生具有举足轻重的意义。随着互联网、云计算等技术在医疗卫生行业不断深入与发展，医疗大数据技术将更有力推动医疗卫生事业长足进步。对医疗大数据进行挖掘与分析能够带来更加合理、有效的诊治方案，同时为大众提供更科学的健康生活指导意见。

3.3　医疗大数据分析

随着现代医疗信息化水平不断提升，各大医院、生物实验室、区域健康服务平台等正不断产生海量的医疗数据，数据丰富多样的同时带来了可获取价值贫乏的问题。医疗大数据的分析在促进临床以及辅助诊治、疾病监测等方面都有极其重大的意义，医疗大数据分析也成了医疗卫生行业走向新型医疗服务模式的有力工具。由于大数据分析内容较为宽泛，本书从医疗信息检索和医疗大数据挖掘两个具体方向进行阐述。

3.3.1　医疗信息检索

一、医疗信息检索的概念

医疗大数据规模大、复杂度又高，因此如果要从大量的医疗数据中采集到具有价值的信息，信息检索技术必须作为支撑。医疗信息检索指的是医疗数据按照一定的方式加工、整理并存储在数据库后，再依据用户指定的需求将对应的信息查找出来的整个过程。

在极其庞大的医疗数据库系统中，医疗信息检索效率成了影响医疗信息化发展的一个重要因素，因此，对数据库存储对象添加索引是医疗信息检索的必要措施。数据库索引通过对指定表中一或多列属性值进行排序，实现快速定位，减少数据库查询中轮询以及排序的时间，从而实现信息检索速度显著提升。

二、传统医疗信息检索

目前广泛使用的医疗数据检索平台基本上基于分类和关键词匹配来实现目标信息查找，如39健康网、丁香园以及导医网等。这类信息检索平台仅仅对数据库中的原始数据进行了简单处理，所以检索效率并不高，降低了医疗大数据的价值密度。传统医疗检索平台的查询扩展性较差，只能实现一定程度的机械式扩展，而无法通过对检索内容的语义理解来实现目标信息查询。

图3-4为传统医疗信息检索的一般流程，主要涉及信息描述、存储、索引、检索以及排序，其中信息描述模型、检索及排序算法是信息检索领域的重要研究方向。一般可用四元组 $\{D, Q, R, M(d_i, q_i)\}$ 来表示信息检索：D 是使用逻辑模型进行表示的信息源集合；Q 是用户提出的检索需求集合；R 是信息检索机制，即在各种检索算法或思想的基础下，根据用户的需求集合 Q 在信息源集合 D 中进行目标信息的查询；$M(d_i, q_i)$ 是信息源集合 D 与用户需求集合 Q 的笛卡尔乘积到实数的映射，即对于任何一个用户需求 $q_i \in Q$，信息源 $d_i \in D$，$M(d_i, q_i)$ 都将 d_i、q_i 的相关度计算出来，并据此排序输出。

传统的医疗信息检索基于关键字匹配来实现，其中信息内容描述起到了关键性的作用，这在一定程度上决定了检索的类型。常用的信息描述模型有布尔模型、向量空间模型及概率模型。它们统称为基于统计的信息检索模型，信息源在这里都以关键词的形式存在，且以名词为主。例如，在某个信息检索引擎中设置停用词集合为 $\{i, we, and, on, you, because, he, for, can, she, the, it, they, is, all, are, or, with, of, to\}$，图3-5给出了一个原句和对应的关键词表示。

为了表示关键词在信息源中的重要程度，权重在统计模型中起到了至关

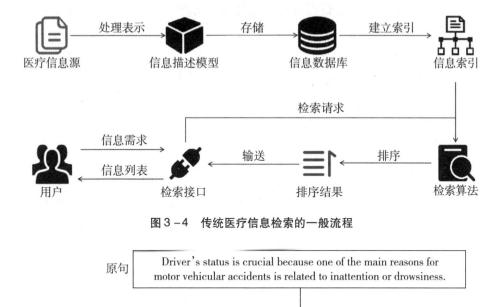

图 3 - 4　传统医疗信息检索的一般流程

原句	Driver's status is crucial because one of the main reasons for motor vehicular accidents is related to inattention or drowsiness.
对应的关键词表示	accidents,crucial,Driver's drowsiness,inattention,main,motor, one,related,reasons,status,vehicular

图 3 - 5　原句和对应的关键词表示

重要的作用。一般信息检索引擎中的关键词总数用 N 表示，k_i 表示任意一个关键词，d_j 表示任意一个信息源，对于每个（k_i，d_j），使用 w_{ij} 表示关键词 k_i 在信息源 d_j 中出现的频率即权重，显然，w_{ij} 是 ≥ 0 的。

（1）布尔模型

布尔模型仅仅通过 0 和 1 两个数值来表示目标关键词在信息源中是否出现，信息内容以及用户查询内容则是通过逻辑运算符 and、not 以及 or 将关键词进行连接从而表示成布尔表达式。由此可看出，布尔模型最大的优点就是速度快、易于实现，但它对信息特征的描述过于粗糙，也导致其很难满足用户复杂的检索需求，从而限制了使用的场景。对于用户给出的每个关键词 k_i，布尔模型从目标信息源中构造涵盖关键词 k_i 的所有信息源集合 $Dk_i = \{d_j \mid w_{ij} = 1\}$，并将逻辑操作符转换为 $\cap$、$\neg$、$\cup$ 集合运算符，这样通过集合运算就能将与用户查询相关的文档检索出来。下面以一个文档检索实例来说明布尔模型中检索词与文档相关度的计算。

设文档信息源为 $D = \{d_1，d_2，d_3，d_4，d_5\}$，关键词集合为 $K = \{k_1，k_2，$

k_3，k_4，k_5，k_6，k_7，各文档涵盖关键词情况分别为：$d_1 = \{k_2, k_3, k_4\}$；$d_2 = \{k_1, k_2, k_3\}$；$d_3 = \{k_1, k_2, k_3, k_4\}$；$d_4 = \{k_1, k_5, k_6, k_7\}$；$d_5 = \{k_3, k_4, k_6, k_7\}$，若用户的查询关键词为 $k_1 \text{or}$（$k_2 \text{ and } k_3$），则文档检索计算过程为：

$$\{d_2, d_3, d_4\} \cup (\ \{d_1, d_2, d_3\} \cap \{d_1, d_2, d_3, d_5\})$$

最后检索文档结果为：

$$\{d_1, d_2, d_3, d_4\}$$

（2）向量空间模型

向量空间模型是使用最广泛的信息检索模型，它摒弃了布尔模型中的二值权重设置，采用部分匹配的方式对查询和信息源间的相似度进行计算排序。此模型将信息源中的内容视作特征空间向量，通过其来描述特定内容对整个信息源的重要性。对于某个信息源集合 $D = \{d_1, d_2, d_3, \cdots, d_n\}$，假设所选的特征空间向量为 $\boldsymbol{F} = \{f_1, f_2, f_3, \cdots, f_m\}$，则信息源 d_j 的所有特征向量可表示为 $\boldsymbol{d}_j = \{W_{1j}, W_{2j}, W_{3j}, \cdots, W_{mj}\}$，其中 W_{ij} 代表在信息源 d_j 中特征 f_i 占有的相应权重。为更好描述信息源和查询之间的相似度，一般采用关键词加权方案，即词频 – 逆文档频率（TF – IDF），则上文权重 W_{ij} 就可以转化为：

$$W_{ij} = tf_{ij} \times idf_i = \frac{f_{ij}}{\sum_{k=1}^{n} f_{ik}} \times \log \frac{N}{n_i}$$

其中 tf_{ij} 是特定特征 f_i 的词频，它的定义为 f_i 在信息源 d_j 中出现频数 f_{ij} 与 f_i 在所有信息源集合中出现频数 $\sum_{k=1}^{n} f_{ik}$ 的比值，tf_{ij} 在一定程度上是以描述信息源内容为主的；idf_i 称为特征的逆文档频率，是对信息源总数 N 与包含该特征的信息源数 n_i 的商取对数，该指数主要体现出不同信息源的差异。特征的权重与其在目标信息源中的频数成正比，但和其在整个信息源中的频数成反比。向量空间模型使用关键词加权，使得检索结果更加合理，同时由于其关注逆文档频率，模型具有较好的分类性能，但模型建立在关键词互相独立的情况下，这在一定程度上影响了模型的正确性。

（3）概率模型

概率模型是通过计算查询内容在信息源中的统计分布等参数来表示这两者的相关度，最后通过得出的概率大小来对检索结果排序输出。对于用户的任意查询 q，假定相关信息源集合用 R 表示，非相关信息源集合用 $\bar{R}$ 表示，则 $P(R \mid d_j)$ 就是信息源 d_j 和用户查询 q 的相关概率，同理，$P(\bar{R} \mid d_j)$ 就是信息源

d_j 与用户查询 q 的无关概率，由此得到信息源 d_j 和用户查询 q 相似度公式为：

$$sim(d_j, q) = \frac{P(R \mid d_j)}{P(\bar{R} \mid d_j)}$$

一般在概率模型的计算中，需要对一些类别的概率进行初始设定，如在贝叶斯推理概率模型中，就需要设定关键词 k_i 在相关信息源集合 R 中任意一个信息源中的概率 $P(k_i \mid R)$。概率模型的突出优点就是将预测概率进行降序排列输出，但其首先需要按是否和查询相关对信息源进行分类，同时基于概率的计算量非常庞大，这使得概率模型一般只使用于中小型检索系统中。

以基于关键词的这三种模型为基础，大量的改进检索模型相继被提出，如由布尔模型改进得到的扩展布尔模型；由向量空间模型衍生得到的神经网络、广义向量空间模型；还有由概率模型得到的信任网络模型、贝叶斯网络模型等。这些模型都在不同程度上提高了检索系统的效率和质量。

三、医疗信息检索现状

（1）医疗文本信息检索

由于传统医疗信息检索大多只是基于关键字来对全文进行机械式匹配，得到的检索结果一般缺乏针对性且冗余信息过多。近些年大量研究者致力于实现信息检索系统从简单语法匹配到语义理解的转变，进而让系统真正意义上理解医疗工作者以及普通用户的查询需求，显著提升医疗信息检索结果的全面性以及准确性。

医疗大数据专业性较强同时复杂度较高，所以医疗信息检索系统在医疗数据文档语义分析上的需求标准也更高。现阶段的大量研究发现，医疗本体凭借自身在语义理解分析上出色的概念表达能力与逻辑分析能力，在医疗信息检索系统中能够实现从基于关键词匹配到基于语义匹配的模式转变，从而深入理解查询内容与医疗数据的语义差异。

本体的概念起源于古希腊的哲学范畴，在如今高速发展的信息时代，本体有了新的内涵。德国学者 Studer 将本体定义为共享概念模型的明确的形式化规范说明。该定义指出了本体的四个特点：第一是共享性，指的是本体一般描述的是领域内公认的知识或术语；第二是概念化，指本体一般将客观世界中的各种事物抽象成概念模型；第三是明确性，表示本体中所有的领域术语都有明确且可循的定义；第四是形式化，指出本体是计算机可处理的。

由于相关研究部门并未就本体的分类标准进行统一，现阶段常用的是由 Guarino 提出的分类准则。他根据领域依赖程度的不同将本体划为四类：顶层本体、领域本体、任务本体及应用本体。顶层本体描述最具普遍性的概念及其之间的关系，典型的例子如时间、事件等，描述的概念与实际应用、特定领域无关，所以可以实现最大限度信息共享；领域本体顾名思义就是描述特定领域范围内的概念及其关系性质，如医疗本体就是非常具有代表性的领域本体；任务本体则是描述某具体事件中的概念及其性质关系；应用本体相对来说比较特殊，它描述基于领域本体和任务本体构建的某些特定应用的概念及其内在的关系。

一般使用本体构建检索系统主要分为四步，如图 3-6 所示。

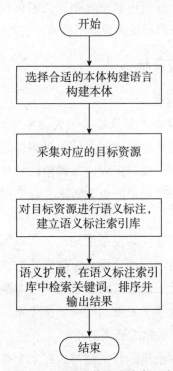

图 3-6　使用本体构建检索系统

首先，在对自身系统需求进行评估后选择最合适的本体构建语言，并根据相关词表或专家帮助进行本体构建。就医疗领域而言，应用较为广泛的词表有疾病本体（Disease Ontology）、医学主题词表（MeSH）等，这些本体一般都作为语义源来描述医疗数据中的概念及其之间的关系和性质。

其次，基于构建好的本体采集对应的目标资源，如相关的 PDF（便携式文档格式）文件、HTML（超文本标记语言）文件等资源。

再次，对收集好的目标资源进行语义标注，并建立语义标注索引库来进一步提高检索的速度。

最后，利用本体以及规则库对用户的输入内容进行适当语义扩展，并遍历上一步的语义标注索引库查找该语义扩展，根据相应的排序算法将结果资源进行输出。

相对基于关键词匹配的医疗信息检索，基于语义分析的医疗信息检索在质量和效率上都向前跨了一大步，本体是语义分析检索系统的基础。医疗本体能够将疾病、症状、药品、医生等信息资源以语义为基准进行组织和集成，因此具有非常可观的理解、分析以及扩展能力，从而在信息检索领域被广泛应用。

（2）医疗图像检索

除了对医疗大数据中文本信息进行检索，医疗图像检索（MIR）也是一个重要的研究方向。医疗图像检索技术经历了基于文本的医疗图像检索（TBMIR）、基于内容的医疗图像检索（CBMIR）及基于语义的医疗图像检索（SBMIR）三大阶段。

TBMIR 作为第一代医疗图像检索技术，主要是通过人工标注医疗图像的信息并使用文字匹配来进行检索，如用文本注释出图像的主体、形态以及疾病具体情况，因此文本信息检索技术方法同样可以应用于此。典型的 TBMIR 系统有 Yale Image Finder、BioText 以及 ARRS GoldMiner 等。但由于人工标注耗时耗力，同时文本注释需要一定的专业水平，其已经不适用于具有海量医学图像数据的医疗领域了。

目前广泛应用于医疗领域的检索技术是 CBMIR，图 3-7 为 CBMIR 技术框架。CBMIR 首先对医学图像进行预处理及底层视觉特征提取，以此创建医疗图像特征库；然后对检索图像进行相同处理，再将检索图像特征与医疗图像特征库比对；最后按相似度大小将结果降序输出。下面针对 CBMIR 中使用的相关技术进行介绍。

1）图像特征提取算法

图像的全局特征一般包括颜色、形状以及纹理等，但由于医疗图像不同于其他领域的图像，高相似性是其典型特点，一般来说，CBMIR 很少提取图像的颜色特征，而是对图像的纹理以及形状等特征提取较多。

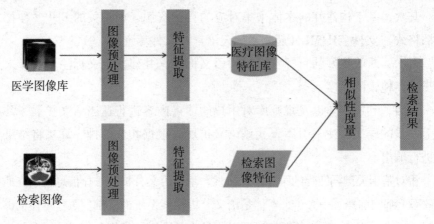

图 3 – 7 CBMIR 技术框架

提取纹理特征指的是分析图像像素点的空间分布情况，以此得到图像像素点集的灰度关系以及空间排列的规则。灰度共生矩阵（GLCM）于 1973 年提出，它通过灰度空间中像素距离以及方向上的差异关系来生成用于描述纹理分布的二次统计量，一般常用均值、ASM 能量、对比度等来对纹理特征进行提取。能量的变化在一定程度上表现了图像纹理以及灰度的分布情况，能量值越小，则表明该矩阵中全部取值都比较相近，相应纹理也更细致；反之则表示矩阵元素值差异大，纹理粗糙。ASM 能量计算公式为：

$$ASM = \sum_{i=1}^{L} \sum_{j=1}^{L} P(i,j)^2$$

对比度反映了图像纹理的深浅及清晰度。对比度越大，表明亮度值变换越快，即纹理越深，图像越清晰；反之同理。对比度计算公式为：

$$Con = \sum_{n=1}^{L} n^2 \sum_{i=1}^{L} \sum_{j=1}^{L} P(i,j)$$

形状特征提取是指利用图像分割和边缘检测等算法将图像中目标区域提取出来。形状特征一般包括对边界和区域的描述，常见的提取算法有 Robert 算法、Sobel 算法、Hu 不变矩等。其中 Sobel 算法主要是通过图像各个方向的权重来确定图像中边缘的定位，求出的梯度越大表明此处是边缘的可能性越大，表达式为：

$$S = \sqrt{S_x^2 + S_y^2}$$

式中 S_x 为图像每一个像素点水平方向的梯度。S_y 为图像每一个像素点垂直方向的梯度。它们的计算公式分别如下：

$$S_x = \left[f(x-1, y-1) + 2f(x, y-1) + f(x+1, y-1) \right] -$$
$$\left[f(x-1, y+1) + 2f(x, y+1) + f(x+1, y+1) \right]$$
$$S_y = \left[f(x+1, y-1) + 2f(x+1, y) + f(x+1, y+1) \right] -$$
$$\left[f(x-1, y-1) + 2f(x-1, y) + f(x-1, y+1) \right]$$

局部特征相较于全局特征更具有代表性及区别性，常用于医疗图像局部特征提取的算法有尺度不变特征变换（SIFT）、局部二值模式（LBP）。SIFT是一种在尺度空间内进行图像缩放、旋转及仿射变换等都能保持不变性的局部特征描述算子，结合词袋（BoW）可对 SIFT 中的描述符进行量化或者建模。SIFT 在医疗领域应用较为普遍，Mizotin M 等提出了一种用于诊疗阿尔茨海默病的脑磁共振图像的检索算法，该算法就是将 SIFT 和视觉词袋（BoVW）进行结合。LBP 是一种反映图像局部纹理特征的算子，由于具有灰度、旋转不变性等优点，常用于医学图像特征提取，Bharathi P 等就提取医疗图像中的 LBP 直方傅里叶特征来实现查询和检索。最初的 LBP 描述算子计算过程如图 3 - 8 所示：特征窗口大小为 3×3，将中心点的像素作为阈值；相邻 8 个点的灰度值若大于阈值，则置为 1，否则置为 0；再以顺时针方向对二进制值加权求和，最终可得该区域的 LBP 编码值，也就是提取的纹理特征。

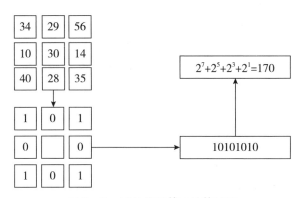

图 3 - 8　LBP 描述算子计算过程

2）医学图像相似性度量算法

相似性的计算在医学图像检索中占有非常重要的地位，距离度量、关联系数计算以及相关计算一般都可用于图像检索领域，其中 CBMIR 最常使用距离度量来测量不同影像特征向量之间的距离，距离越小则表示两者的差异越小。典型的距离度量算法有以下三种。

第一，欧式距离。欧式距离是最常用的距离度量法，它计算的是向量空间中两个特征点的实际距离。n 维空间中 a, b 两点的欧式距离计算公式如下：

$$D = \sqrt{\sum_{i=1}^{n} (a_i - b_i)^2}$$

第二，余弦相似度。余弦相似度是通过两个向量间夹角的余弦值来表示两者的相似度，取值范围为 $[-1, 1]$。若在 n 维空间中，有向量 $\boldsymbol{A} = (a_1, a_2, \cdots, a_n)$，向量 $\boldsymbol{B} = (b_1, b_2, \cdots, b_n)$，两者夹角为 θ，则余弦相似度定义为：

$$D = \cos\theta = \frac{\sum_{i=1}^{n} a_i \times b_i}{\sqrt{\sum_{i=1}^{n} a_i^2} \times \sqrt{\sum_{i=1}^{n} b_i^2}}$$

由公式可知，当余弦距离越大时，两个向量夹角越小，表明相似度也越高；反之，余弦距离越小，向量之间的差异度也就越高。

第三，曼哈顿距离。它是在欧几里得空间上对特定笛卡尔坐标的两点进行绝对距离叠加。n 维空间中 a, b 两点的曼哈顿距离定义为：

$$D = \sum_{i=1}^{n} |a_i - b_i|$$

SBMIR 是基于"语义鸿沟"问题而产生的，它将图像底层特征和高层语义抽取出来，以此创建相应的映射关系，或是通过不断反馈检索结果来实现目标图像检索。目前出现了不少的 SBMIR 系统，例如，Riadh Bouslimi 提出的多模态模型通过语义对医疗图像中视觉和文本专业术语之间的联系进行分析。但医疗领域语义信息复杂，高层语义到底层特征之间映射模型的建立具有较大的挑战。

3.3.2　医疗大数据挖掘

一、数据挖掘的概念

数据挖掘是指从海量的、随机的、存有噪声的数据中提取出隐含的、潜在有用的并且最终可被理解的知识及信息的过程。挖掘到的信息可以使用概念、规则及模式等形式来表示，进而用来指导实际应用决策。数据挖掘是对大数据内容进行内在规律总结，是高层次的信息分析过程，而不是简单使用数据库查询语言进行搜索。数据挖掘涉及数据库、统计学、计算机等相关技术，近年来，数据挖掘技术不断成熟，广泛应用于医疗、银行以及科学研究等领域。

二、医疗大数据挖掘流程

数据挖掘一般可以分为四个步骤，医疗大数据挖掘也不例外：首先确定问题定义，其次进行数据准备，接着执行数据挖掘，最后对挖掘结果进行评估分析，如图3-9所示。

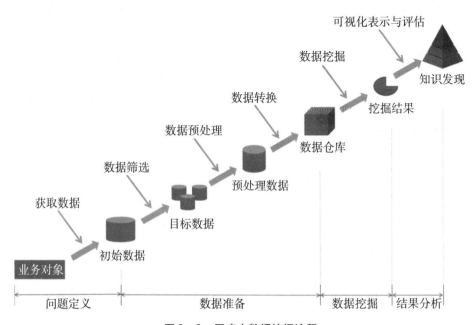

图3-9　医疗大数据挖掘流程

（1）问题定义

在进行数据挖掘之前，首先需要明确业务对象，即确定好大数据的来源以及要实现的知识需求。就医疗领域而言，例如，心脏病的相关研究者希望通过对关于心脏病各类数据集的挖掘，得到引发心脏病的各个因素以及是否患病的判断标准的相关信息，以此提高病情诊断的准确性和时效性。

（2）数据准备

在得到业务领域最原始的大数据后，必须进行一定的准备工作才能对数据进行挖掘。原始大数据由于受到采集范围广、数据类型多样等多个因素的影响，不可避免会出现大量的噪声、冗余或者不完整的数据，所以相应的数据准备工作主要有三步：数据筛选、数据预处理以及数据转换。数据筛选指的是根据业务需求及目标在原始数据中选择具有核心应用价值的代表性数据；数据预处理主要是实现数据清洗与数据整合，在对筛选后的数据进行合法性、准确性以及完整性等标准的评价后，需要对遗漏值、离群值数据进行一定程度修正乃至清除，以此提高数据的质量，再根据属性进行整合；数据转换也称特征工程，是对已完成预处理的数据进行缩放、聚集或是分解操作，使得其符合所选择的数据挖掘分析模型的要求。整个数据准备工作是比较复杂、烦琐的，其时间一般也会占数据挖掘整个处理流程用时的50%甚至更多。

（3）数据挖掘

数据挖掘是使用挖掘算法对处理好的数据进行集成处理分析，并由此得到目标知识，也就是问题建模的过程。常用的数据挖掘算法有关联分析算法，如关联规则挖掘；K均值聚类也是比较常用的挖掘算法；另外有基于决策树的分类预测、支持向量机等算法，它们更常用于预测性模型中。

（4）结果分析

数据挖掘的最后一个步骤就是对模型输出知识的可视化表示与评估。知识应用于实际的效果需要进行记录并反馈给模型，以此调整模型的相关参数达到更优、更具有价值的知识输出，从而更好地服务于实际应用。

三、医疗大数据挖掘算法

在任何领域内，数据挖掘的核心都是算法设计与实现，医疗数据的挖掘对算法又有效率及鲁棒性、产出知识可靠性及准确性等要求。常见数据挖掘算法如图3–10所示，下面着重介绍现阶段常用于医疗领域的数据挖掘算法。

（1）关联分析

关联分析一般指关联规则挖掘以及其高级拓展——序列模式挖掘。

关联规则是描述数据库中多个数据项之间潜藏相互关系的准则，它的核心就是利用频繁项集理论递推方法来发现医疗大数据中符合指定阈值的最小支持度和最小置信度的所有关联规则，从而得到医疗大数据之间潜在的联系。关联规则中的支持度、置信度以及项集都是算法实现的核心要点。一般将两个项集 A、B 同时出现的概率定义为支持度（S），将在其中一个项集 A 出现的条件下另一个项集 B 出现的概率定义为置信度（C），其数学表达式如下：

$$S(A \Rightarrow B) = P(A \cap B)$$

$$C(A \Rightarrow B) = P(B \mid A)$$

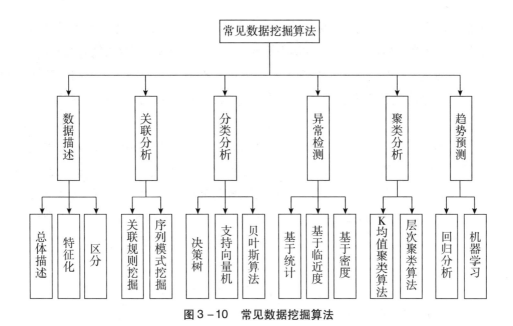

图 3-10　常见数据挖掘算法

　　根据实际应用设置支持度和置信度的最小阈值，就能得到最小支持度和最小置信度，强规则的判定标准为同时满足最小支持度和最小置信度。关联规则挖掘的代表算法有 FP-Growth、Apriori 等。

　　Apriori 算法是经典的关联规则挖掘算法，该算法广泛应用于研究各类疾病发病的相关因素以及疾病关联中。该算法的核心思想就是通过最小支持度找出数据集中最优的频繁项集，再据此和最小置信度阈值得出强关联的规则。Apriori 算法的实现一般包括三个步骤。

　　步骤1：通过连接找到最大的频繁项集 L_k。首先在数据集 T 中根据项集出现频数得到候选集合 C_1，并从中找出不小于最小支持度阈值的项，构成频繁1-项集 L_1；其次将 L_1 进行自连接得到包含 2 项的候选集合 C_2，同理将不满足最小支持度的数据项剔除，得到频繁2-项集 L_2；继续按此规律循环，得到最大的频繁 k-项集。

　　步骤2：在连接的过程中进行剪枝，基于"非频繁项集的超集也是非频繁的"这一原理，可以在得到候选集合 C_k 之前删减非频繁项集，以减小搜索复杂度。

　　步骤3：结合最大频繁项集和最小置信度的阈值得到强关联规则。

　　基于医疗卫生行业的特殊性，医疗大数据的关联性非常强，合理利用关联分析挖掘技术实现对数据的综合分析处理，不但能提高疾病诊断的精准性和可靠性，也能推动如并发症、疾病诱因等具有因果关系的医疗研究领域的发展。

序列模式挖掘不同于关联规则挖掘只将数据项的出现频率作为相关度评价指标，它还考虑了数据项之间的顺序，以此弥补关联规则挖掘不能处理和顺序具有强关联的大数据的不足，如转诊模式数据挖掘。序列模式挖掘代表算法有 FreeSpan、PrefixSpan。前者的思想为基于挖掘得到的频繁序列集将数据库投影到一系列更小的数据库上，并在此增长子序列；后者是对前者算法进行改进优化，即对每个投影数据库只进行局部序列检查。Zubi 等人通过关联规则挖掘和神经网络算法实现了对肺癌的检测以及分类；曹锦梅等人利用关联规则挖掘出了不同年龄、性别糖尿病人表现症状和使用药物之间的联系。

（2）分类分析

分类是按照指定区分标准的不同将数据库中的数据项划分为不同类，从而实现数据对象到类别的映射，完成对新数据对象的分类，这为医疗行业的预测性模型构建提供了一定的技术基础。分类分析一般包括决策树、支持向量机、贝叶斯算法等。其中决策树处理数据的流程更贴近于医生的思维方式，同时它能够有效分析高维的医疗大数据，所以在医疗领域应用非常广泛。目前，决策树常用于疾病诱因识别、慢性疾病研究、辅助临床诊断等方面。对医疗生理信号的分类在近些年也得到了飞速发展，通过大量数据集训练得到表现正常以及非正常的生理信号模型，从而为医学诊断提供辅助，如动态心电领域内的异常波形检测。分类分析进一步提高了智能医疗诊断的水平，也为临床治疗提供了更大的便利。

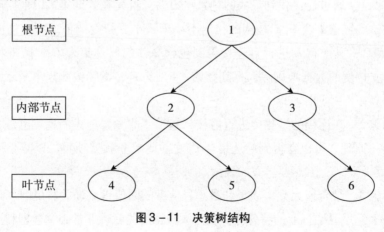

图 3-11　决策树结构

决策树是用于分类或者预测的有监督学习算法，它利用树形结构来得出最终的决策结果。其结构如图 3 – 11 所示，一般包括一个根节点、若干内部节点及叶节点，根节点表示所有训练样本，内部节点表示样本集的一个特征或属行，叶节点即为分类结果，纯度最高。决策树自上向下的构造过程可分为两步：其一为构造树，通过递归使用属性测试将所有训练样本都进行拆分，直到符合停止条件；其二为修剪树，为减少生成树的过拟合情况，一般会裁剪掉冗余的分支或叶节点。由构造过程可知，内部节点的选取对决策树起到了关键性的作用，因为内部节点的属性值决定了训练样本"分裂"的方向，也就是最终的子数据集合。决策树在医疗数据挖掘中应用十分广泛，Oh 等人采用决策树并结合患者的问卷情况实现了患者就医时机以及诊疗方案的确定；Sharma 等人将决策树的多种模型应用于对口腔癌病人存活率的预测，并进行了效果的比较。

ID3 算法是决策树的一种，图 3 – 12 为 ID3 算法执行流程。ID3 算法对于每个节点都采取贪心策略，即选定当前训练样本中最优的分类属性作为当前的测试属性，并且该属性未被之前节点使用过。这种最优的属性评判标准就是信息增益，信息增益越高则表示该测试属性能够使得分类精度更高。对于属性 A 的信息增益定义为：

$$Gain(S,A) = Ent(S) - \sum_{v=1}^{V} \frac{|S_v|}{|S|} Ent(S_v)$$

式中 S 为当前样本集合；V 表示属性 A 的所有可能取值个数；$|S|$ 为样本集合的大小；$|S_v|$ 为分支节点中符合属性 A 的第 v 个取值条件的样本数；$|S_v|/|S|$ 为分配的节点权重值；$Ent(S)$ 为集合 S 的信息熵，定义如下：

$$Ent(S) = -\sum_{i=1}^{n} p_i \log_2 p_i$$

其中，p_i 为第 i 种类别样本数占当前集合 S 所有样本数的比例。

（3）聚类分析

聚类分析基于数据的相似性与差异性来进行类别划分，核心处理方式是使类内数据相似性大而类与类之间差异性大，代表算法有 K 均值聚类算法、层次聚类算法等。与分类分析相似，聚类分析同样能实现医疗大数据的分类，而且它不仅能挖掘出差异性较大的病症，也能挖掘出具有相似性的病症，这就使得聚类分析算法能够更细微区分出病种。例如，通过对人体的疼痛反应数据的聚类分析，可以挖掘出疼痛的不同诱因，即区分压力性疼痛、热性疼

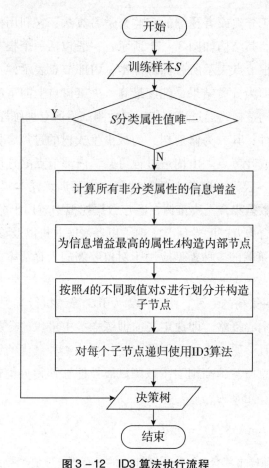

图 3-12　ID3 算法执行流程

痛以及缺血性疼痛。但和分类分析算法又有所不同，聚类分析算法是无监督的学习过程，即进行挖掘处理的数据不存在类别标记，只根据数据距离或相似度在学习过程中自动调整分组结果。聚类分类算法在生理信号分类分析、医疗费用分析等领域得到普遍应用，但聚类分类算法处理高维数据以及噪声的能力相对有限，所以聚类分类算法如何有效处理数据中的噪声和离群点仍有待研究。

医疗数据挖掘中最常使用的聚类算法是 K 均值聚类算法，其思想为通过不断更新各个类的中心使得所有样本到对应类的距离平方和最小。这里假设样本集合为 $S = \{s_1, s_2, \ldots, s_n\}$，设定需要划分簇的个数为 k，最终聚类结果是 $C = \{C_1, C_2, \ldots, C_k\}$，则 K 均值聚类算法的优化目标就是使得距离平方和 E 达到最小值。E 的数学表达式为：

$$E = \sum_{i=1}^{k} \sum_{s \in C_i} \| s - m_i \|_2^2$$

式中 $m_i = \dfrac{1}{|C_i|} \sum_{s \in C_i} s$，为 C_i 的质心。K 均值聚类算法中，一般都采用贪婪策略将样本归类于离其最近的簇中，具体实施步骤如下。

步骤 1：随机选择 k 个簇，并分别计算这些簇的质心。

步骤 2：根据选定的距离度量算法将样本分别划入离其最近的簇中。

步骤 3：计算每个簇中样本的均值向量，更新簇质心。

步骤 4：检查簇质心是否改变。

步骤 5：若未改变，算法结束；若改变了，重复步骤 2 ~ 4，直到簇质心不再改变。

（4）趋势预测

此处主要介绍趋势预测中的回归分析。回归分析主要是通过对数据库中各自变量与因变量密切程度的描述来实现模型预测以及分析，一般可分为非线性、简单线性及多元线性回归等，是典型的监督学习算法。回归分析在处理诸如医疗领域内的多因素模型时，会更加简单和方便，所以医疗领域应用回归分析进行数据挖掘比较常见。例如，张晔等人通过 Logistic 回归发现特征向量能显著提高急性胰腺炎预测模型的准确度；针对医院信息风险的管理，樊震林等人利用回归分析来挖掘医疗风险和多个因素的关系，从而利用模型判断基于特定因素下风险发生的概率。

简单线性回归用于描述单变量的线性模型，其数学表达式为：

$$y = \omega x + b$$

式中 ω 为斜率，b 为截距。而在大数据挖掘过程中，因变量一般会受到多个自变量的影响，即引申出了多元线性回归，其模型表达式为：

$$y = \omega_1 x_1 + \omega_2 x_2 + \cdots + \omega_n x_n + b$$

多元线性回归描述了具有 n 维空间的自变量的一个超平面。对于具有 n 个样本数据，且自变量拥有 m 个特征值的数据集合，则可用大小为 $n \times m$ 的矩阵来表示自变量，矩阵的行表示样本编号，列表示特征值编号，x_{ij} 表示第 i 个样本的第 j 个特征值。模型具体可表示为：

$$y = \omega X + b$$

$$其中：y = \begin{bmatrix} y_1 \\ y_2 \\ \vdots \\ y_n \end{bmatrix}, X = \begin{bmatrix} x_{11} & \cdots & x_{1m} \\ \vdots & & \vdots \\ x_{n1} & \cdots & x_{nm} \end{bmatrix}, \omega = \begin{bmatrix} \omega_1 \\ \omega_2 \\ \vdots \\ \omega_m \end{bmatrix}, b = \begin{bmatrix} b_1 \\ b_2 \\ \vdots \\ b_n \end{bmatrix}。线性回归中$$

一般采用最小二乘法来估计 ω 和 b 的值，最小二乘法通过将误差平方和 J 最小化来求得模型中的最优参数值，若忽略偏置项 b，J 的数学表达式为：

$$J = \sum_{i=1}^{n} (y_i - \omega X_i)^2$$

随着大数据时代的到来，医疗大数据在日益庞大的同时正走向管理规范化。利用并优化数据挖掘技术来提取医疗大数据中隐含的价值信息，以此指导科学医疗决策，是当今医疗信息化发展的重要方向。

3.4 医疗大数据的发展及应用

早在 1970 年，哈佛大学的研究小组在资源三角形的论述中就提到，物质、能量以及信息是推动社会发展的三种基本资源。在如今这样一个大数据迅猛增长的时代，利用大规模、多样性的信息为现代社会创造具有更大价值的服务已经变成了重要的发展方向，医疗大数据同样不例外。医疗大数据的发展及应用将加快整个医疗服务模式的蜕变，这对我国经济、科技、人民生活等多个方面都有积极而又深远的影响。

3.4.1 医疗大数据发展现状

利用医疗大数据推动医疗产业信息化发展正成为全球范围的一大趋势，多国致力于对医疗大数据进行数据挖掘与分析，以获得更多潜在的、对人类有益的信息，从而提升人类医疗服务综合水平与质量。

美国在医疗大数据标准的制定、安全隐私的管理以及医疗服务体系的构建方面比较成熟，积极推动医疗大数据开放共享的进程，旨在达到随时随地都可访问电子医疗数据、使用率和安全性稳步上升的目标，使人们可以利用获取的信息进行自主健康管理，进一步提高生活健康质量。与此同时，美国的各个大数据商业公司逐步建设医疗大数据信息化产业。国际商业机器公司

（IBM）专门为医疗保险公司开发的医疗防欺诈和滥用管理系统（FAMS）能有效识别欺保骗保行为，进而防止大量经济损失；SAS 软件研究所提供的 JMP 医疗数据挖掘服务推动了医疗大数据分析的发展。

在第二次世界大战之后，英国国家医疗服务体系（NHS）建立，它涵盖了病人的疾病与健康数据，是一个全面而又庞大的系统，为英国的医学研究提供了有力的支撑。2013 年 6 月，英国宣布将开始部署世界上最大的癌症患者数据库，通过对数据库中数据的集成与分析来推动各类癌症诊疗方法的更新和优化。

相对于部分发达国家，我国对医疗大数据的研究起步较晚。2016 年发布的《国务院办公厅关于促进和规范健康医疗大数据应用发展的指导意见》（国办发〔2016〕47 号）把健康医疗大数据确立为国家重要的基础性战略资源。自文件下发以来，我国显著增强了对医疗大数据的发展投入：精准医学研究也列入了国家重点研发计划，初步确立了疾病诊治方案的精准研究、精准医疗大数据平台的建设及推动数据的开放共享、临床医学技术研究三大主要任务，为我国的医疗大数据发展指明了方向。

3.4.2　医疗大数据的应用

医疗大数据的高速发展为医疗卫生行业新型服务模式建成以及医学科研提供了有力支持，基于市场需求导向和不同主体的医疗大数据主要应用如图 3 - 13 所示。

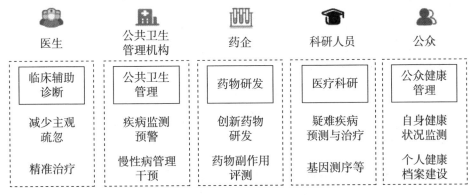

图 3 - 13　医疗大数据主要应用

一、临床辅助诊断中的应用

传统的医学诊断手段一般是医生以病人的表现症状及各类检验结果为基础，再依据自身积累的经验进行病情的判断以及治疗方案的制订，这样的方式在一定程度上具有主观性和局限性，医疗大数据则可以为临床诊断提供有效辅助。海量的医疗大数据涵盖了各种类别的病理数据，利用大数据分析技术深度挖掘患者病历以及各种典型有效的治疗方案数据，以此得到各类疾病临床治疗过程模型，医生依据模型进行疾病识别与诊断，能够为患者制订出更科学、更有针对性的治疗方案，这不仅可以减少医生主观疏忽，更能提高整个医疗系统的服务效率与质量，精准治疗。例如，欧洲人脑项目主要是采集大量医疗机构产生的神经影像进行训练，从而对人脑的功能与结构进行模拟，实现对临床脑科疾病诊断的辅助。应用医疗大数据进行辅助临床诊断不但能促进个性化精准治疗的发展，更能推动以经验医疗为主的传统医疗服务模式向以精准医疗为主的现代化医疗服务模式的转变。

二、公共卫生管理中的应用

医疗大数据的应用显著扩大了传统公共卫生管理的范围，基于医疗大数据的公共卫生管理能够实现疾病监测预警、慢性病管理干预等医疗卫生建设。通过对公共卫生大数据的挖掘分析，人们可以得到疾病症状以及蔓延趋势的信息，从而实现对于流行病的全面防控与响应，提高疾病的监测预警水平。例如，基于分子流行病学方法创建的疾病风险预测模型能实现更大范围、更精准的疾病预测。慢性非传染性疾病已经成了公共卫生管理中的重点，由于其病因隐匿而又复杂，其医疗诊治手段具有一定的局限性。典型的慢性非传染性病有糖尿病、心脑血管疾病、慢性呼吸系统疾病等。欧盟委员会设立的"欧洲健康和积极老龄化创新伙伴关系"基于海量的医疗大数据为慢性病患者提供个性化治疗与护理服务。同时，利用现代各个大数据平台能更便利地进行疾病防治宣传工作，从而使得疫情防控相关基本常识更容易普及，提高公众的疾病预防意识。

三、药物研发中的应用

医疗大数据在药物研发领域发挥着重要的引导作用。在药物研发之前，通过对患者体征数据、病情描述以及个人兴趣爱好等医疗大数据的挖掘分析，可以在保证药物疗效的同时对配方进行创新，以研发出更适合患者的药物；在药物研发之后，可利用相关医疗机构、售药平台等药物售出的数据进行统计分析，得出药物需求量，从而调整最优的药物产出比，避免资源浪费。医疗大数据在药物副作用研究上也扮演了举足轻重的角色。在临床用药的过程中，患者不可避免地会对某些药物产生不良反应，若不对药物的不良反应进行研究改进，可能会使患者生命受到威胁。医疗大数据能够弥补传统临床试验法样本量小的不足，对服用药物后的大量患者反应记录数据进行挖掘分析，可对药物的副作用进行全面评测，医生也可利用得出的评测数据来确定不同患者的最优药物品种以及药物服用的剂量、时间等条件，其对配药方案改进、提高用药安全等方面都具有巨大的指导意义。

四、医疗科研中的应用

传统医疗模式下的科学研究在提出问题、获取数据集、数据预处理、实验验证及结果分析一系列的环节上都需耗费大量人力物力，使得科研成果产出效率不高。而在大数据技术飞速发展的今天，基于医疗大数据的医疗科研工作正步入正轨，大量专业研究所以及商业公司等都积极参与到医疗大数据的科研应用与建设中。基于医疗大数据的科研工作主要是疑难疾病预测与治疗、重大疾病易感基因研究、临床试验数据集成分析以及基因测序。基因测序可实现对个人病变基因的提前锁定，医疗大数据的出现则为基因测序相关科研工作提供了大量的数据基础，使得基因测序离成功又近了一大步。医疗大数据为医疗科研提供了有力支撑，促使医疗科研从假说驱动转变为数据驱动，同时为医学技术创新与优化创造了巨大的机会。

五、公众健康管理中的应用

随着现代各种智能穿戴设备的不断涌现与更新，个人的全生命周期健康信息可以得到记录以及有效管理。用户利用获取的个人健康信息，如血压值、体温值等可以实时监测自身的健康状况，及时发现身体健康问题并进行诊治。另外，智能穿戴设备能引导用户养成良好的生活习惯，例如，当用户久坐时及时提醒用户走动休息，当孕妇体征数据异常时提醒其前往医院进行相关指标检查。将大数据技术应用在个人健康数据中，能更快推动个人健康档案的建设，医疗工作者根据患者的个人健康档案就能了解患者生活习惯，分析出患病病因，从而为患者制订个性化诊疗方案。这种个性化医疗服务模式将健康管理、疾病预防与诊治集为一体，是未来医疗服务发展的新方向与新目标。尽管在一定程度上，可穿戴设备采集的健康大数据缺乏医疗机构产出数据的精确性，但从其应用范围及价值来看，这些数据能够为用户提供生活习惯上的指导，也能在医生为患者的诊断过程中起到参考作用。

对医疗大数据进行分析得到的信息对用户而言，帮助对自身健康状况进行监测；对医疗机构而言，是医疗行业实现信息化发展、科学化管理的基础；对科研团队而言，则是实现药物研发、疑难疾病诊治以及疫情监测与防控重要的数据集。大力合理利用医疗大数据，是现代医学发展的新趋势。

3.5　技术发展趋势和面临的挑战

3.5.1　医疗大数据技术发展趋势

在当代医疗大数据积极发展态势下，医疗卫生行业的"互联网＋"医疗新型服务模式开始壮大，图3-14为"互联网＋"医疗新型服务模式的基本架构。在该模式中，医院、医生、患者等各大主体都与基于服务产生的数据进行了连接，大量可穿戴设备对公众体征数据的采集在一定意义上真正实现了用户与移动医疗连接，从而使得用户能更便捷获取具有个人特色的医疗服务。该模式促进了医疗产业信息化发展进程，提升了公众进行医疗服务的体验。而医疗大数据的高速发展也得益于大数据采集、存储以及分析技术的日渐成熟。

一、政策驱动

2015年，国务院印发《促进大数据发展行动纲要》，其明确提出在健康医疗等领域开展大数据应用示范，构建医疗健康管理和服务大数据应用体系。优化形成规范、共享、互信的诊疗流程。鼓励和规范有关企事业单位开展医疗健康大数据创新应用研究，构建综合健康服务应用。

2016年10月，《"健康中国2030"规划纲要》发布。该文件指明了建设健康中国的战略主题——"共建共享、全民健康"。同年，为加大推动医疗大

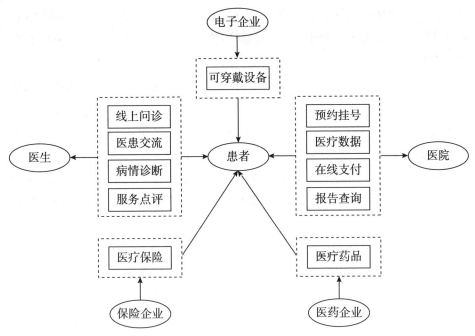

图 3-14　"互联网 +"医疗新型服务模式的基本架构

数据发展的力度，福建省、江苏省及福州、厦门、南京、常州被定为健康医疗大数据中心与产业园建设国家试点工程第一批试点省市。总而言之，试点工程的启动为医疗卫生行业的发展注入了新的动能。

2017 年，《"十三五"全国人口健康信息化发展规划》提出了三大主要任务。首先是夯实人口健康信息化和健康医疗大数据基础，包括有序推动人口健康信息基础资源大数据开放共享；其次是深化人口健康信息化和健康医疗大数据应用，包括推进健康医疗大数据临床和科研应用；最后是创新人口健康信息化和健康医疗大数据发展，包括培育健康医疗大数据发展新业态，构建"互联网 + 健康医疗"服务新模式。

《互联网诊疗管理办法（试行）》等文件都体现了我国对于医疗大数据建设的积极态度和统筹规划。

二、技术发展趋势

（1）实现"数据"到"价值"的转换

最大限度利用大数据分析技术，从巨量医疗数据中挖掘出具有价值的信息，进而实现从"数据"到"价值"的有效转换，是未来重要的发展主题。医疗大数据来源于人类的生产生活，同时作用于人类的生产生活，从社会发展的角度来看，它关乎全人类的福祉。医疗大数据通过医学实践最终服务于人类健康，这就是其不断发展的根本目的。如今的大数据分析技术在实现数据价值提取上具有巨大的发展潜力，例如在数据采集上，物联网各类传感设备都表现出不错的效果；在数据挖掘分析上，基于各类算法思想的技术层出不穷，能够更快速、高效地挖掘到数据的本真价值。笔者认为，未来的大数据分析技术必定是朝着不断创新改进的方向发展，基于数据分析技术的医疗大数据也会最大限度地表现出巨量数据的价值，从而进一步推动医学应用和研究领域快速发展。

（2）提高数据可视化程度

医疗大数据除了有电子病历一类的文本数据，还有大量的如身体体征检测影像、疾病防治宣传视频等图像视频数据。现阶段，医疗行业得到检验影像结果的速度仍然不够快，同时图像和视频的分辨率也有待进一步提高。医疗数据的准确性不仅关乎患者的生命健康，也影响到医疗制药等科研工作的开展，所以提高医疗大数据可视化程度是未来众多发展目标之一。将数字图像处理技术应用于医疗大数据中，提高信息图像的清晰度，将图像包含的更多细节都更为全面、清楚表现出来，这对辅助医生进行疾病诊断、促进医疗卫生行业科学研究都具有重大意义。此外，越来越多的医疗卫生服务对实时性提出了更高的要求，因此，数据处理和传输的及时性、实时性也是必须关注的重点，这方面的提升不仅可以进一步促进医疗大数据的传播共享，更能让相关机构及时通过处理结果获取到疾病发展情况，结合患者身体状况采取干预措施，提高对疾病的风险预测能力。

（3）推动精准医疗

精准医疗亦称个性化医疗，是指利用现代信息技术获取基因组以及蛋白质组等数据，在基于患者生活方式以及环境的前提下，实现对疾病精准分类与临床诊断，并最终制订个性化的预防诊治方案。医疗大数据是精准医疗发展的基础，利用大数据分析技术对数据整合挖掘，从而将得出的信息用于建立疾病分析预测模型，实现对患者个性化治疗方案与生活方式的推荐，这对整个医学进步都具有重大意义。图 3 – 15 为精准医疗发展过程，现阶段循证医学的医疗模式依然存在一定的问题，例如个体症状数据与群体症状数据差异性较大会导致比对定位工作复杂，复杂疾病表现多样也会导致分类模型建立困难等棘手问题，所以基于医疗大数据分析的精准医疗在未来会成为新一代研究与发展热点。精准医疗的价值主要体现在预防、诊断、预后三个方面：在预防上，对基因组大数据的研究能够帮助预防各类遗传性疾病以及易感疾病；在诊断上，基于公共数据，将患者体征数据和疾病信息结合分析，可以得到针对个人的精准诊治策略，从而实现疾病诊治模式从对症到对因的转换；在预后上，个人遗传信息能表现一定的积极作用，未来通过整合基因、临床记录等数据，能更精准、更科学实现预后护理。

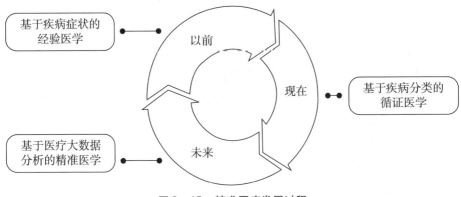

图 3 - 15 精准医疗发展过程

（4）促进数据安全与隐私保护

由于医疗行业的特殊性，医疗大数据涉及人们大量的个人健康信息等敏感信息，所以医疗大数据安全与隐私保护技术发展格外重要。目前，在数据采集、存储、共享以及分析阶段都有不同的隐私保护技术，如图 3 - 16 所示。在数据采集阶段，患者的各类敏感信息被采集，为最大限度保护用户隐私，同时达到数据可用的目的，一般使用数据匿名技术与差分隐私技术来降低数据泄露的风险；在数据存储阶段，云平台完成医疗大数据的存储后，这些数据仍然存在被其他平台偷窃的可能，数据加密技术以及数据审计技术被广泛应用在医疗大数据的机密性和完整性保护上，未来基于不同云类型的高效完整性验证策略是重要的发展方向；在数据共享阶段，来自不同平台的数据进行互联互通，不可避免会出现隐私泄露问题，通常使用访问控制技术来限制不同用户的数据访问权限，从而达到保护数据安全的目的；在数据分析阶段，大数据挖掘可能会将原来隐藏的个人敏感信息暴露出来，威胁到用户的隐私安全，如今机密计算技术、联邦学习技术等都开始运用在该阶段，旨在保护用户隐私的同时完成对医疗大数据的挖掘。

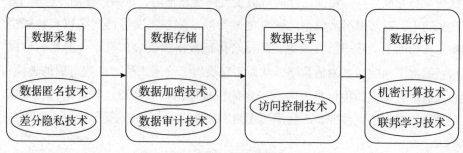

图 3-16 医疗大数据隐私保护技术

未来基于医疗大数据的保护主要围绕三个方面进行。其一，强化个人及相关机构的安全意识，从源头保护数据安全；其二，大力发展数据安全保护技术，例如区块链由于数据可靠、去中心化、保护隐私以及维护成本低，具有可观的发展前景；其三，国家加快相关法律法规建设，形成一套关于医疗大数据保护的系统性法规。

（5）打造智慧医疗服务模式

人工智能（AI）作为新一代的信息技术，结合医疗大数据、物联网技术等能够促使医疗卫生行业的服务模式和业务模式进行改变。将人工智能引入医疗领域，能够实现普通医疗服务模式分散处理一体化，即将院前预防、院内临床以及护理康复进行整合统一，开启崭新的智慧医疗服务模式。例如将医疗大数据与云计算相结合，在医疗大数据共享共通的基础上，患者可以轻松实现预约挂号、异地就诊以及医保结算等，这不但为医院节约了大量的资源，也为患者提供了更便捷和更高效的服务。智慧医疗的发展依赖于夯实基础与机构信息化建设，夯实基础指推动医疗大数据互联互通，使信息资源实现开放共享，同时加快实现居民全生命周期健康医疗数据库搭建；机构信息化建设则是通过现代的信息化技术，打造全程医疗信息化应用服务，推动线上线下同步化医疗服务的发展，同时促进并监督"互联网＋健康医疗"战略实施，推进分级诊疗的信息化建设，从而使得医疗资源获得合理分配。根据中国社科院相关的预测数据，我国医疗健康产业于 2030 年将达到 28.5 万～29.1 万亿元，其产业增加值占 GDP13％，由此可看出医疗健康相关产业的巨大发展活力和潜力，智慧医疗服务模式拥有长足的建设空间。

3.5.2 医疗大数据面临的挑战

医疗大数据飞速发展推动了传统医疗服务模式转型，同时对现代医疗诊治、生物制药等有重大的发展意义。我国已将健康医疗大数据列为重要的基础性战略资源，并通过相关政策进行引导推进。经过多年的发展积累，我国的医疗大数据基础已经比较牢固，但仍然面对挑战。正面应对挑战并全面加快信息化医疗应用体系建设，积极打造医疗服务行业的新常态是相关人员的奋斗目标。

一、数据整合困难

我国医疗大数据进行集成整合面临的挑战主要来自两方面。一方面，医疗卫生行业存在信息孤岛问题。我国人口众多，健康医疗产业体系相对复杂，由此产生的医疗大数据类型多种多样，涉及范围非常广，这些跨区域、跨领域的数据分布在不同机构或平台的数据池中，彼此缺乏一定联系，另外我国的信息管理平台体制不够完善，这些都使得医疗领域的信息孤岛问题普遍存在。另一方面，我国在数据整合标准的设定上发展相对滞后，仍然没有具体的关于医疗大数据整合的文件标准可以参考遵循，所以很难实现真正的医疗大数据集成融合，尽管相关部门机构已制定了多项关于医疗卫生信息标准的文件，但依然未能满足现代医疗大数据集成整合的需求。将各个机构平台中多样性、海量的医疗大数据按照一定标准进行集成整合，是大数据分析的基础，唯有如此，医疗大数据才能物尽其用，为人类健康贡献出最大的价值。

二、数据安全与隐私保护措施缺乏

在大数据信息时代，对数据进行整合、存储、共享以及分析的过程中，数据安全与用户隐私保护是两大关键问题，医疗大数据也不例外。医疗大数据的爆炸式增长、复杂的外部网络环境以及各类存储云平台的脆弱性增大了医疗大数据的安全隐患，若涉及用户个人基本信息、健康信息甚至基因信息等的医疗大数据泄露，将对用户生活产生严重影响。而医疗大数据由于价值含量高，成为重点的攻击目标。相关报道显示：美国由于受到钓鱼网站、勒索病毒等攻击，泄露了几十亿条隐私信息，造成了近 2 万亿美元的损失；亚马逊 S3 公开服务平台泄露的用户个人敏感信息量已达到 50G，开展医疗大数据的安全和隐私保护工作刻不容缓。我国在数据安全保护方面的政策和标准体系还不够健全，缺乏一定的针对性，另外，数据隐私保护相关技术还有待继续创新改进。

三、数据管理体制不健全

我国医疗大数据管理体制发展还处于初级阶段，在数据分类、数据管理、信息权属、主体权责等方面存在一定的不足。首先，我国缺乏医疗大数据分类指导的系统性文件与标准，医疗大数据由于来源和应用领域差异，涵盖了患者的健康信息、医疗机构活动信息以及医学科研信息等，数据分类对医疗大数据的发展研究具有一定的积极意义；其次，我国的医疗大数据管理体制还未形成统一的体系，在医疗大数据处理的整个流程，即采集、存储、共享、分析以及应用中，缺乏相应的管理机构进行干预协同；再次，我国医疗大数据的权属未有明确的设定，不同机构平台未实现对医疗大数据所有权、访问权、管理权、使用权等多种权限的界定限制；最后，缺少对拥有医疗数据的公民、医疗机构、政府以及相关企业等主体进行权责规范的标准文件，这对医疗大数据的长期管理以及后续处理带来了一定不便。

四、复合型人才短缺

医疗机构对人才要求较高，很多技术性工作都需要专业人员来处理。例如在挖掘分析医疗大数据时，需要既熟悉医疗行业业务流程又能够完成专业数学、业务建模的复合型人才。医疗机构的硬件设备信息化发展和医疗大数据的应用是相辅相成的，但我国目前的医疗硬件设备信息化水平不够高，HIT（医疗信息化）产业的效益不是很理想，难吸引到高素质的 IT（信息技术）人才。近年来，医疗卫生行业对高水平的综合人才的需求缺口非常大，人才的匮乏制约了医疗大数据的建设进程。目前信息科学高度发展，各国的竞争究其本质是科技与人才的竞争，在医疗卫生行业更是如此。只有越来越多的高素质、高水平复合型人才投身于医疗大数据的发展建设，才能更好利用医疗大数据，不断产出先进的医疗信息技术，推动医疗卫生行业高速发展。同时，国家应加大培养医疗卫生行业复合型人才的力度，优化人才培养模式，并制定相应的优惠政策，吸引更多的高素质人才加入医疗大数据的信息化建设。

参考文献

［1］申德荣，于戈，王习特，等．支持大数据管理的 NoSQL 系统研究综述［J］．软件学报，2013，24（8）．

［2］李昊，张敏，冯登国，等．大数据访问控制研究［J］．计算机学报，2017，40（1）

［3］马建光，姜巍．大数据的概念、特征及其应用［J］．国防科技，2013，34（2）．

［4］王俊皓．大数据技术的发展现状和未来趋势［J］．中国新通信，2020，22（21）．

［5］郭源生，吕晶，董永明，等．智慧医疗共性技术与模式创新［M］．北京：电子工业出版社，2020.

［6］宋扬，贾王平，韩珂，等．健康医疗大数据的应用及其挑战［J］．中国慢性病预防与控制，2021，29（3）．

［7］金磊．大数据医疗的发展现状及未来展望［J］．安徽科技，2017（11）．

［8］俞国培，包小源，黄新霆，等．医疗健康大数据的种类、性质及有关问题［J］．医学信息学杂志，2014，35（6）．

［9］孙爱婷，张海平．大数据技术在医疗领域应用的发展前景［J］．中国管理信息化，2017，20（19）．

［10］申艳莉．医疗大数据该如何分类［C］．第十六届中国科学家论坛优秀论文集．北京：全国科技振兴城市经济研究会，2019.

［11］金兴，王咏红．健康医疗大数据的应用与发展［J］．中国卫生信息管理杂志，2016，13（2）．

［12］杨朝晖，王心，徐香兰．医疗健康大数据分类及问题探讨［J］．卫生经济研究，2019，36（3）．

［13］代涛．健康医疗大数据发展应用的思考［J］．医学信息学杂志，2016，

37（2）.

［14］王淑平，梁颖．大数据背景下医疗卫生行业数据应用研究［J］．自动化技术与应用，2020，39（1）.

［15］戴明锋，孟群．医疗健康大数据挖掘和分析面临的机遇与挑战［J］．中国卫生信息管理杂志，2017，14（2）.

［16］卫荣．健康医疗大数据质量治理研究［J］．中国卫生质量管理，2020，27（3）.

［17］王鑫露．医疗大数据的信息检索及其隐私保护方法研究［D］．洛阳：河南科技大学，2019.

［18］刘锐．基于医疗本体的语义检索系统的研究与实现［D］．成都：电子科技大学，2013.

［19］亢阳阳．基于语义分析的医疗信息搜索引擎的研究［D］．北京：北京工业大学，2017.

［20］杜小勇，李曼，王珊．本体学习研究综述［J］．软件学报，2006（9）.

［21］李晓辉，孙坦，宋文．本体模式分类研究综述［J］．现代图书情报技术，2011（10）.

［22］韩彤．面向医疗信息检索的本体构建和管理技术研究［D］．太原：中北大学，2017.

［23］YANG J J，LI J Q，MULDER J，et al. Emerging information technologies for enhanced healthcare［J］. Computers in Industry，2015，69（5）.

［24］MIZOTIN M，BENOIS－PINEAU J，ALLARD M，et al. Feature based brain MRI retrieval for Alzheimer disease diagnosis［C］//2012 19th IEEE International Conference on Image Processing. New York：IEEE，2012.

［25］BHARATHI P，REDDY K R，SRILAKSHMI G. Medical Image Retrieval based on LBP Histogram Fourier features and KNN classifier［C］//2014 International Conference on Advances in Engineering & Technology Research（ICAETR－2014）. New York：IEEE，2015.

［26］张宁．基于 Hausdorff 距离的医学影像检索方法研究［D］．哈尔滨：哈尔滨理工大学，2019.

［27］高汉松，肖凌，许德玮，等．基于云计算的医疗大数据挖掘平台［J］．医学信息学杂志，2013，34（5）.

［28］石晓敬．数据挖掘及其在医学信息中的应用［J］．医学信息学杂志，2013，34（5）．

［29］张雷，王云光．健康大数据挖掘方法研究综述［J］．软件导刊，2018，17（3）．

［30］洪弘，李玲娟．医疗数据挖掘的特点、过程及方法［J］．价值工程，2011，30（32）．

［31］王若佳，魏思仪，赵怡然，等．数据挖掘在健康医疗领域中的应用研究综述［J］．图书情报知识，2018（5）．

［32］ZUBI Z S, SAAD R A. Using Some Data Mining Techniques for Early Diagnosis of Lung Cancer［C］//Proceedings of the 10th WSEAS international conference on Artificial intelligence, knowledge engineering and data bases. Stevens Point：World Scientific and Engineering Academy and Society（WSEAS），2011.

［33］曹锦梅，凌灿，赵小龙，等．基于关联规则分析治疗 2 型糖尿病临床用药规律［J］．西南师范大学学报（自然科学版），2013，38（10）．

［34］颜延，秦兴彬，樊建平，等．医疗健康大数据研究综述［J］．科研信息化技术与应用，2014，5（6）．

［35］OH H S, PARK H A, et al. Decision Tree Model of the Treatment – Seeking Behaviors Among Korean Cancer Patients［J］．Cancer Nursing, 2004, 27（4）．

［36］SHARMA N, OM H. Data mining models for predicting oral cancer survivability［J］．Network Modeling Analysis in Health Informatics and Bioinformatics, 2013, 2（4）．

［37］张晔，张晗，尹玢璨，等．基于电子病历利用支持向量机构建疾病预测模型——以重度急性胰腺炎早期预警为例［J］．现代图书情报技术，2016（2）．

［38］樊震林，黎爱军，吴宏，等．医疗风险影响因素的有序多分类 Logistic 回归分析［J］．中国卫生质量管理，2009，16（4）．

［39］廖亮．数据挖掘技术在医疗信息管理中的应用［J］．中国科技信息，2016（11）．

［40］汪冬，秦利，魏洪河，等．健康医疗大数据发展现状与应用［J］．电子技术与软件工程，2018（11）．

[41] 孟群，毕丹，张一鸣，等．健康医疗大数据的发展现状与应用模式研究 [J]．中国卫生信息管理杂志，2016，13 (6)．

[42] 中华人民共和国科学技术部．"精准化研究"重点专项 2018 年度项目申报指南 [EB/OL]．[2021 – 10 – 21]．https：//service．most．gov．cn/u/cms/static/201712/130956246gjy．pdf．

[43] 李相宗．医疗大数据的发展现状与挑战 [J]．信息与电脑（理论版），2019 (5)．

[44] 开拓．大数据时代下医疗系统的信息化发展研究 [J]．无线互联科技，2021，18 (18)．

[45] 姜瀚．健康医疗大数据产业分析与前景展望探讨 [J]．产业创新研究，2020 (18)．

[46] 王海星，张靓，杨志清，等．医疗大数据在临床科研中的应用探讨 [J]．中国医院，2020，24 (7)．

[47] 林敏．健康医疗大数据的应用与发展 [J]．医疗装备，2017，30 (1)．

[48] 国务院关于印发促进大数据发展行动纲要的通知 [J]．中华人民共和国国务院公报，2015 (26)．

[49] 曾强，唐明全，汪海波．健康医疗大数据及其应用 [J]．中国国情国力，2018 (3)．

[50] 惠华强，郑萍，张云宏．医疗大数据研究面临的机遇与发展趋势 [J]．中国卫生质量管理，2016，23 (2)．

[51] 黄镭．健康医疗大数据应用及发展研究 [J]．中国卫生产业，2018，15 (15)．

[52] 李宜瑾，崔豫然．医疗大数据研究面临的机遇与发展趋势 [J]．信息与电脑（理论版），2019，31 (19)．

[53] 孟琳，马金刚，刘静，等．医疗大数据的应用与挑战 [J]．医疗卫生装备，2018，39 (10)．

[54] 李蕴，李文斌．浅析精准医学与健康医疗大数据 [J]．继续医学教育，2021，35 (6)．

[55] 郭子菁，罗玉川，蔡志平，等．医疗健康大数据隐私保护综述 [J]．计算机科学与探索，2021，15 (3)．

[56] 肖涟，李迪，孙扬，等．健康医疗大数据环境下个人隐私的保护 [J]．

中国病案，2019，20（12）.

［57］周文康，费艳颖．医疗人工智能前沿研究：特征、趋势以及规制［J］.
医学与哲学，2021，42（19）.

［58］马建勋．城市智慧医疗发展趋势研究［J］.无线互联科技，2021，18（3）.

［59］汪泽川．医疗大数据及其面临的机遇与挑战［J］.信息记录材料，
2018，19（4）.

［60］张茜，王鹏，闫慈，等．医疗数据隐私保护技术应用研究［J］.医学信
息学杂志，2020，41（10）.

［61］张世红，史森，杨小冉．健康医疗大数据应用面临的挑战及策略探讨
［J］.中国卫生信息管理杂志，2018，15（6）.

［62］卢友敏．医疗大数据及其面临的机遇与挑战［J］.信息与电脑（理论
版），2018（21）.

第4章 医疗领域中的云计算

4.1 云计算概述

4.1.1 云计算定义

云计算为分布式计算的一个形式,先使用"云"把复杂庞大的数据处理业务分割为数量众多的小程序,接着由许多个服务器构成的操作系统来解析小程序,最后将得到的结果反馈给用户。而最初的云计算技术是单纯的分布式计算技术,目的是任务分配与计算整合。云计算技术同时是所谓的网格计算技术。运用这一技术能够在短时间内实现对成千上万的数据资源有效管理,进而提供规模庞大的网络服务。

在互联网技术出现之初,大多数人用"云"代表互联网。因此,当出现一种基于互联网并支持用户使用动态且易扩展的虚拟软件和数据的计算方法时,人们选择"云计算"这一术语来代表这个新一代的互联网计算方法。云计算的定义也在持续更新,前后版本之间的差异是巨大的。云计算可以看作对于分布式、网格、并行计算的延伸,或是以上科学名词的商业化实现。

近年来,随着处理和存储技术的普及和快速发展,以及互联网的推动,计算资源比以往任何时候都更强大、更普遍可用。云计算可以更好满足当前和未来信息技术的需求。云计算支持可适应的在线环境,它允许在不影响现有框架执行的情况下处理额外的工作。随着云计算的出现,越来越多的云计算服务提供商和不同形式的服务出现。多年来,世界各地的研究工作人员利用云计算服务机制,建设其他领域,使得云计算获得广泛的商业机会,云计算概念模型如图4-1所示。

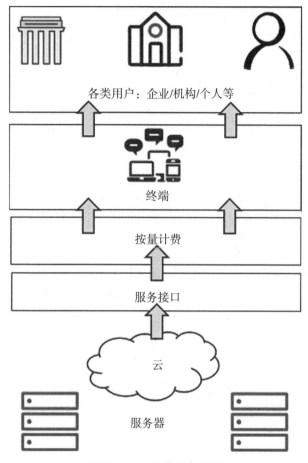

图 4 -1　云计算概念模型

4.1.2　云计算服务类型

　　云计算服务可分为软件即服务（SaaS）、平台即服务（PaaS）、基础设施即服务（IaaS）三层。现在，很多大型云计算厂商都可以提供不同层次的服务以及软件、设备等。

　　软件即服务。它为云计算厂商供应了存储、操作系统以及网络等虚拟化计算资源。SaaS 早于云计算，是特意为网络传输设计的软件布局模型。厂商在各自服务器上安装好软件，用户可以根据自己的需要与制造商订购应用软件服务。SaaS 厂商更加注重软件的开发，而网络资源处理技术有所欠缺，并且各机构采购服务器等基础设备时会耗费大量的资金。因此云计算技术创造了一个简洁高效的资源管理机制，能够让 SaaS 厂商为客户提供海量的数据资源。SaaS 厂商不需要使用自身服务器或者其他基础设备等资源，只需要关注特定的软件应用程序。消费者可以在这些云基础设施上运行服务商提供的应用程序，这些应用程序主要是通过网络浏览器访问的软件。消费者无法控制和使用底层框架，包括系统、服务器、网络等，客户端可以不受限制地设置特定应用程序。

平台即服务。可通俗将其理解为，此服务允许将用户提供的应用程序安装部署到服务器、网络等基础设施上，将平台看作服务。它为开发、测试和软件应用程序提供了可以通过全球互联网访问的平台。PaaS 在基础设备上进行抽象服务，即可以将系统的软件应用到平台，如开发平台和商业部署等。用户可以在 PaaS 平台上自定义地获取计算资源有关的硬件以及操作系统、安保程序、托管程序等软件服务，从而灵活地利用这些软硬件实现分布式并行计算，进而方便地将自身的服务进行部署，并且可以采用 PaaS 厂商能够兼容的编程语言集成应用程序。与 SaaS 模型非常相似，客户端无法控制或访问承载应用程序的底层框架，但可以控制放置应用程序。

基础设施即服务。它可以通过全球互联网提供按需付费的软件应用程序，并且允许用户连接访问。基础设施厂商提供对海量的计算资源进行存储和计算等方面的管理服务。采用虚拟化技术对资源进行细分和动态调整，可以根据客户所需规模提供相应的系统。厂商采用相关的软件对服务进行管理，用于保证 IaaS 的可靠性，IaaS 往往需要大规模的计算资源集群，因此需要更多的早期投入，为使用者提供例如 CPU（中央处理器）、网络带宽等计算、存储、通信资源。用户可以自定义操作系统，也可以对选择的系统管理部分进行约束控制。与 PaaS 模型不同，它允许客户端拥有使用虚拟机进入底层框架的权限。IaaS 为客户端提供了比 PaaS 更大的适应性，因为它允许客户端在操作系统之上传递任何产品。云计算服务类型如图 4-2 所示。

4.1.3 云计算部署模式

云计算部署模式表示云中共享资源的方式，云计算共有四种不同的云部署模式，即私有云、社区云、公共云和混合云。

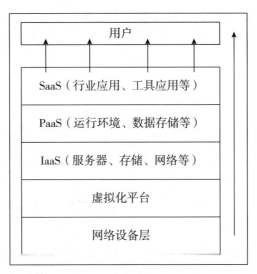

图 4-2 云计算服务类型

私有云即由一个组织、公司或其客户使用的"云",基础设施为单个客户独自创建,所以它可以很好地对数据安全性进行控制。"云"可以由自己或第三方操作,私有云以更高的成本提供更高的安全性服务。私有云能应用在企业的数据中心、单个组织或托管在租用的主机站点。像亚马逊 S3、Microsoft Azure 等,对于用户组织内部数据是不公开的。

社区云即由两个或多个组织或公司共享的"云",通常是为它们自己的组织或公司而设置的,满足特定的需求。基础设施由多个组织共同享有,并向社区提供任务、安全要求、策略等服务。

公共云通常远离客户群。其可以临时进行灵活扩展,降低了成本。由于其开放性,公共云可能不太安全。公共云是成本较低的最佳选择,因需要大量的投资,通常由微软、谷歌或亚马逊等大公司拥有。

混合云的基础设施由多个私有云、社区云或公共云组成。虽然每一种"云"都是独立的,但它们都按照标准和专门技术相结合。在混合云中,可以自由监管应用程序和信息。它能解决突发负载情况,对于数据和软件而言可移植性较好,有利于根据客户需要提供服务。

4.1.4 云计算特点

"云"现在承载着各种大规模和小规模的应用程序。许多组织正将关键应用程序从昂贵的内部数据中心转移到成本低廉、资源丰富的"云"上。云计算具有以下特点。

一、可伸缩性

云计算是可以弹性伸缩的。系统在经历高用户需求时，站点可以向上扩展出可用的额外资源，也可能会在用户需求下降时缩减资源。在"云"中运行的应用程序通常具有高度的可伸缩性。申请人可以添加或删除资源，也可以将应用程序配置为自动伸缩。

扩展的形式主要分为两种：水平扩展，即向外或者向内扩展；垂直扩展，即向上或者向下扩展。

水平分配 IT 资源叫作向外扩展，水平释放 IT 资源叫作向内扩展，图 4-3 显示虚拟服务器向外扩展。水平扩展使用商品化的硬件组件，资源可以复制并且自动扩展，不需要再配置，不受硬件容量限制。

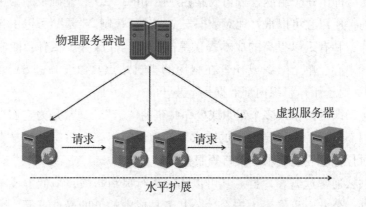

图 4-3　虚拟服务器向外扩展

垂直扩展分为两种。将数据存储容量替换成更大存储容量的叫向上扩展，替换成更小存储容量的叫作向下扩展。但是在云计算环境中垂直方向的扩展需要停机，需要有专门的服务器，价格也随之上涨，虽然不需要额外的 IT 资源，但是需要额外的配置。并且垂直扩展受限于硬件的最大容量，因此在云计算中的应用并不常见，图 4-4 是虚拟服务器向上扩展，一个包含两个 CPU 的虚拟服务器，经过向上扩展，增大了数据存储容量。

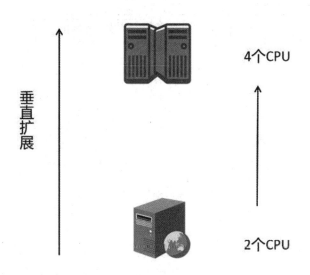

图 4 - 4 虚拟服务器向上扩展

二、虚拟化

虚拟化技术可将各种云计算中的资源进行抽象。服务器必须有自己的 CPU，能够运行特定的操作系统（如 Windows、Linux 或 macOS）。通过使用特殊的软件，服务器可以显示为有多个 CPU，运行相同或不同的操作系统，服务器 CPU 经常在不同的操作系统之间切换。台式电脑通常只具备一个操作系统，但是通过使用特殊的虚拟化软件，电脑可以兼容不同的操作系统。这为负责开发的应用程序测试人员提供了一个优秀的平台，并为支持多种操作系统的平台提供了服务。虚拟化一般有服务器虚拟化、存储虚拟化和网络虚拟化，下面对此进行详细介绍。

服务器虚拟化可以通过虚拟化层使得多个虚拟机在同一个物理机上独立并行，也可以把多个物理服务器抽象为一个逻辑服务器。服务器虚拟化的两种架构如图 4 - 5 所示，以虚拟化层的实现方式划分为寄居和裸机虚拟化架构。寄居虚拟化架构损耗较大，没有虚拟机监视器，采用统一的操作系统，管理起来比较容易。裸机虚拟化架构通过虚拟机监视器将虚拟资源映射到物理资源，使得各个虚拟机运行时可以进行环境保护与切换。

存储虚拟化是分散的存储设备根据一定的规则映射成连续编码地址的空间，可以跨多个存储系统提供访问接口。存储虚拟化的实现过程如图 4 - 6 所

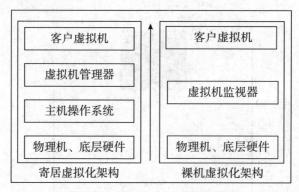

图4-5 服务器虚拟化的两种架构

示。VMware vSphere存储架构中每个虚拟机中的存储子系统显示为虚拟SCSI（Small Computer System Interface，小型计算机系统接口）控制器，虚拟磁盘通过数据中心的数据存储元素置备，客户不必对SAN、iSCSI SAN以及NAS公开。各虚拟机被当作文件存储在目录中，不必关闭虚拟机就可以添加新的虚拟磁盘。

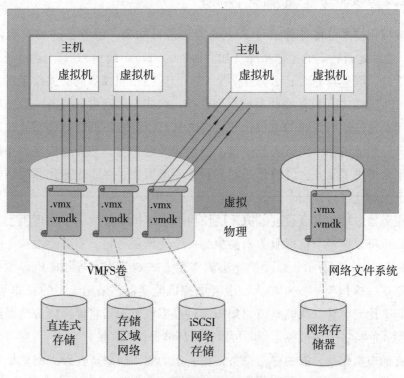

图4-6 存储虚拟化的实现过程

　　采用云计算技术之后，传统数据中心的网络系统就必须考虑数据同步传输流量大等问题。而网络虚拟化技术可以在不改变物理拓扑结构的前提下，使网络系统各层次横向集成，重点在核心层、接入层以及虚拟机三方面进行网络虚拟化。在核心层方面，主要是将数据中心中网络设备虚拟化，使得核心层能够对超大规模数据进行交换，进而提高系统的扩展性。接入层可以根据数据中心要求，让交换机能够满足各种部署方式以及以太网技术。在需要实现虚拟机的流量监控、双向访问控制以及迁移时，存储以及网络配置随之迁移。图 4-7 为分布式网络交换机概念。分布式交换机把虚拟机集成在一个管理界面。

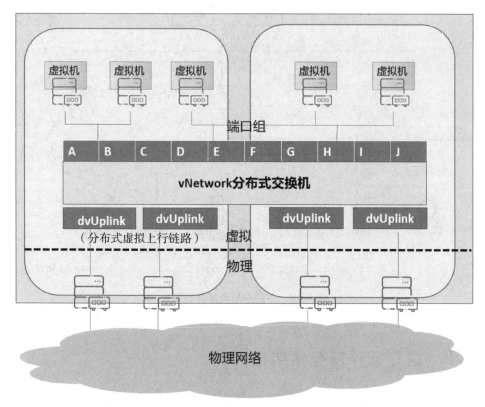

图 4-7　分布式网络交换机概念

三、资源池化

　　云管理供应商将资源放到一个池子里面，然后将其提供给众多客户。例如，单个的物理服务器可能有几个虚拟机，其中有不同的客户机。客户端可以通过向外扩展从云计算中快速获得更多资源，也可以在不再需要这些资源的时候进行资源释放来缩减资源。通过监控存储使用情况、CPU 时间、带宽使用情况等来测量资源利用率。一个应用程序可以为多个相互隔离的租户服务。多用户与资源池的联系如图 4－8 所示。多用户环境中，一个资源可以服务多个用户。云资源管理者除了管理以云服务形式存在的 IT 资源，同时能管理其他基于云的资源。

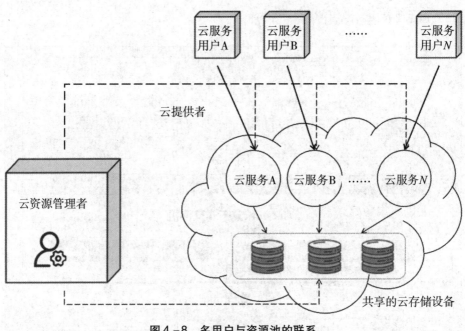

图 4－8　多用户与资源池的联系

4.2　医疗云计算整体架构

由于医疗健康方面的数据快速增长，如何充分利用医疗影像、检查结果信息、电子病历等各种医疗数据是研究的重要问题。医疗云计算平台为科研人员、医务人员、患者和政府决策者们服务，云计算将是医疗信息化的一个关键技术。与典型的云计算架构相同，医疗云计算平台的总体架构具备服务和管理两个模块。管理方面主要是对用户、计费、资源以及运维的管理等。

在服务方面，其主要以给用户提供基于医疗云计算的应用服务为目的，所以笔者在前文基础之上确定医疗云计算服务体系架构分为三层：医疗云计算基础设施即服务（MCC - IaaS）、医疗云计算平台即服务（MCC - PaaS）、医疗云计算软件即服务（MCC - SaaS）。医疗云计算服务体系架构如图 4 -9 所示。

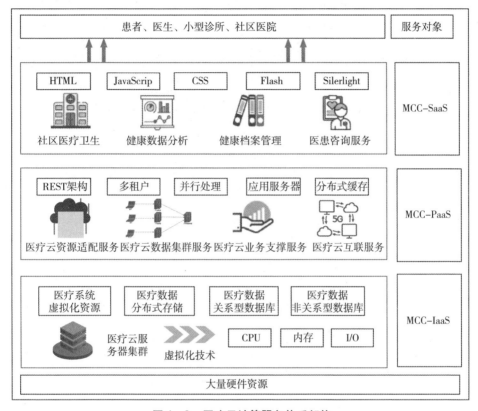

图 4 -9　医疗云计算服务体系架构

4.2.1　医疗云计算基础设施即服务

医疗云计算基础设施即服务，即医疗云向卫生局等卫生监管部门提供可测量的医疗计算以及不同粒度存储等基础设施服务。医疗云计算基于 IaaS 建立医疗信息数据中心，通过对临床医学数据、药企和生命科学数据、公共卫生数据等收集与整理，为患者和医生等用户提供服务。医疗服务可以通过手机、电脑等的浏览器访问，客户端和服务器都可以访问医疗云中的所有服务。通过构建弹性基础设施资源池（见图 4 – 10），实现医疗资源的动态负载平衡和故障切换，用户也可以获取医疗信息服务。常用的医疗云基础设施如下。

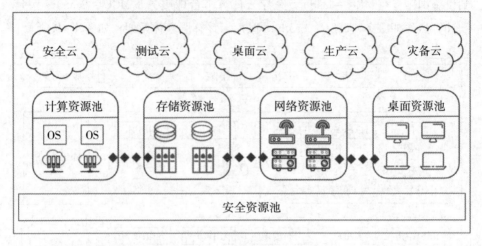

注：OS 指操作系统。

图 4 – 10　弹性基础设施资源池

计算资源池：构建计算资源池可以有效解决不同医院对之前固有操作系统的依赖，将服务器虚拟化使得每一台虚拟机可以充当独立的服务器，物理硬件之间进行分离，可以运行多个操作系统。

存储资源池：存储资源池的作用是整合存储，其原理是对底层物理存储介质和设备进行抽象后管理，保留其逻辑属性，并将其物理属性屏蔽在服务器计算层。不同的医院信息系统通常需要不同的存储资源。例如，PACS 需要保存大量的医学图像数据。与其他采用结构化数据存储的医院信息系统相比，它需要更多的存储资源。在存储资源池模式下，可以实现存储动态分配，继而降低了医院数据存储管理的难度，有效封装了复杂多样的底层物理存储介质和设备，可以使用统一的标准对医疗存储系统和数据进行管理，并使医疗存储系统扩展更加灵活。

网络资源池：通过虚拟化的局域网，多个用户按照多协议规则按需指定网络控制，网络拓扑结构更加简洁，网络可靠性更高，网络传输得到保证。

桌面资源池：桌面资源池将用户和计算资源分离，用户只负责输入和输出功能，医疗云计算后台服务器则负责相应的计算、保存和响应工作。分散操作、集中计算和存储使得各医疗机构的系统成本降低。

安全资源池：安全资源池满足网络资源池通信安全和医院信息安全的要求，对于病人的医疗数据等敏感信息保护尤为重要。安全资源池将物理防火墙设备虚拟化成具有不同安全防御能力的逻辑防火墙，提高了防火墙设备的利用率，也更便于管理。

4.2.2　医疗云计算平台即服务

医疗云计算平台即服务，即供应商将医疗应用软件中的开发运行环境当作服务，通过网络提供给用户。用户在供应商提供的环境下运行各类医疗业务，通过各类功能的开发与创新不断扩大医疗信息服务的范围。医疗云计算平台即服务层拥有医疗云存储服务服务、医疗大数据分析服务等强大的医疗公共服务支持，各类医疗云服务之间的集成度更低，只需要在供应商提供的开发环境中创建并运行医疗云业务应用即可。医疗云平台服务主要包含医疗云资源适配服务、医疗云运维服务、医疗云数据集群服务、医疗云互联服务、医疗云安全服务、医疗云业务支撑服务，如图 4 - 11 所示。

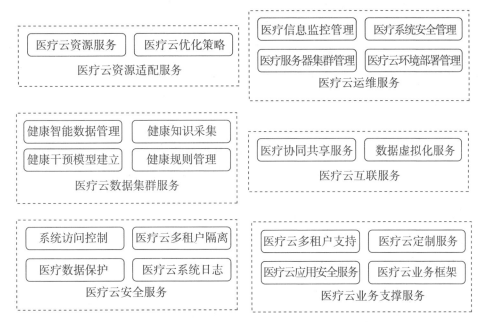

图 4 - 11　医疗云平台服务

医疗云资源适配服务可以与基础架构服务医疗云连接，提供访问接口、通信协议以及安全策略，有效管理、优化医疗云资源。医疗云运维服务对于医疗信息系统而言，提供了一站式的服务以及友好的可视化页面，包括医疗信息监控管理、医疗系统安全管理、医疗服务器集群管理、医疗云环境部署管理。医疗云数据集群服务包括健康智能数据管理、健康知识采集、健康干预模型建立、健康规则管理等。医疗云互联服务包括面向数据交换的基本健康信息跨区域医疗协同共享服务和无须进行原始数据交换互传的数据虚拟化服务。医疗云安全服务包括系统访问控制、医疗云多租户隔离、医疗数据保护、医疗云系统日志。医疗云业务支撑服务直接为医疗软件应用提供支撑，以实现统一化、标准化，包括医疗云多租户支持、医疗云定制服务、医疗云应用安全服务、医疗云业务框架。

4.2.3 医疗云计算软件即服务

医疗云计算软件即服务，即医疗云为不同医疗行业的用户提供软件。智慧医疗云平台会持续性存储医疗机构、互联网等领域信息，提供给医疗人员病人信息、跨区域的医疗信息。医疗云计算软件即服务需要让医疗程序在医疗云平台服务层上运行，从而达到后台医疗资源动态伸缩。医疗应用程序是多种医疗云服务和医疗服务资源的核心。医疗云服务器层中，服务器管理模型主要维护健康数据服务注册表，包括建立数据服务名称和医疗服务地址。收到请求后，在注册表中查询医疗服务地址。通过医疗客户端可以访问医疗云服务，而无须提供特定的医疗服务地址。

移动医疗桌面云是基于云计算基础设施的软件程序，提供免费和灵活的服务，可以帮助医务人员实现"便携式桌面"功能。实现医疗信息管理零距离的"6A"功能，即任何授权人员、任何地点、任何时间、任何网络、任何终端设备均可处理与本岗位信息相关的任何事务。临床上满足无差错的"5R"（正确的患者、正确的时间、正确的路线、正确的剂量、正确的药物）要求，全面提高医院管理效率。关键医疗应用程序和数据通过高强度加密和安全措施存储在医疗云数据中心，因此未经授权的人员无法打开和使用。移动医疗桌面云最大限度满足所有医院管理人员和医务人员的工作需求，为病人提供轻松便捷的医疗体验。

在传统模式下，出于保证医疗信息安全的考量，医院管理者或医生只能在医院工作时访问网络，不利于提高医疗效率。通过云计算构建的移动医疗云使医院管理人员能够在确保安全的前提下在医院、家庭中工作。医护人员可以在任何时间、任何地点快速了解医院的动态，快速做出决策并给出建议。智慧医疗云平台如图 4 - 12 所示。

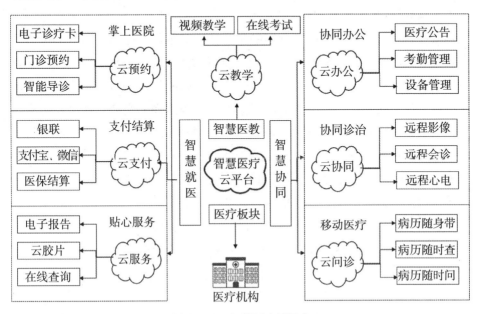

图 4 - 12　智慧医疗云平台

4.3　医疗云计算的工作重点

卫生数据收集和利用为医疗云计算的发展提供了数据基础，并保证了医疗服务改善。为了使医疗保健服务价格合理，许多医疗云服务提供商正在寻找更创新的解决方案，以降低医疗健康服务的成本。电子健康云被认为是部署标准医疗信息系统的合适平台，云服务提供商提供的服务可扩展且具有成本效益。构建电子健康云的工作可以分为三类，即医疗数据存储和处理、安全和隐私保护以及电子健康服务。

4.3.1　医疗数据存储和处理

云计算为医疗健康产业提供了一个很好的机会，对于医疗数据的维护管理可在"云"上进行。例如，Venkatesh 等人提出了一种利用消息队列作为云引擎的六层云平台架构，通过这种与发布/订阅机制松散耦合的通信方式，每一层都实现了相对独立。实证研究表明，这种云架构的实现能够支持海量医疗数据自适应访问，满足无处不在的医疗服务高并发请求。Guo 等研发了一种基于云计算的智能医院档案管理系统，目的是突破一些传统医院管理系统的局限性，如硬件设备存储容量有限和硬件性能不足。考虑到医学图像的高容量性导致的 PACS 和网络的维护问题，研究使用微软 Azure 的云计算平台建立医学图像归档系统。同样，有学者提出了一种基于 Hadoop（海杜普）的医学图像文件访问系统，解决了医学图像跨越医院边界的交换、存储和共享问题。大型多维队列研究和生物样本库的一个有趣例子是 Lifelines，该研究基于荷兰北部的一项队列研究，涵盖了关于环境暴露、遗传、心理和社会因素的信息，以及关于医疗保健的数据。其庞大的数据库非常有价值，可供国际科学界使用。根据以上对医疗数据存储的应用，接下来笔者从医疗云计算数据中心、医疗云计算关系型存储服务、医疗云计算文件存储服务、医疗云计算的 NoSQL（非关系型数据库）服务以及医疗云计算分布式存储五个方面讲述医疗数据存储和处理。

一、医疗云计算数据中心

建设医疗云计算数据中心可以实现各项医疗协同业务。例如，远程医疗咨询，通过医生与专家间、医生与患者间借助即时通信软件和数据中心的医疗信息，患者可以向医生询问病因以及治疗策略；远程医疗资源共享以及临床交互，根据医疗云计算数据中心的患者资料，通过高清视频系统，可在紧急情况下进行临床会诊以及手术指导等；远程医疗监护，借助心电检测技术及电子采集血压、血氧饱和度、体温等手段，将患者数据存储到医疗云计算数据中心，相关医疗机构等可以通过无线的方式获取病患信息，从而实现对病人远程监护。

基于医疗云计算数据中心的医疗协同服务能够极大提高医院的医疗资源使用率，便于乡镇医疗机构从各诊疗专家处获取较好的医疗建议和方案，最大化地利用现有资源为患者提供最优的治疗方案。关于医疗云计算数据中心的网络部署，常常选择胖树（Fat - Tree）为医疗服务器间的健康数据通信提供无阻塞网络交换服务，其网络拓扑结构如图 4 - 13 所示，定义 Fat - Tree 为一棵 k 叉树，则有 k 个 POD（数据中心基本物理设计单元），每一个 POD 中

都有 k 台交换机, 接入交换机和汇聚交换机分别有 $k/2$ 台。每台接入交换机有 k 个端口, 其中 $k/2$ 个端口用于连接 $k/2$ 个服务器节点, 其余 $k/2$ 个端口用于连接 $k/2$ 台汇聚交换机。与接入交换机相对应, 每台汇聚交换机也有 k 个端口, 其中 $k/2$ 个端口用于连接 $k/2$ 台接入交换机, 其余 $k/2$ 个端口用于连接核心交换机。每台核心交换机有 $k/2$ 个端口, 用于连接汇聚层的所有汇聚交换机。因此, 在 Fat - Tree 网络拓扑结构中, 核心层通常有 $(k/2)^2$ 台核心交换机。接入交换机和汇聚交换机被划分为不同的集群, 如图 4 - 13 中虚线部分。

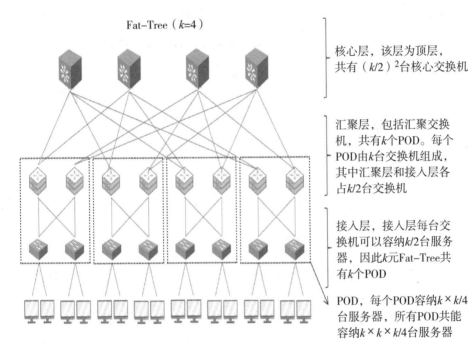

图 4 - 13 Fat - Tree 网络拓扑结构

二、医疗云计算关系型存储服务

如图 4 - 14 所示, 医疗云计算关系型存储服务采用 RAC (真正应用集群) 结构, 通过 RAC 节点构成 RAC 集群, 实时访问关系型医疗数据库中的 SAN、NAS 等共享存储。

关系型医疗数据库扩展的方法主要为分片扩展, 但是在实际应用中, 若使用数据分片或功能分区, 就会丧失复杂查询的功能, 因此有局限性。为满足医疗云计算服务和海量的医疗数据要求, 可以结合其他类型的数据库, 从

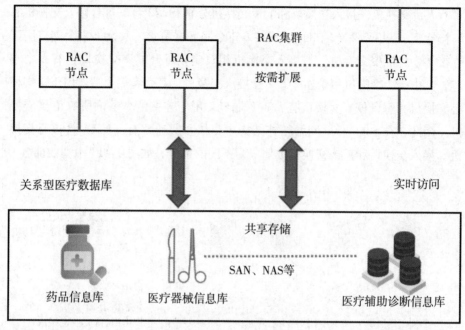

图 4 –14　RAC 结构

而改善关系型存储延展性弱的缺点。

三、医疗云计算文件存储服务

医疗云计算文件存储服务使用 HDFS 存储文件，主要优点是比直接访问页面更简单，用户也能够灵活定义文件格式。例如，PACS 就是把医院各种设备每天产生的医学影像文件以数字化方式保存起来。医生需要在短时间内从系统中获得患者的影像，因此需要适合的文件存储系统。HDFS 的特点是只需一次写入就可以多次读取，这和医疗影像文件的存储方式类似，医生对于已经存储好的影像文件基本不再修改。

可以采用 HDFS 对医疗影像等信息进行存储，HDFS 架构如图 4 – 15 所示。HDFS 集群具有一个名称节点（Name Node）和多个数据节点（Data Node）。Name Node 负责命名空间的管理，用户可以通过文件的形式存储、删除、移动数据，所有更改都会被 Name Node 保存下来。Name Node 保存着文件中节点的信息，但是不会保存位置信息，因为 Data Node 在系统启动后会重建位置信息。同时 Name Node 负责数据块到 Data Node 的映射。集群中的 Data Node 管理它所在节点上的存储。Data Node 用来处理 HDFS 客户端的读写请求，根据 Name Node 的调度对数据块进行创建、复制等操作。HDFS 可以用来跨机器存储文件，将各文件存储为数据块，对于不同节点进行复制，一份数据保留多个备份，这样可以保证容错，保留数据副本也可以保证即使节点宕机，也因为有冗余而不会丢失数据。各 Data Node 会定期向 Name Node 发送心跳，若 Name Node 没有检测到心跳信号，就把 Date Node 记作宕机，不再发新的读写请求，此节点宕机数据也会不再有效。

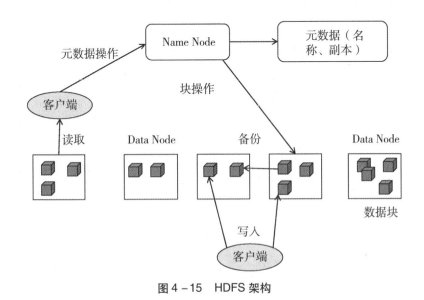

图 4-15　HDFS 架构

医疗云计算文件存储同 HDFS 一样，按照以下原则进行设计：对节点服务器失效常态化处理，如对元数据服务器和块数据服务器处理；能兼容存储海量数据；服务器机柜内传输速率要高于机柜之间的传输速率；对于规模庞大的医疗健康数据，计算的移动比数据的移动更高效。

四、医疗云计算的 NoSQL 服务

医疗云中大部分原始数据以及经过数据处理后产生的中间结果基本上为非结构或半结构化数据，像电子病历档案、医疗影像、门诊记录、用药记录等。因此关系数据模型不再适用于存储这种类型的医疗数据，进而需要另一种类型的数据模型。这并不是说完全反对关系型数据库，而是代表着现在的医疗数据不再是单一的关系型数据库所能表达的，需要利用一些新的非关系

型数据库。NoSQL 中重要的是 CAP（一致性、可用性、分区容错性）、BASE 和最终一致性。NoSQL 的横向扩展能力很强，根据需要简单扩展服务节点就可以，不需要停机就可以进行数据迁移和维护。

NoSQL 较为松散的存储结构可以让如远程会诊中的电子病历数据存储变得更加方便，在病历数据库中实现患者病历数据信息完整性。NoSQL 具有易扩展性，支持用户指定查询，查询效率大大提高，通常用在较大规模医疗数据系统中，如 CIS。该数据库常见的存储方式如下。

（1）键值存储

它可以将一个医疗数据用键（key）和值（value）的映射表示，根据键找到与其对应的值。如果存在比较关系，还可以查询键的范围。它功能简捷而且容易实现，具有较好的扩展性以及高访问性能。

（2）列族存储

该方式是对键值存储的扩展。一个列族可以有数个有联系的属性列，也可以按照值或者范围查询，支持用户根据需要指定结果中返回哪些属性列。

医疗云计算的 NoSQL 服务一般面向半结构化或者非结构化的数据，为了能高效存储海量医疗信息，通常会联合多节点对医疗健康数据水平划分，支持分片机进行负载均衡，同时提供 Replication 进行备份。NoSQL 运行过程如图 4 – 16 所示。首先把应用请求发给负载均衡中 Router 集群，通过配置库获得分片，再将 key 分别转发到分片节点等。

五、医疗云计算分布式存储

医疗云计算分布式存储将分布式存储技术引入医疗云服务，近几年已取得了广泛应用，例如疫情期间，需要实时同步疫情数据，保持高度的数据一致性，又如每条病例记录中的就医情况、途经地理位置等病患数据需要同步到所有服务器上，同时要保证数据不丢失，保证服务器容错，对于各类患者情况能够高效索引以及快速备份。以下是解决分布式系统数据一致性、分布式系统资源快速定位以及分布式系统数据备份三个方面的问题的具体算法实现。

（1）分布式系统数据一致性方面

对于基于云计算的医疗系统，重要的一点就是对海量医疗数据复制，因此各云计算系统之间的协议达成一致成为研究重点。Paxos 是当前分布式系统中常用的一致性算法，二阶段提交（2PC）和三阶段提交（3PC）是常用的一

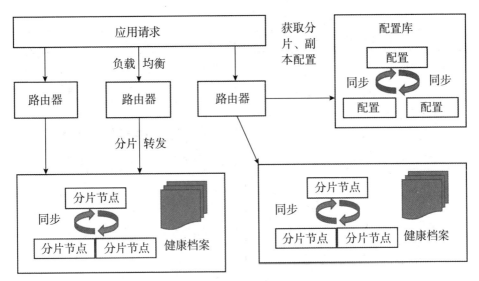

图 4-16　NoSQL 运行过程

致性协议。在分布式系统中，由于每个节点只能确定自己的操作结果是否成功，如果某个事务拥有多个分布式节点，就要设定一个协调者来负责调度多个分布式节点之间的执行逻辑，最后确定事务是否提交。由此诞生了 2PC 和 3PC 两种协议。

如图 4-17 所示，2PC 协议会把事务的提交操作变为两个阶段。阶段一，提交事务请求。首先发送请求询问能否提交，之后参与者节点把 Undo 信息和 Redo 信息存入事务日志；随后根据参与者是否成功执行事务，决定反馈给协调者何种响应。阶段二，执行事务提交。根据阶段一的响应执行事务提交。如果响应为 Yes，就向参与者提交请求，参与者接收到后就将事务提交，释放资源；完成提交操作以后发送 Ack 消息（确认消息），协调者接到所有的 Ack 消息后之后完成事务。如果响应为 No，就会中断事务，协调者发出回滚请求；参与者收到后利用阶段一的 Undo 操作执行回滚，完成后发送 Ack 消息，协调者接到 Ack 消息后完成事务中断。

在 2PC 协议中，协调者在任何一个阶段出现问题的时候，各个参与者就无法继续操作，会出现同步阻塞、协调者单点问题以及容错机制方面的缺陷，因此 3PC 将 2PC 中的两个阶段进一步划分为 CanCommit、PreCommit 和 DoCommit 三个阶段。阶段一发送 CanCommit 请求，询问是否能提交，参与者接收到之后反馈 Yes 或者 No 响应。阶段二会根据响应情况发送预提交请求。

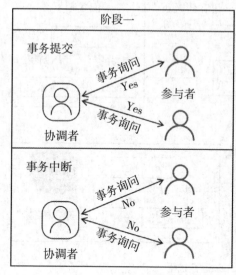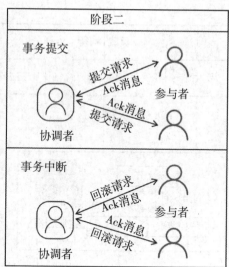

图 4 – 17　2PC 协议

如果响应是 Yes，则发送请求并且进入准备阶段。如果响应是 No，协调者就会发送终止请求，此时参与者不论收到终止请求还是等待超时都会中断事务。阶段三分为两种情况。如果是发送提交请求，协调者的状态就会从预提交变成提交，并发送给参与者 DoCommit 请求，参与者接收后将事务提交，并向提交者发送 Ack 消息，协调者收到所有的 Ack 消息之后完成事务。如果是发送中断请求，参与者执行回滚操作，发送反馈。

在分布式系统中，有可能发生机器宕机和网络异常的状况，尤其对于医疗健康信息来说，如果发生异常会造成严重的后果。Paxos 算法能够就集群中某项数据快速达成一致，即使出现异常情况也不会影响系统的一致性。该算法满足一个协议在被提案者提出后才能被选择；每次只有一个协议能够被选定；协议只有被选定之后才能够获取被选定的信息，具体算法过程如下。

①准备阶段。首先提议者（Proposer）选择一个编号为 M_n 的提案，向决策者（Acceptor）中的过半数成员发送编号为 M_n 的"准备"请求；如果一个决策者收到编号为 M_n 的"准备"请求，且 M_n 大于它已经响应的所有"准备"请求的编号，那么该决策者会将自己已批准的最大编号提案反馈给提议者，同时承诺不会批准任何编号小于 M_n 的提案。

②决策阶段。如果提议者收到半数以上的决策者对提案 M_n 的响应，则会发

送一个针对 $[M_n, V_n]$ 提案的"接受"请求给决策者（V_n 是提议者收到响应的最大编号提案对应的值）。之后当决策者收到此 $[M_n, V_n]$ 提案的"接受"请求，且尚未对编号大于 M_n 的"准备"请求做出响应，则可以通过该提案。

在分布式系统中 Paxos 算法应用举例如下。

假设有多个节点，各个节点的初始状态一致，需要对每个节点进行相同的序列操作，使用 Paxos 算法最后得到一个一致性状态。Paxos 算法举例如图 4-18 所示。假设 S1（提议者）只传输 SQL 命令，剩下的都是数据库节点（决策者）。

步骤 1：S1 选定编号 1，向数据库 = {S2，S3...，Sn} 的多数派子集发送"准备"请求。

步骤 2：如果多数决策者接受"准备"请求，就会回应 S1 一个承诺，因为这是接收的第一个提案；若未能收到"准备"请求的节点占大多数就令 S1 重新进行步骤 1。

步骤 3：S1 获取到步骤 2 中的承诺，就向数据库发送具有首个 SQL 的提案，编号为 1。

步骤 4：若所有节点均收到 S1 发送的提案（编号为 1），此前也没有回应过任何比 1 大的"准备"请求，则构成多数派产生决议；相反所有节点都不执行 SQL 命令，继而维持了数据库的一致性。

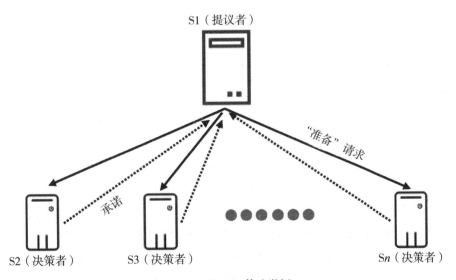

图 4-18　Paxos 算法举例

（2）分布式系统资源快速定位方面

P2P 计算模式是普遍采用的计算模式，当用户在系统中寻找信息时会预先了解搜索的节点，从而避免泛洪式搜索，提高了信息搜索效率。对于电子健康系统来说，提高信息搜索效率会节约许多时间。DHT 是分布式哈希表，各节点都处于虚拟的拓扑中，只需要有限的消息来查找内容，进而避免通信阻塞问题，但哈希函数会破坏节点和内容原本的语义，对节点内容的复杂语义查询就无法实现。

CAN 即内容可寻址网络，其在大规模对等网络中起到与哈希表类似的作用，同时可以插入删除和查找。CAN 中存在较大部分的自治节点，每一个节点存储一部分哈希表，称为区域。CAN 是完全分布式的，没有中央控制点，具有良好的可扩展性，基于笛卡尔坐标对数据联立和路由搜索。查询操作是在虚拟的笛卡尔坐标中转发查询信息，转发到查询时初始化节点沿坐标系中最靠近直线的路径存放关键字的节点上。在收到搜索请求时，节点把请求转发到坐标系中离存放关键字的节点最近的节点上，图 4 – 19 表示从 A 出发查找关键字 N 的过程。

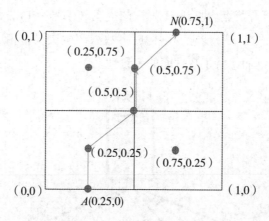

图 4 – 19　查找关键字的过程

（3）分布式系统数据备份方面

Gossip 协议用来解决分布式数据库的数据备份问题。Gossip 协议使用的算法叫作反熵。熵反映了系统的混沌程度，而反熵则意味着在混乱中保持一致性。因此在有边界的网络中，各个节点都可以互相通信。经过混沌阶段后，所有节点的状态最终一致。虽然会存在只了解几个邻居节点的状态，但是只要节点可以通过网络进行连接，所有节点的状态最终会保持一致。Gossip 协议具有分布式容错、最终一致性以及去中心化的特点。因为其传播方式类似传染病，因此又叫"传染病算法"，分为三类。

1）感染 - 传染（SI）

此种算法将单元初始值设成传染状态，当接收到变更消息时更改传染状态，直至全部单元更改完毕，所以需要判断什么时候停止信息传播。假定一个单元每次循环遇到的单元数为 β，第 t 次循环后，传染者的相对数量为 $i(t)$，则有

$$\frac{i(0)}{2(1-i(0))} \leqslant i(t) \leqslant \frac{i(t)}{1-i(t)} e^{\beta t}$$

易感染单元相对数量 $s(t)$ 关系式为

$$\frac{1}{2}\Big[\frac{1}{i(0)} - 1\Big] e^{-\beta t} \leqslant s(t) \leqslant \Big[\frac{1}{i(0)} - 1\Big] e^{-\beta t}$$

2）感染 - 传染 - 感染（SIS）

此种算法可以在整个群体感染之前决定停止传播。即当一个单元发现之前的通信伙伴已感染，会立即停止传播。在 t 次循环后，传染单元相对数量为

$$i(t) = \frac{1-p}{1 + \Big[\frac{(1-p) \times n}{i(0)} - 1\Big]} \times n$$

p 是每次循环中恢复单元与传染单元之比，n 是通信人数。

3）感染 - 传染 - 恢复（SIR）

此种算法中恢复单元在停止传输信息后将不再受到感染。因此，在迭代结束时，恒定数量的单元仍然容易受到攻击。在早期的任务协议里，节点将信息随机发送给邻居节点。当节点数量扩大时，通信负载也会缓慢增加，以保证系统通信的可扩展性。

4.3.2　安全和隐私保护

医疗健康要求对患者的治疗满足 CIA。C 代表保密性，终端用户希望控制对患者自身健康数据的访问（包括隐私方面）；I 代表完整性，防止测量出的医疗数据传输中出现错误，也防止患者数据被污染；A 代表可用性，其中包括自动和安全备份各类医疗信息，在终端用户丧失能力的情况下，也可向医

疗云服务商家提供健康数据。有学者研究了"具有移动性支持的医疗健康无线传感器网络的传感器节点缩放和速度对切换机制的影响",保证了患者数据的可用性。医院应该考虑虚拟化后医疗数据的安全性和可靠性,因此只有加强对医疗云计算安全性的研究和利用,才能确保云计算在智慧医疗中得到良好、细致的应用,做好安全和隐私保护。

安全性有许多方面,对于医疗健康来说,要求的范围更广。公民需要足够的服务质量(QoS)。QoS 不仅包括安全方面,还包括"适应性",也可以被描述为对变化的敏捷性。医疗健康领域是不断变化的,要想从变化中受益,提供的服务就要足够灵活敏捷,可以通过模块化设计并且按照国际标准应用,以防止昂贵的修改和维护费用产生。尽管基于云的医疗健康平台使用有所增加,但与隐私相关的问题阻碍了其在医疗健康领域的应用。许多组织已经发表了关于网络系统中操纵医疗数据的安全和隐私问题的报告。广泛应用的法规是《健康保险携带和责任法案》(HIPPA)和《通用数据保护条例》(GD-PR)。在这些法规中,关于医疗数据共享的隐私有两个基本问题,即传输过程中的隐私保护问题和存储数据的隐私保护问题。前者已被广泛研究,并被安全套接层(SSL)协议和传输层安全(TLS)协议所解决。关于后者的研究较少,在云计算范式中,后者与存储即服务的相关性更大。

通过一般隐私技术在医疗领域的应用,相关学者对医疗数据的隐私保护已经进行了大量研究。可以采用隐私策略来保护医疗系统中的隐私,通过 K – 匿名,消除个人健康数据中的身份信息。密码学和数据安全协议的组合用于处理安全和隐私问题,以发展安全的医疗健康系统。例如,EHR(电子健康档案)是以患者电子健康病历为基础,以实现病人健康信息共享和互换为要求的医疗数字化健康档案,在各医疗机构之间实现医疗数据交换和共享,为提高医疗工作效率、改善患者保健业务和降低医药费用提供帮助。PHR(个人健康记录平台)是"以个人为中心"的数字化健康平台,侧重于个人的终身健康档案。EMR 是患者在诊疗过程中产生的数字化信息档案。它是一个"以医学为中心"的数字化医疗健康档案,按照医院的业务流程和服务需求设计,满足医院各类业务管理的条件。

EHR、PHR、EMR 系统涉及记录级隐私保护问题,即在获取和利用个体病历的过程中关注隐私问题。它们的解决方案侧重于以患者为中心的医疗数据访问控制,以及数据集级别的隐私保护,即解决访问和使用整个医疗记录集过程中的隐私问题，可以采用对医疗云平台应用程序的访问进行控制和基于 K – 匿名的云计算隐私保护方法解决安全隐私问题，本书详细介绍后者。

一、医疗云平台应用程序的访问安全

智慧医疗各项业务不仅推进传统医疗服务业务发展，还和移动通信行业结合，拥有用户健康信息，因此针对医疗系统的访问问题，需要增强医疗云平台应用程序中用户的身份信息验证。一般基于 PIN（个人身份识别码）或密码的身份验证系统对医疗健康系统的安全性保护非常弱，很容易被破解。因此需要引入更好的用户身份验证解决方案，如凭据系统，只有持有相关机构颁发的合法凭据的用户才能访问医疗健康记录。在医疗系统中设计凭据系统，用户从组织获得凭据，并以隐式或显式方式证明拥有这些凭据。获得凭证的用户可以执行一些加密操作，如签名或解密。证书是权威机构进行数字签名的，在某些复杂的假设下它是不可伪造的，无法通过猜测来找到，因此可以防止他人获取医疗云平台应用程序中的个人健康信息。

二、基于 K – 匿名的云计算隐私保护方法

GDPR 第 9（1）条、GDPR 第 5（1）（b）条一般禁止未经病人同意处理个人健康数据，除非需要提供医疗护理。然而，如果数据是在有专业保密义务的情况下处理的，或出于重大公共利益的原因，并在适当的保障措施下处理的，成员国可以豁免这项禁令。在 K – 匿名数据集中，每条记录至少和 K – 1 条其他记录不可区分。K – 匿名化过程包括数据抑制和单元值泛化。匿名化优于单纯删除某些标识符的非识别方法，K – 匿名的设计是为了避免这种链接攻击，同时保持身份数据的完整。与涉及压缩、数据置换、添加噪声的匿名技术不同，保留在 K – 匿名数据集中的记录是完全真实的。比如，医院希望共享非身份数据集用于医学研究，然而删除姓名、地址、电话号码等患者标识符是不够的，会使患者信息数据集受到数据链接攻击。如果某患者某年出生在人口稀少地区，根据他的年龄、民族、性别，可以通过该地区的登记处获得他的姓名和地址，这将暴露该患者的私人信息。删除所有可能用于数据链接攻击的患者信息将使剩余病历数据无法用于医疗机构研究。因此采用 K – 匿名在保护患者隐私和维护用于医疗机构研究的数据之间取得平衡。

K – 匿名删除某列患者信息，删除某些一般化的数据。

如图 4 – 20 中，将数据进行 2 – 匿名，使得 $K = 2$ 关于姓名、地址、城市和年龄。因此，姓名被删除，地址和年龄被一般化，每条记录都与至少一条其他记录难以区分，剩下的数据是有医学研究价值的。常见的 K – 匿名算法有 Datafly 算法和 KACA 算法两种。

姓名	地址	城市	年龄（岁）	病症
赵 * 崴	朝阳区 ** 街道1号	北京	28	支气管炎
孙 * 霖	朝阳区 ** 街道2号	北京	45	关节炎
杨 * 引	朝阳区 ** 街道3号	北京	36	心律失常
杨 * 厉	朝阳区 ** 街道4号	北京	19	颈椎病

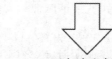

K–匿名隐私保护算法
（K=2，on姓名、地址、城市、年龄）

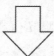

姓名	地址	城市	年龄（岁）	病症
*	a区	北京	20~29	支气管炎
*	a区	北京	40~49	关节炎
*	a区	北京	30~39	心律失常
*	a区	北京	10~19	颈椎病

注：图中数据均为随机生成数据，无任何现实意义。

图 4 – 20　数据处理前后的结果对比

（1）Datafly 算法

其是指每次对每个准标识符的单个属性的取值个数进行统计，每次选择统计值最大即取值个数最多样的准标识符，将其进行泛化，然后检测是否符合 K – 匿名，如果符合则结束，反之继续选择一个准标识符进行泛化。例如，对表 4 – 1 中的数据进行 2 – 匿名。

表 4 - 1　　　　　　　　　　　　　数据处理前

患者姓名	患者住址	患者年龄（岁）	病症
***	北京市朝阳区	42	糖尿病
***	北京市海淀区	23	心脏病
***	北京市朝阳区	35	肺炎
***	北京市海淀区	37	感冒
***	北京市西城区	27	发热

　　首先选择取值个数最大的一个准标识符，也就是取值个数为 5 的"患者年龄"这个准标识符，然后对其进行泛化，得到中间结果（见表 4 - 2）。

表 4 - 2　　　　　　　　　　　　　中间结果

患者姓名	患者住址	患者年龄	病症
***	北京市朝阳区	30 岁以上	糖尿病
***	北京市海淀区	30 岁以下	心脏病
***	北京市朝阳区	30 岁以上	肺炎
***	北京市海淀区	30 岁以上	感冒
***	北京市西城区	30 岁以下	发热

　　经过检测，这个中间结果并不符合 2 - 匿名，因为第二条、第四条和第五条患者信息仍然没有匿名。所以继续选取除"患者年龄"以外取值个数最大的一个准标识符，也就是取值个数为 3 的"患者住址"这个准标识符，然后对其进行泛化，得到最终结果（见表 4 - 3）。

表 4 - 3　　　　　　　　　　　　　最终结果

患者姓名	患者住址	患者年龄	病症
***	北京市	30 岁以上	糖尿病
***	北京市	30 岁以下	心脏病
***	北京市	30 岁以上	肺炎
***	北京市	30 岁以上	感冒
***	北京市	30 岁以下	发热

检查最终结果，发现每一个数据项都至少与一个数据项模糊，已经符合了 2 – 匿名的规则，所以可以作为最终结果。

（2）KACA 算法

使用 KACA 算法来实现 K – 匿名的大致过程如下。

将数据集中的所有的准标识符相等的记录记为成一个等价类。

while（1）
  {
    选取一个小于 k 的等价类，记为 C；
    计算 C 与所有其他等价类的距离；
    找到与 C 最接近的等价类，记为 C'；
    将 C 和 C' 通过泛化合并成一类；
    if（当前满足 K – 匿名）
      break；
  }

例如，处理表 4 – 4 中的数据（除了"病症"这一标识符），希望得到 2 – 匿名。

表 4 – 4   数据处理前

患者姓名	患者住址	患者性别	患者年龄（岁）	病症
***	北京市	男	10 ~ 20	糖尿病
***	北京市	男	10 ~ 20	心脏病
***	北京市	男	20 ~ 30	肺炎
***	上海市	女	20 ~ 30	感冒
***	上海市	男	20 ~ 30	发热

首先合并相同的等价类，第一条和第二条是等价类，记为等价类 A，第三条、第四条、第五条各为一个等价类，分别记为等价类 B、C、D。其中等价类 B、C、D 是不符合 2 – 匿名规则的，所以从中随机选择一个等价类，假设选择等价类 B，分别判断其与等价类 C 和 D 的距离。通过分析可知，等价类 B 和等价类 D 只有"患者住址"这个准标识符不同，而等价类 B 和等价类 C 有"患者住址""患者性别"两个准标识符不同。按照 KACA 算法，对两个相近的等价类进行合并，所以合并等价类 B 和等价类 D，得到中间结果（见

表 4 – 5）。

表 4 – 5　　　　　　　　　　　　　　　中间结果

患者姓名	患者住址	患者性别	患者年龄（岁）	病症
***	北京市	男	10 ~ 20	糖尿病
***	北京市	男	10 ~ 20	心脏病
***	*	男	20 ~ 30	肺炎
***	上海市	女	20 ~ 30	感冒
***	*	男	20 ~ 30	发热

记等价类 B 和等价类 D 合并后的等价类为 B′，仍有等价类 C 不符合 2 – 匿名，所以对等价类 C（第四条）进行选择合并，分析等价类 C 和等价类 A（第一条和第二条）和等价类 B′（第三条和第五条）的距离，可以发现等价类 C 和等价类 A 有"患者住址""患者性别""患者年龄"三个准标识符不同，而和等价类 B′ 只有"患者住址""患者性别"两个准标识符不同。所以应该选择等价类 B′ 同等价类 C 合并，即可得到符合 2 – 匿名的最终结果（见表 4 – 6）。

表 4 – 6　　　　　　　　　　　　　　　最终结果

患者姓名	患者住址	患者性别	患者年龄（岁）	病症
***	北京市	男	10 ~ 20	糖尿病
***	北京市	男	10 ~ 20	心脏病
***	*	*	20 ~ 30	肺炎
***	*	*	20 ~ 30	感冒
***	*	*	20 ~ 30	发热

关于选择相邻等价类的方法：对于数值类型的准标识符，如年龄信息，可以采用数值的差值体现距离。令 D 为有限数值域，任意数值 v_i，$v_j \in D$ 间的标准距离，具体计算公式如下：

$$\delta_N(v_i, v_j) = \frac{|v_i - v_j|}{|D|}$$

其中 |D| 表示域 D 的最大值与最小值之间的差值。

例如，有 20 岁、30 岁、35 岁三个患者的年龄数据，则使用上述公式可以得出 20 岁和 30 岁的距离为（30 - 20）／（35 - 20）= 0. 67；而 30 岁和 35 岁的距离为（35 - 30）／（35 - 20）= 0. 33。可知 20 岁和 30 岁两个患者年龄数据的距离相较 30 岁和 35 岁两个患者年龄数据的距离更远。

对于分类型的准标识符，如住址，可以使用分类树的高度体现距离。从抽象到具体为"中国""北京市""朝阳区""劲松街道"。令 D 为分类域，T_D 代表 D 上的分类树，具体计算公式如下：

$$\delta_C(v_i, v_j) = \frac{H(\Lambda(v_i, v_j))}{H(T_D)}$$

其中，任意数值 v_i，$v_i \in D$ 的两个分类，函数 $C(x, y)$ 代表 x，y 之间的标准距离，函数 $H(x)$ 代表 x 为根节点树的高度，$\Lambda(x, y)$ 函数表示 x，y 的最近祖先节点为根节点的子树。

4.3.3　电子健康服务

无处不在的云计算促进电子健康系统成为关键的服务交付模型，它迫切需要反映医疗健康系统即服务（HaaS）的观点。在这一观点的推动下，国内外各机构利用现有的云平台进行电子健康服务提供的研究。可以通过与多个外部系统联系进而发出准确的安全警报、进行病人监测等。云紧急医疗服务体系涵盖了各种各样的活动执行的时间，如打电话给救护车服务到急诊病患出院的时间，用于自动化收集患者重要数据的过程，采用连接到传统医疗设备的传感器网络，在医疗云中存储分发数据资源，为用户提供自动实时数据采集服务。电子健康系统服务交付模型如图 4 - 21 所示。

一、国外云电子健康系统应用案例

基于云的医疗成像服务，是为医疗专业人员建立的，可用于远程审查 X 射线、MRI（磁共振成像）和 CT 等医疗图像。基于云的面向移动设备或浏览器客户端的心电数据分析服务系统，可以将手机上的心电数据以一定频率上传到云平台，实现了心电数据增强等算法，实时触发心电图质量评价和心电参数提取，用于心电数据分析。心电图分析系统模型如图 4 - 22 所示。其基于 Spring 框架，使用了 HTML、Ajax 和 Java 服务器等技术。最终的应用程序使用亚马逊网络服务和亚马逊相关数据库服务，在 Amazon 云上部

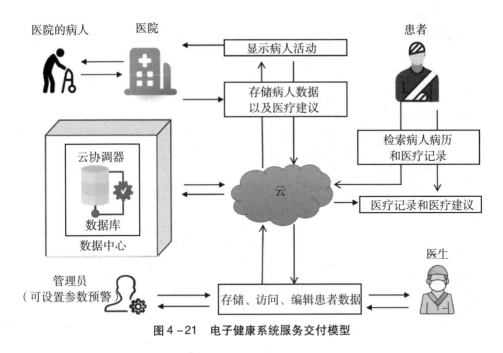

图 4 - 21 电子健康系统服务交付模型

署和测试。客户端和服务器之间的数据传输通过 HTTPS（超文本传输安全协议）来保证安全性。基于医疗云计算的电子健康系统的功能包括心电数据增强、心电图可视化、心电图质量评价、心电图测量和心电数据管理等。系统的总体功能如下：利用可穿戴心电图仪或其他设备采集心电信号，如果用户使用可穿戴的心电图设备，数据可以通过蓝牙自动传输到手机上；用户可以通过客户端访问云系统，心电图记录从客户端上传到网络服务器；对心电图的整体质量进行评估；在线查看心电图记录；估计心率和 RR 间期等关键参数；用户可以浏览自己以前的心电图记录；患者可以将选定的心电图提交给卫生专业人员进行诊断；医生可以查看在自家机构注册的用户的记录；医生可以对病人做出暂时性决定，并通过隐藏病人个人信息的方式征求同事的意见；一旦医生做出最终决定，相关患者将立即获得结果；医生还可以上传参考心电图（开源），供患者、同行医生、科学家用于教育和研究。

二、国内区域医疗云服务平台案例

区域医疗云服务平台以云数据中心基础设施为基础，构建大型医疗私有

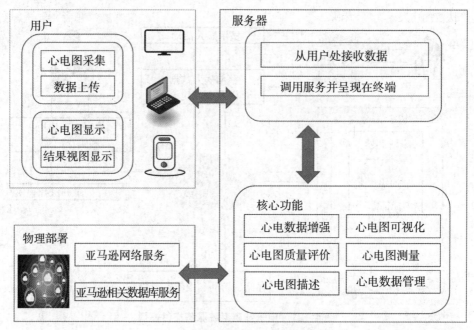

图4-22 心电图分析系统模型

云，拼接大型医院、社区医院和其他基层医疗机构的信息，这些机构按照统一标准将各自的医疗数据交换和共享。在医疗数据共享的基础上，对社区诊断、分级诊断、多向转诊、医疗一卡通等服务进行资源共享。同时，区域医疗云服务平台为医保社保、疾控中心、商业保险等机构提供外部接口，方便信息和数据交换。通过区域医疗云平台，医疗卫生管理部门可以更全面掌握区域诊疗、疾病控制、健康和财务信息，这些都是区域医疗云服务平台未来规划的重要内容。此平台建立了一个公众可以通过互联网访问的网站，用户可进行预约挂号、医疗信息查询等。

区域医疗云服务平台的建立将给传统医疗模式带来革命性的变化。由于区域医疗云服务平台不断发展，一些信息系统与之结合，可以动态实时共享患者的信息，如个人电子健康档案，可以记录居民健康状态的各个环节。区域医疗云服务平台（见图4-23）分为两部分：用户终端和服务端。用户终端是用户进入平台的入口，根据不同用户的实际需求，用户终端分为六个部分：患者终端、个人医生终端、医疗机构终端、行业协会终端、医疗局终端和后台管理员终端。每个部分独立分布，并有自己的空间。为每个终端配置不同的服务。服务端包括管理端和功能端。管理端主要实现了服务发布、服务访问、服务搜索的功能。功能端主要包括在线注册、异地诊疗、用户健康档案、医患咨询、数据分析、医疗行业信息公示六大核心功能。平台会根据医院的情况开放自主权，以便在使用初期尽快将医疗资源转移到平台上，医疗机构可以根据自身情况逐步开放医疗服务。

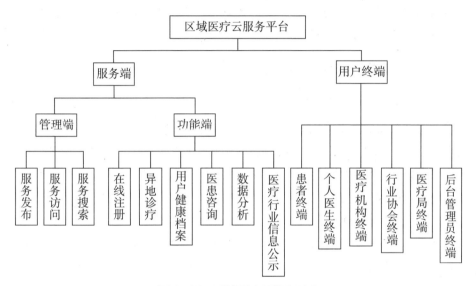

图 4-23　区域医疗云服务平台

4.4　医疗云计算存在的问题

随着医疗云计算技术的不断成熟，其优势不断显现，但是在实际医疗服务应用中仍然有部分问题待解决，如医疗云服务成本问题、医疗数据存储保护问题和医疗云计算发展不均衡问题等。

一、医疗云服务成本问题

IDC（国际数据公司）研究表明，2018 年中国医疗云 IT 总支出超 50.5 亿元，2023 年预计达到 168.8 亿元，2018—2023 年复合年增长率为 27.3%。一方面，云计算技术的主体仍然是技术服务提供商，这直接增加了应用成本。许多中小型医院负担不起构建医疗云计算服务系统所需的投资成本，如采购和维修医疗设备的成本。许多经济不发达地区的医院只能使用没那么先进的医疗系统，制约了智慧医疗的发展。另一方面，医疗云计算服务企业在实现信息集成时，很难集成来自不同开发者的软件，同时软件在交付到云之前需要进行测试。医疗机构无法估算这两项流程产生的医疗费用；软件兼容性成本问题也亟待解决，为了将现有的大型医疗云信息系统迁移到云上，同时保证系统稳定运行，需要确定操作系统和数据库的版本，因为一些医疗应用可能不具备在医疗云上运行的条件。

二、医疗数据存储保护问题

例如，患者图像数据通常保存 15 年或更长时间，多达几百 TB 甚至更大的医学影像资料，提高了对数据的存储要求。另外医疗数据自身具备特殊性，需要保证其隐私性、完整性和真实性。病例不仅具有姓名、年龄、发现时间、咨询医生信息等结构化数据，还具有诊断报告、诊疗意见等非结构化数据，对健康数据的保护尤为重要。存储层面临的主要威胁包括恶意攻击者窃取和篡改医疗系统中存储的数据、不同逻辑上的物理相邻文件块混淆，用户误操作或恶意攻击导致数据丢失，它们都将影响医疗健康数据使用。医疗云存储系统需要使用数据可恢复性证书和数据所有权证书协议技术来保护医疗数据完整性，并在数据丢失后进行恢复；利用可用性保护技术设计安全高效的存储系统，使大规模数据能够被高效访问。在医疗云计算环境下，医疗数据存储还将面临外部攻击和物理设备损坏风险。外部攻击可能会窃取或修改存储的数据，物理设备损坏将导致某些数据丢失。

三、医疗云计算发展不均衡问题

各区域之间医疗信息化建设水平不一致，主要表现在三方面：一是一、二线城市信息化发展迅速，而三、四线城市信息化发展相对缓慢；二是城镇公立医院的建设与信息化水平普遍超过县城；三是内陆医院信息化管理水平不如沿海地区医院，且部分基层医疗机构只设有门诊收费、医师工作站等基本医疗平台，覆盖面受限。医疗从业人员综合水平参差不齐。基层医疗服务设施信息化管理能力相对薄弱，基础诊疗设备人员对信息化建设的认识不够，又缺少相关信息化应用人员，信息化应用技术水平不高，数据录入的服务质量有待提升。缺少对信息系统的综合、分析和判断能力，导致信息系统的预测、预警和业务决策功能失灵。此外，工作人员对业务软件的操作不规范，对医疗数据录入不全面、不准确、不真实等问题导致医疗数据分析不够精确。基层的医疗机构对于信息化工作的开展不够广泛，大多只建立关键业务的信息平台。基层信息化水平不高是医疗建设中亟待解决的问题。在一定范围内开展双向转诊、远程问诊、远程医疗教育可有效提高基层的医疗卫生业务能力，这都离不开信息化手段的支撑。因此必须做好顶层设计，建立全国统一的技术规范，进一步完善基础信息化建设，形成地方医院的信息化服务网络平台，建立地方医院联盟，以提高医院的服务质量和能力。

4.5 医疗云计算的发展趋势

在云计算的技术支持下智慧医疗会持续发展，对于提升医院技术水平、提高医院工作效率、丰富医院业务、提高医院资源利用率具有很大的帮助。因此，必须做好算法、技术研究，做好技术公司、医院、疾控部门间的协作。建立起具备更强大功能的云端平台，以解决智慧医院应用需求，从而引导更多的开发者采用云端数据开发新应用，打造更加人性化的医院服务。医疗云计算不只体现在医疗机构通过云计算提供应用服务上，还体现在基于医疗云的新技术的应用上，如医疗 AI 辅助诊断应用、医疗增强现实（XR）应用等；同时推动医疗保险支付、医药研发流通等全面医疗服务创新转型。从医疗卫生经济学的角度看，医疗云计算加快了医疗信息化的建设。

一、实现医疗数据的跨区域共享

针对医院业务隔离的需要，在医疗社区云中完成医院信息系统即服务和医院信息系统集成即服务的医院信息系统交付模式。然而，医院之间的信息交流和共享问题也亟待解决。在医疗社区云中，此问题被转化为内部资源共享问题。智慧医疗云服务解决了传统医疗模式中病人信息受到物理限制的问题，各类医疗机构能通过云平台进行信息交换，避免医疗数据产生"信息孤岛"。

基于医疗云平台技术，各医院应该采用一致的存储协议，统一管理患者信息，这不仅有利于跨区域医疗建设，也提高了医疗工作者的效率。医生可以通过数据库查询到更多患者的病历，避免医疗数据的浪费。医院之间可以轻松实现基于各种医疗信息交换标准的信息交换和共享。

通过授权，用户可以实时获取相关医疗信息。对各种医疗数据进行统计和分析，帮助医务人员提出合理的诊断建议。此外，借助医疗云计算平台，医疗数据标准统一共享，减少误判、误诊等医疗问题。未来医疗云计算平台的应用，可以使各个医疗单位的数据能够拼接共享，让数据发挥更大的价值。

二、解决医疗服务单一的问题

在智慧医疗云平台的支持下，医疗信息更新更快，也可以促进医疗服务优化迭代，解决医疗服务单一问题。发展医疗云计算，构建医疗云服务平台，可以促进完善的基础医疗服务体系建设，如实现远程诊断、远程挂号预约等。第三方开发者也可以根据平台的服务接口和数据，构建个性化医疗服务，满足医疗服务市场细分的需求，进而吸引更多开发者加入智慧医疗服务、丰富医疗平台应用。

未来，智慧医疗云仍会提供给用户各类医疗服务（见图 4-24），通过医院内部的私有云、跨网络的混合云或者公有云向医疗合作机构、社区医疗机构等提供电子健康服务。

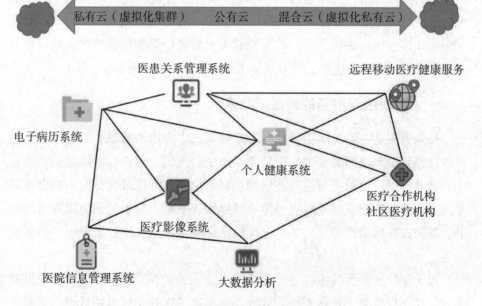

图 4-24　智慧医疗云中各类医疗服务

三、提升医疗服务的可用性

对于海量医疗数据的管理以及平台服务是目前医疗云计算发展的主要方面。伴随着数据逐渐积累，云计算服务平台要具有高可扩展性。此外，智慧医疗云平台的存储层对于各类访问需求都应该适应，能达到实时应用，比如挂号收费系统，基本是对于少量医疗数据读写，因此对于后端的存储来说应该实现数据快速读写；对于更加复杂的医疗应用程序，比如对病历数据进行挖掘，不仅需要对大量数据进行读写，还应该要求后端存储能够对高通量读取。最重要的一点是医院的医疗数据与群众的生命健康有关，因此在未来的发展中必须保证智慧医疗云平台的高容错性和高可用性。

同时应该推动云计算在区域医疗中的广泛应用，这可以有效缓解我国医疗卫生资源短缺的问题，逐步满足快速增长的卫生需求，缓解卫生供需矛盾，逐步实现卫生服务公开、公平、公正。借助云计算服务平台，建立标准统一的电子健康档案，全面监控个人健康状况，增强个人健康管理的积极性，变被动为主动，以最小的投资获得最大的健康回报，保持良好的健康状态。同时可以利用六西格玛管理模型实现基于云平台的智慧医疗产业循环链。

四、推动进入 5P 医学时代

随着医疗云计算等技术的发展，智慧医疗提供了诸多不同于传统医疗的服务，这具有重要意义，有利于医疗卫生服务与互联网平台进一步融合，促进医疗模式发生巨大变化。人们将会进入 5P 医学时代，5P 即预防性、预测性、个体化、参与性和精准医疗，能够准确预测消费者所需的医疗资源，实现完善宏观医疗卫生资源分配。

未来，随着 5P 理论在医疗云中的不断应用，全过程的健康管理模式将取代传统的疾病诊疗模式，人们可以预测自身病情并及时采取措施，进而减少治疗过程中的痛苦。基于医疗云平台的诊治技术也将有一个前所未有的发展空间。

参考文献

[1] 许子明，田杨锋．云计算的发展历史及其应用［J］．信息记录材料，2018，19（8）．

[2] 陈全，邓倩妮．云计算及其关键技术［J］．计算机应用，2009，29（9）．

[3] 何宇红，熊勇，尚武．利用云计算打造智慧医疗管理模式［J］．医学信息学杂志，2016，37（4）．

[4] 董晓霞，吕廷杰．云计算研究综述及未来发展［J］．北京邮电大学学报（社会科学版），2010，12（5）．

[5] 钟全德．浅析企业云计算架构规划［J］．电脑知识与技术，2018，14（1）．

[6] 白雲．基于 SOA 架构的智慧医疗云服务系统、架构及其实现［D］．北京：北京工业大学，2020．

[7] 李静燕．计算机云计算及其实现技术分析［J］．石河子科技，2020（6）．

[8] 高汉松，肖凌，许德玮，等．基于云计算的医疗大数据挖掘平台［J］．医学信息学杂志，2013，34（5）．

[9] 杨欢．医疗云服务平台的研究与实现［D］．包头：内蒙古科技大学，2019．

[10] 许敏．基于云计算的医院信息技术平台的构建与研究［D］．厦门：厦门大学，2014．

[11] 张咏梅．基于云计算的电子健康档案平台构建研究［J］．黑龙江档案，2021（4）．

[12] 姚琴．面向医疗大数据处理的医疗云关键技术研究［D］．杭州：浙江大学，2015．

[13] 王懋强．基于云计算的农村基本医疗信息系统的研究与实现［D］．泰安：山东农业大学，2019．

[14] 倪明选，张黔，谭浩宇，等．智慧医疗——从物联网到云计算［J］．中

国科学：信息科学，2013，43（4）．

[15] 马锡坤，韩雄，史兆荣，等．南京军区"医云工程"建设需求分析
[J]．中国数字医学，2013，8（5）．

[16] 林亚忠，吴光珍，许敏等．南东军区"医云工程"实施中的问题与对策
[J]．中国数字医学，2013，8（5）．

[17] 陈一君，韩雄，沈晓明，等．南京军区"医云工程"设备选型与论证
[J]．中国数字医学，2013，8（8）．

[18] VOUK M A. Cloud Computing – Issues，Research and Implementations [C] //
ITI 2008 – 30th International Conference on Information Technology Inter-
faces. New York：IEEE，2008.

[19] FIGUEIREDO R，DINDA P A，FORTES J. Resource Virtualization Renais-
sance [J]．Computer，2005，38.

[20] MARSTON S，LI Z，BANDYOPAAHYAY S，et al. Cloud computing—The
business perspective [C] //2011 44th Hawaii International Conference on
System Sciences. New York：IEEE，2011.

[21] VENKATESH T，PREMKUMAR N，SIVAGURU G. Efficient Cloud Platform
Providing an Omnipresent Healthcare Services [J]．International Journal of
Research in Engineering & Advanced Technology，2013，1（5）．

[22] GUO L J，CHEN F X，CHEN L，et al. The building of cloud computing en-
vironment for e – health [C] // 2010 International Conference on E – Health
Networking Digital Ecosystems and Technologies（EDT）．New York：
IEEE，2010.

[23] TENG C C，MITCHELL J，WALKER C，et al. A medical image archive so-
lution in the cloud [C] // 2010 IEEE International Conference on Software
Engineering and Service Sciences. New York：IEEE，2010.

[24] YANG C T，CHEN L T，CHOU W L，et al. Implementation of a medical
image file accessing system on cloud computing [C] //2010 13th IEEE In-
ternational Conference on Computational Science and Engineering. New York：
IEEE，2010.

[25] KAUFMAN L M. Data security in the world of cloud computing [J]．IEEE
Security & Privacy，2009，7（4）．

［26］ZISSIS D, LEKKAS D. Addressing cloud computing security issues ［J］. Future Generation Computer System, 2012, 28 (3).

［27］BAKKER R, BARBER B, TERVO – PELLIKKA R. Communicating health information in an insecure world ［EB/OL］. ［2021 – 12 – 21］. https: // pubmed. ncbi. nlm. nih. gov/9044898/.

［28］FERNÁNDEZ – ALEMÁN J L, SEÑOR I C, LOZOYA P Á O, et al. Security and privacy in electronic health records: a systematic literature review ［J］. Journal of Biomedical Informatics, 2013, 46 (3).

［29］WIN K T, SUSILO W, MU Y. Personal Health Record Systems and Their Security Protection ［J］. Journal of Medical Systems, 2006, 30 (4).

［30］AGRAWAL R, JOHNSON C. Securing electronic health records without impeding the flow of information ［J］. International Journal of Medical Informatics, 2007, 76 (5 – 6).

［31］ELGER B S, IAVINDRASANA J, IACONO L L, et al. Strategies for health data exchange for secondary, cross – institutional clinical research ［J］. Computer methods and programs in biomedicine, 2010, 99 (3).

［32］STONEBRAKER M. SQL databases v. NoSQL databases ［J］. Communications of the ACM, 2010, 53 (4).

［33］NARAYAN S, GAGNÉ M, SAFAVI – NAINI R. Privacy preserving EHR system using attribute – based infrastructure ［C］ //Proceedings of the 2010 ACM workshop on Cloud computing security workshop. New York: Association for Computing Machinery, 2010.

［34］BENALOH J, CHASE M, HORVITZ E, et al. Patient Controlled Encryption: Ensuring Privacy of Electronic Medical Records ［C］ // Proceedings of the 2009 ACM workshop on Cloud computing security. New York: Association for Computing Machinery, 2009.

［35］ARDAGNA C A, DI VIMERCATI S D C, FORESTI S, et al. Access control for smarter healthcare using policy spaces ［J］. Computers& Security, 2010, 28 (8).

［36］QUANTIN C, JAQUET – CIFFELLE D O, COATRIEUX G, et al. Medical record search engines, using pseudonymised patient identity: An alternative to centralised medical records ［J］. International Journal of Medical Informatics, 2011, 80（2）.

［37］ JIN J, AHN G J, HU H X, et al. Patient – centric authorization framework for electronic healthcare services ［J］. Computers & Security, 2021, 30（2 – 3）.

［38］ BARBER B, GARWOOD D, SKERMAN P. Security in Hospital Information Systems Security ［J］. International Journal of Bio – Medical Computing, 1995, 39（1）.

［39］ SULTAN N. Making use of cloud computing for healthcare provision: Opportunities and challenges ［J］. International Journal of Information Management, 2014, 34（2）.

［40］ JAFARI M, SAFAVI – NAINI R, SAUNDERS C, et al. Using digital rights management for securing data in a medical research environment ［C］// Proceedings of the tenth annual ACM workshop on Digital rights management. New York: Association for Computing Machinery, 2010.

［41］ 林亚忠，韩雄，吴光珍，等. 南京军区“医云工程”信息安全管理模式的研究与实践 ［J］. 中国数字医学，2013，8（8）.

［42］ 蔡佳慧，张涛，宗文红. 医疗大数据面临的挑战及思考 ［J］. 中国卫生信息管理杂志，2013，10（4）.

［43］ 房晶. 云计算的虚拟化安全和单点登录研究 ［D］. 北京：北京交通大学，2012.

［44］ 王群，李馥娟，钱焕延. 云计算身份认证模型研究 ［J］. 电子技术应用，2015，41（2）.

［45］ 冯朝胜，秦志光，袁丁. 云数据安全存储技术 ［J］. 计算机学报，2015，38（1）.

［46］ 褚含冰. 云计算访问控制技术研究综述 ［J］. 赤峰学院学报（自然科学版），2019，35（10）.

［47］ 陈潋. 面向糖尿病的临床大数据分析研究与应用 ［D］. 上海：东华大学，2016.

［48］ 李伟明. 基于 ECC 的无线身份认证和秘钥协商协议 ［J］. 广东公安科技，2003（2）.

[49] 章雨晨，陈敏. 健康医疗大数据分析方法体系框架及应用研究 [J]. 中国数字医学，2021，16（1）.

[50] 郑月，李小溪，方洁旋，等. 智慧健康管理系统开发与应用前景 [J]. 医学信息学杂志，2014，35（1）.

[51] AGRAWAL R，JOHNSON C. Securing electronic health records without impeding the flow of information [J]. International Journal of Medical Informatics，2007，76（5−6）.

[52] HU J K，CHEN H H，HOU T W. A hybrid public key infrastructure solution（HPKI）for HIPAA privacy/security regulations [J]. Computer Standards & Interfaces，2010，32（5−6）.

[53] KAUR P D，CHANA I. Cloud based intelligent system for delivering health care as a service [J]. Computer Methods and Programs in Biomedicine，2014，113（1）.

[54] 王磊，郭旭升. 云计算对医疗信息化成本的影响研究 [J]. 信息安全与技术，2012，3（7）.

[55] 张爽. 智慧医疗云平台发展前景 [J]. 中国新通信，2021，23（4）.

第5章 医疗知识图谱关键技术及应用

5.1 知识图谱的基本概念

知识图谱是一种典型的多边关系图，其构成包括节点以及连接两个相关节点的边。节点既可以是一辆车、一架飞机等实体，也可以是一个概念，如疾病、学校等。边可以是实体间的关系，如师生、亲戚等，也可以是实体的属性，如名字、年龄等。知识图谱的早期理念源自语义网，目标是将以文本链接形式构建的万维网化作以实体链接形式构建的语义网。

1998 年，Tim Berners - Lee 提出语义网这一概念。语义网是一种以图和链接组合形成的网状结构，该结构中的图节点表示当前客观世界中真实存在的组织、人物等实体，链接中则包含了对关联节点的描述，用于表示关联实体之间的关系（如出生于、效力于等）。从本质上讲，区别于传统形式的网页，语义网是数据与数据互联，即数据互联网。语义网出现后，诸多语义知识库随之出现，例如 IBM（国际商业机器公司）的 DBpedia 和 YAGO，亚马逊的 True Knowledge 以及苹果的 Wolfram Alpha 等。2012 年谷歌公司基于 Freebase 正式推出了被称为知识图谱的一种搜索引擎服务，知识图谱这一概念被正式提出。自此，知识图谱逐步被应用于基于语义的信息检索、智能问答、辅助决策、机器阅读等领域，开始成为人工智能发展的核心推动力。

根据应用领域和覆盖广度不同，知识图谱被划分为通用性知识图谱和领域性知识图谱。通用性知识图谱的构建目标在于尽可能多融合实体，扩大覆盖范围，相比应用于特定领域的领域性知识图谱，其知识较为驳杂，精准度往往不高，因此一般主要应用于搜索领域。而领域性知识图谱的构建基于特定领域的数据，因此解决特定领域任务的精准度一般较高。

知识图谱的通用表示是一种三元组结构，即 $G = (Entity_{head}, Relation, Entity_{tail})$，$Entity_{head}$ 表示三元组 G 中的头实体，$Entity_{tail}$ 表示 G 中的尾实体，$Relation$ 为两个实体之间的关系。其中 $Entity = \{e_1, e_2, \cdots, e_n\}$ 表示实体的集合，n 表示包含了 n 种实体的概念，实体之间的关系集合表示为 $Relation = \{r_1, r_2, \cdots, r_m\}$，其中存在的关系数量为 m 种。

知识图谱是事物关系的可计算模型（见图 5 – 1），其目的是从海量的数据中识别、发现和推断事物之间存在的复杂关系。知识图谱的构建与应用需要借助多方面的技术，如自然语言处理、深度学习等。

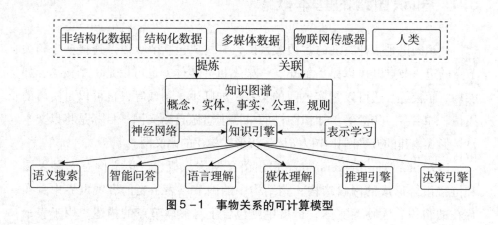

图 5 – 1　事物关系的可计算模型

5.2　医疗知识图谱的关键技术

医疗知识图谱是知识图谱在医疗领域的重要应用和延伸，属于领域性知识图谱，主要根据医学数据进行构建。大规模的医疗知识图谱的构建及其应用涉及诸多的自动化智能信息处理技术，包括知识抽取、知识融合、知识推理等多个方面。一般的流程如下：先通过知识抽取从一些半结构化或非结构化的医疗数据中提取医疗相关实体、实体间关系、实体属性等知识元素；然后通过知识融合去除相同知识元素间的歧义，对构建的知识图谱进行质量提升；知识推理则是在构建好的知识图谱上进一步挖掘隐藏的知识，以进一步对知识库进行扩充。下面对这些关键技术进行详细介绍。

5.2.1 知识抽取

知识抽取的主要目标就是自动化提取异源、异构的数据中的知识，并将其存入到知识图谱中。知识抽取涉及的异构数据包括固定格式存储的结构化数据（如数据库）、混合格式存储的半结构化数据（如表格）以及没有固定格式存储的非结构化数据（如纯文本数据）。针对异源、异构数据的知识抽取，用到的关键技术及需要解决的技术难点也存在区别。现有的大多数知识抽取技术是针对非结构化数据处理提出的。

20 世纪 70 年代末，基于自然语言处理领域，人们提出了知识抽取这一概念。知识抽取的主要目标是自动化从文本中发现和抽取知识信息，将不同文本中的碎片信息归一化合并，结构化非结构化的数据。知识抽取涉及的子任务主要有三个：命名实体识别、实体关系抽取和事件抽取。

一、命名实体识别

命名实体识别（NER）被用于从文本中抽取出实体信息，例如人口基本统计信息、组织名称、国家名称等。作为知识抽取的基础，NER 是完成诸多自然语言处理任务的基石。NER 需要首先对文本中存在的实体信息进行识别和定位，然后将其映射到预定义的类别中。

医疗命名实体识别是 NER 在医学领域的重要应用和延伸，旨在识别医学文本数据中的重要医疗实体（如疾病、症状等）。例如，给定一条医疗文本“患者产后诊断为妊娠期糖尿病”目标是找出该文本中所包含的医疗实体，如图 5-2 所示，其中“妊娠期糖尿病”是需要识别并归属于“疾病”类别的实体。

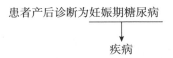

图 5-2 医疗命名实体识别任务实例

医疗命名实体识别的相关研究开展的时间较早，至今人们已经提出了诸多的方法。从时间角度来看，这些方法可以被划分为基于词典和规则的方法、基于统计机器学习的方法和基于深度学习的方法。

（1）基于词典和规则的方法

基于词典和规则的方法提出较早，其主要通过人工编写规则的方式与医疗词典进行匹配，实现医疗实体的识别。这种方法首先需要获取大量的医疗专业术语来构建医疗词典，并通过医学领域的专家来手工编制规则，再利用规则将医疗文本与医疗词典进行循环匹配判断，来实现医疗实体的识别。在小数据集上，如果词典的覆盖范围较大，同时规则考虑足够全面，该方法能够达到很高的识别精度，但缺点在于词典和规则集无法实现数据全覆盖，需要人工参与词典和规则集的实时扩充，构建周期漫长，浪费大量的人工和时间成本。且此方法的移植性较差，很难泛化。

（2）基于统计机器学习的方法

基于统计机器学习的方法是对模型进行监督和半监督训练，以全部带标记或一部分带标记的医疗数据集对模型进行训练，以帮助模型对医疗文本中与医疗相关的实体进行自动标注。隐马尔可夫模型（HMM）、最大熵模型（MaxEnt）及条件随机场（CRF）模型等在医疗命名实体识别中应用较多。这些常用的方法会将命名实体识别任务当作一种序列标注问题，而不是一种对文本中存在的实体进行分类的问题来对待，其区别在于序列标注问题中的所预测分类的标记既关联于模型所输入的特征，又关联于当前所输入的文本中之前已经预测分类好的标记，也就是说序列标注问题中的预测分类标记之间存在关联，且它们之间是一种强关联性关系，而分类问题的标签预测一般只关联于当前输入的特征。针对医疗命名实体识别任务，基于统计机器学习的方法进行模型构建主要包括数据集实体标签预标注、学习特征预定义以及模型训练三方面工作。

1）数据集实体标签预标注

数据集实体标签预标注是模型构建过程中的最基本工作。较为常用的是BIO 和 BIOES 这两种数据标注模式。在 BIO 标注模式中，B 表示文本中所存在的实体的名称中的首字或首词，I 表示实体名称中首字或首词的后续字或词，O 表示当前的字或词没有在任何实体名称中出现。而在 BIOES 标注模式中，除了 B、I、O 与 BIO 标注模式中的含义相同外，继续追加了实体的结尾字或词（E）以及单个字或词就是一个实体（S）。表 5 - 1 根据一条医学文本"心率齐，腹膨隆，无病理性杂音。"分别展示了 BIO 标注模式和 BIOES 标注模式下的医疗实体标注示例。

表 5 - 1　　　　　　　　　　　　医疗实体标注示例

	心	率	齐	，	腹	膨	隆	，	无	病	理	性	杂	音	。
BIO 标注模式	B	I	B	O	B	B	I	O	O	B	I	I	I	I	O
BIOES 标注模式	B	E	S	O	S	B	E	O	O	B	I	I	I	E	O

2）学习特征预定义

上述工作完成后，一个字或词的一组特征需要送入统计机器学习模型中进行计算，这些特征可以是字符特征、词语特征、词典特征、文档级特征等。字符特征包括字的字形、偏旁部首等特征。词语特征包括当前词语的词性、情感等特征。词典特征则关联于对外部词典的具体定义规范，如被定义为包含情感语义的情感词典等。文档级特征则可以是文档中同一个字或者词语出现的频率、共现次数等。基于统计机器学习的方法的命名实体识别的最终性能与预先定义的特征有较大的关联，因此不同的算法使用的特征有所区别。

3）模型训练

以 CRF 模型为例，该模型的基本原理是输入给定的一组随机变量，得到另一组随机变量所输出的条件概率的分布情况。在被应用到 NER 的 CRF 模型（见图 5 - 3）中，线性 CRF 模型极为常用。图 5 - 3 中 $C = [C_1, C_2, \cdots, C_n]$ 代表标记序列，观测序列 $E = [E_1, E_2, \cdots, E_n]$ 为待标注序列。

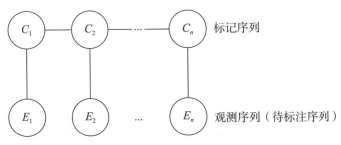

图 5 - 3　CRF 模型

在训练数据给定情况下，CRF 模型可以通过极大似然估计，计算得到条件概率模型。当对新数据进行标注时，给定输入序列 $E = [E_1, E_2, \cdots, E_n]$，模型会输出使条件概率 $P(C \mid E)$ 最大化的 C^*（输出序列）。

（3）基于深度学习的方法

自然语言处理在深度学习领域得到了非常多的应用。基于深度学习的方法不再需要像基于统计机器学习的方法那样人工进行特征识别，真正意义上实现了端到端识别，可以直接将文本中的字或者词作为输入量，经过处理，输出的结果即为所需要的标注结果。卷积神经网络（CNN）、循环神经网络以及引入注意力机制的深度学习模型等是被广泛应用在医疗命名实体识别的模型。这些深度学习模型基于文本中字或词的表示，将其作为输入信息，通过编码的形式将初始输入和上下文信息进行编码，得到新的表示，最后送入CRF 模型得到最终的文本标注结果。

图 5-4 展示了 CAN-NER 模型架构，其是 Zhu 等人提出的。CAN-NER是典型的将 CNN、双向门控循环单元（GRU）和注意力机制相结合的名实体识别模型，该模型基于通用领域数据进行构建，也可以基于领域性数据进行训练从而应用于医学领域。CAN-NER 自上而下分别是字符特征嵌入层、卷积注意力层、GRU 层、全局注意力层和 CRF 层。句子中所有字符的向量表示由字符特征嵌入层完成，主要是通过词向量学习模型生成，是卷积注意力层的输入内容。卷积注意力层由 CNN 和注意力机制构成，用来提取字符间的局部特征，同时通过注意力机制来分配注意力权重，以区分局部特征的重要性，然后将其输出作为 GRU 层的输入信息，用于全局语义特征提取。全局注意力层通过分配注意力权重，对全局特征的重要性进行区分。GRU 层的输出信息将和全局注意力层分配的注意力权重进行加权，送入 CRF 层并对输入的序列进行标记，得到最终的最优输出序列。经过实验对比，CAN-NER 模型取得较好的结果。

二、实体关系抽取

在 1998 年 MUC-7（第七届信息理解会议）上被首次提出的实体关系抽取主要用来将文本中无关的混乱的无结构化信息转换为有序的结构化信息从而存储在知识库中，为后续的智能检索以及分析语义提供有力支持。研究人员可以使用关系抽取技术实现将结构化的格式统一的文本从无结构化文本中

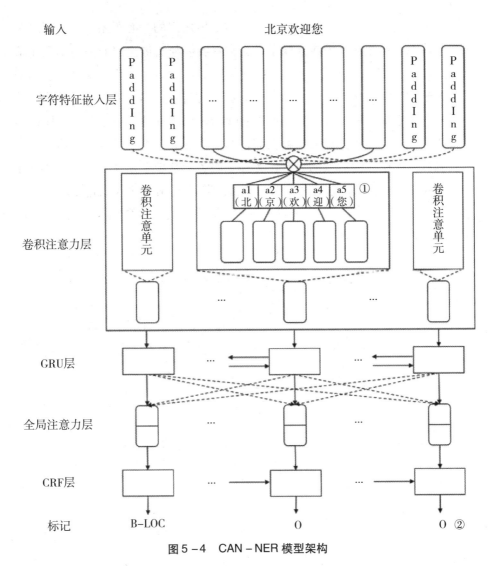

图 5 – 4   CAN – NER 模型架构

抽离出来，用于数据的处理；也可以将实体与分析后的多个实体之间的语义进行关联，实现知识数据库的自动构建；还可以通过对用户检索的语义进行分析，进而提高搜索引擎的查询效率。因此，关系抽取技术的理论研究极具价值，而且具有非常广阔的实际应用意义。

---

① 均代表字符嵌入。
② B – LOC 中 B 代表实体的开关，LOC 代表实体所属的类型。O 代表非实体且不属于任何类型。

本书中的关系通常指代本文中实体与实体之间的相互联系，如语义之间的相互联系、语法之间的相互联系。通常将实体与实体之间的关系用三元组 $<E_1,R,E_2>$ 来表示，其中实体之间的类型用 E_1 和 E_2 进行表示，R 代表的是关系描述的类型。从自然语言文本中识别并且判断实体与实体之间的特定关系是实体关系抽取的主要目的。首先对数据进行预处理，利用命名实体识别模型提取文本中的实体和关系触发词，然后进行关系判别，将提取的三元组存储到数据库中，为后续的下游任务提供服务。基于上述说明，关系抽取任务总共包含三个模块，包括两个数据预处理模块（命名实体识别模块和关系触发词识别模块），以及一个最终关系判定模块（关系抽取模块）。图 5-5 展示了关系抽取系统框架。

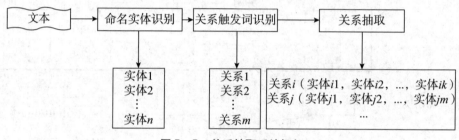

图 5-5　关系抽取系统框架

经过整理和总结，以关系抽取发展的历程为主线，可以将关系抽取方法分为三大类：基于字典和规则的关系抽取方法，基于传统机器学习的关系抽取方法以及基于深度学习的关系抽取方法。

（1）基于字典和规则的关系抽取方法

关系抽取方法需要提前运用语言学知识定义人工构造语义规则和语义法。而由集合所构成的词语、词性或者语义又定义了这些规则的基础。关系抽取过程的分类是通过对处理过程与模式进行判定完成的。

在基于字典和规则的关系抽取方法使用中，通常只需要添加能够表明实体与实体之间关系的动词对字典进行扩容即可。一般只需要通过词典中的动词及其之间的关系以及字符串匹配算法判定文本中的实体，来完成抽取任务。该方法曾以高效、设计简单的特点，激发了研究人员的广泛研究兴趣。

但该方法的弊端十分明显，领域性限制比较大，字典和规则不可能被穷举，也不可能实现全覆盖，每当出现新的关系或新的领域时，就需要对字典和规则进行维护，这需要消耗大量的时间和人工成本。

（2）基于传统机器学习的关系抽取方法

由于研究方法简单、思路明确，基于传统机器学习的关系抽取方法性能十分优越，替代了基于字典和规则的关系抽取方法，得到广泛应用。基于传统机器学习的关系抽取方法主要分为基于监督学习、基于半监督学习以及基于无监督学习的关系抽取方法三类，在一定程度上实现了自动化，模型的抽取精度相比基于字典和规则的关系抽取方法有明显提高，且一定程度上突破了领域限制。

基于传统机器学习的关系抽取方法主要由两个过程所构成——学习过程以及预测过程，其处理流程如图 5-6 所示。

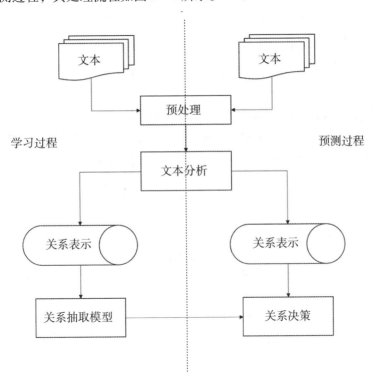

图 5-6　基于传统机器学习的关系抽取方法的处理流程

1）基于监督学习的关系抽取方法

基于监督学习的关系抽取方法，一般需要预先定义实体间关联关系的种类，然后通过人工标注建立数据集。关系抽取任务可以被视为一种对关系进行分类的问题。基于监督学习的关系抽取方法一般使用标注后的数据对分类器进行训练，然后通过分类器对待选实体进行关系类别预测，简单的二元关系抽取分类的计算方法如下。

$$F(S) = \begin{cases} 1, S \text{为预测的目标关系} \\ -1, \text{其他} \end{cases}$$

其中包含实体关系的文本可以被表示为 $S = \{w_1, w_2, \cdots, w_j, \cdots, e_1, e_2, \cdots, e_j\}$，$e_j$ 是实体所属类型，w_j 是关系触发词，F 是关系的预测分类器。

基于特征向量抽取的方法是较为流行的一种基于监督学习的关系抽取方法，此种方法主要基于在关系实例中提取词汇特征、语句特征、语义特征等多种不同类型的特征向量。特征向量的抽取流程一般如下。

第一，根据数据集中的数据信息来确定适当的特征。

第二，对所选取的特征进行重要性区分，即对特征分配不同的重要性权重。

第三，挑选合适的分类器训练特征向量，得到关系抽取模型。

2）基于半监督学习的关系抽取方法

此方法能够一定程度上解决人工标注的成本问题，其可以通过对少量数据进行标注以及相应的学习算法对海量的数据进行标注，这样不仅可以有效减少对标注数据的依赖，更可以有效减少人工参与，其因性能优越被应用于大规模数据的关系抽取任务当中。基于半监督学习的关系抽取方法的处理过程如图 5-7 所示。

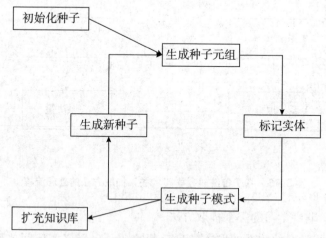

图 5-7　基于半监督学习的关系抽取方法的处理过程

3）基于无监督学习的关系抽取方法

基于监督学习和基于半监督学习的关系抽取方法都有局限性，如在规模较大的预料中无法预知所有实体与实体之间的关系类型，由此基于无监督学习的关系抽取方法被提出。基于无监督学习的关系抽取方法是将大规模的数据自底向上抽取实体与实体之间的关系。此种方法首先通过聚类的思想将上下文相似的文本凝聚成一类，然后选取适当的词语对其关系进行标记，再自动化地实现实体与实体之间关系的抽取。

2004 年 Hasegawa 等人提出根据上下文的相似性进行关系判断这一假设，并基于无监督学习对实体间关系进行抽取。基于无监督学习的关系抽取方法的一般流程如下。

第一，获取文本中存在的命名实体及实体所处的上下文信息。

第二，基于聚类方法对存在相似性的命名实体进行聚类。

第三，选择核心词汇标注各类语义关系。

（3）基于深度学习的关系抽取方法

经过多年的研究与发展，深度学习逐渐被研究人员应用到实体关系抽取方面，此种抽取方法能够通过大量训练而自动生成模型，不需要经过人工数据的标注、训练等才获取模型。研究人员集中对基于深度学习的有监督和远程监督关系抽取方法进行深入研究。

1）基于深度学习的有监督关系抽取方法

该方法可以解决基于字典和规则与基于传统机器学习的关系抽取方法所存在的人工特征选择以及误差传播问题，它将底层的特征不断进行融合，形成高层次的特征，合成的特征可以用来检索数据分部的特征。流水线学习和联合学习是基于深度学习的有监督关系抽取方法的两种主要方式。

流水线学习对实体间关系抽取的基础是对文本数据中所存在的实体进行抽取。RNN 是早期流水线学习的常用网络。

Wei 等人在 2020 年的 ACL 会议中提出了一种新的流水线学习方法。他们引入了一个新的视角来重新审视关系抽取任务，并提出了一种级联二进制标记框架（CasRel），如图 5 - 8 所示。该框架不像以前的方法那样将关系视为离散标签，而是将句子中的主语映射到宾语的函数，这自然而然地就处理了重叠问题。该框架在两个公共数据集 NYT 和 WebNLG 上的 F1 分数绝对增益分别超过最强基线 17.5 和 30.2，在关系提取的性能上有了巨大提升。

流水线学习处理关系抽取任务，首先提取实体，然后对实体之间的关系进行识别。独立的基于流水线学习的关系抽取框架可以简化任务处理，使框架的

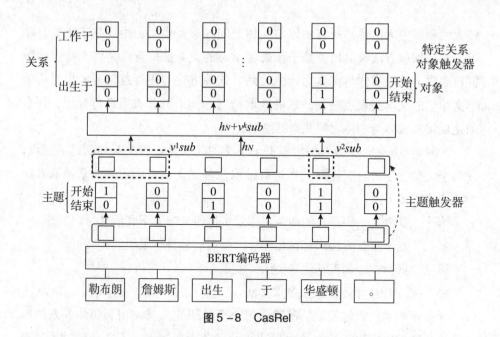

图 5 – 8　CasRel

每个组件更加灵活，但缺点也非常明显，它忽略了两个子任务之间的关系。在这种模式下，每一个子任务都是相对独立的模型，关系分类的性能可能受实体识别的结果影响，进而使传递发生错误。与流水线学习不同的是，联合学习框架可以利用单个模型提取实体和关系，能够将实体和关系信息有效集成。

Wang 等人在 COLING20 上发表的论文提出了一种新的联合抽取方法 TPLinker，其架构如图 5 – 9 所示。

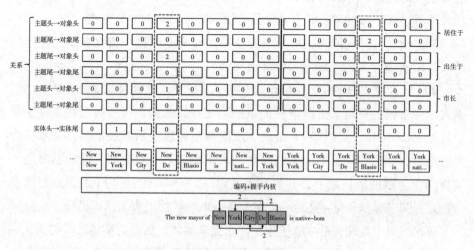

图 5 – 9　TPLinker 架构

TPLinker 主要解决的是重叠关系问题，同时能解决暴露偏差问题。暴露偏差指的是在训练阶段，输入 gold 实体进行关系预测，而在推断阶段是输入上一步的预测实体进行关系判断，导致训练和推断存在不一致的情况。TPLinker 将联合提取归结为标记对连接问题，并引入了一种新的握手标记方案：给定一个句子，两个位置 p_1、p_2 及一个特定关系 r，TPLinker 回答三个答案为 YES 或 NO 的问题。

p_1 和 p_2 是否分别是同一实体的起始位置和结束位置？

p_1 和 p_2 是否分别为两个具有 r 关系实体的起始位置？

p_1 和 p_2 是否分别是 r 关系的两个实体的末端位置？

TPLinker 通过设计一个握手标记方案，为每个关系标注三个 Token Link 矩阵来回答上述三个问题。然后使用这些矩阵来解码不同的标注结果，从中可以提取所有实体及其重叠关系。而且 TPLinker 不包含任何相互依赖的提取步骤，避免了训练时对 ground truth（真值）条件的依赖，实现了训练与测试的一致性。通过在两个公共数据集 *NYT* 和 *WebNLG* 上进行评估，TPLinker 取得了最好的结果。而且进一步分析发现，TPLinker 显著提高了正常、SEO、EPO 和多重关系提取的性能。

2）基于深度学习的远程监督关系抽取方法

基于深度学习的有监督关系抽取方法强依赖于大规模和高质量的人工标记数据，在人力物力成本上消耗巨大。因此，基于深度学习的远程监督关系抽取方法被提出，此类方法通过将文档与已知的知识库对齐，从而自动化产生大量可用于训练的标注数据。然而，远程监督假设是一个强假设并且会导致错误标签问题，即提到两个实体的句子不一定表达它们在知识库中的关系。可以将基于深度学习的远程监督关系抽取任务作为一个多示例学习问题来放宽假设。在用于关系抽取的多示例学习中，知识库中的每个实体对标记一个句子包。包中的所有句子都包含实体对的提及，但它们不一定包含直接关系。多示例学习是对包标签预测，而不是为每个句子预测关系标签。它假设如果实体对存在关系，则包中至少有一个示例反映给定实体对的关系。

噪声数据和数据特征的传播误差是此类方法在数据标注过程中存在的两大问题。在远程监督的假设基础上，因为大量数据中实体与实体之间关系被错误标记，所以会出现噪声数据；由于数据特征传播时产生的误差和误差的积累，而抽取过程也会存在一定的误差，导致结果错误。

基于深度学习的有监督关系抽取方法需要大量的人工成本进行标注，而且实行的范围不够大，转移能力不强，但可以提高关系抽取的准确度。基于深度学习的远程监督关系抽取方法能够有效减少人工成本，而且能够灵活迁移。但由于基于深度学习的远程监督关系抽取方法是通过自动标注的方法获得数据集，造成了标注的数据集准确度较低，影响整个关系生成模型的整体性能。目前基于深度学习的有监督关系抽取模型比基于深度学习的远程监督关系抽取模型的性能稍好，后者仍有很大的提高空间。

三、事件抽取

事件指的是已发生过的事，通常包含几种属性，如时间、地点、参与者等。事件抽取为知识抽取的重要组成部分，其主要作用就是从自然文本语言中提取出用户感兴趣的相关信息，并结构化地展示出来，如事件发生的时间、地点、人物等。医学事件抽取是事件抽取的领域性应用，如肿瘤事件抽取，旨在从给定主实体为肿瘤的医疗文本中，抽取出肿瘤部位、肿瘤大小等。图 5 – 10 为医学事件抽取示例。

查体：体温36.4℃，脉搏82次/分，呼吸19次/分。

事件类型	检查事件
检查项目	体温、脉搏、呼吸
检查结果	36.4℃、82次/分、19次/分

图 5 – 10　医学事件抽取示例

流水线事件抽取方法和事件联合抽取方法是事件抽取的主要方法。

（1）流水线事件抽取方法

流水线事件抽取方法一般是对事件进行拆分，将其变成多个不同的分类子任务，然后针对每一个子任务构建一个分类器来完成整个事件的抽取，构建的分类器囊括了事件触发词分类器、事件元素分类器、事件元素角色分类器、事件属性分类器等。事件触发词分类和事件元素分类是两大核心任务。

事件触发词分类的主要目标是识别事件的触发词能否被词汇触发，并通过触发词来判断事件属于的类型。事件触发词分类器构建过程中常用的分类特征主要包括词汇、字典、句法以及实体特征。词汇特征可以是事件触发词和上下文词的词块和词性标注等；字典特征来源包括触发词列表、同义词词典等；句法特征可以是事件触发词到句法树所在的路径、深度等；实体特征可以是句法距触发词到最近实体所属类型，也可以是句子中距触发词最近的实体所属类型。

事件元素分类主要是判断词组是否属于事件中的元素。事件元素分类的可用特征包括事件类型和触发词特征、实体特征、上下文特征以及句法特征。事件类型和触发词特征可以是事件的类型或事件子类型，也可以是触发词词块；实体特征可以是实体类型或实体所提及的题干，抑或是字类型；候补事件元素的上下文词汇是上下文特征的来源；句法特征由实体到触发词的最短路径、实体相对触发词前后的位置等组成。

（2）事件联合抽取方法

多个子任务组成流水线事件抽取方法，但每个子任务都可能产生一定的误差，而这些误差不断从前向后累积，会使得最终的事件抽取性能急剧下降。为了避免误差传播对事件抽取性能造成严重的负影响，一些研究人员将所有有关联的事件信息统一提取出来，即进行事件联合抽取，事件联合抽取方法如图 5–11 所示。

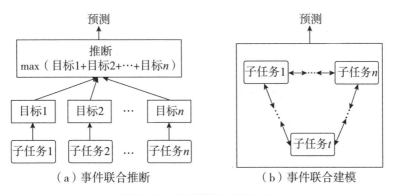

图 5–11 事件联合抽取方法

事件联合推断的主要思想是通过建立抽取任务的子任务模型，将每个子任务模型目标函数联合，形成联合目标函数，然后通过对联合目标函数不断优化，最终获得每个子任务的事件抽取结果。而事件联合建模的核心思想就是分析每个子任务之间的相互关系，基于概率图模型进行联合建模，最终获取结果。

　　主流的事件联合抽取模型基本是基于深度学习的方法构建的，规避了传统方法需要借助人工来选取特征的缺陷。深度学习大大减轻了对外部工具的依赖，甚至存在一些完全不需依靠任何外部工具的方法。此外深度学习具有自动提取文本特征的能力，规避了人工选取特征的时间消耗。

　　图 5 - 12 展示了 Zhu 等人提出的一种基于混合深度神经网络的生物医学事件提取模型，该模型的总体架构包括 5 个模块：字符嵌入模块（字符级 CNN、实体嵌入、词嵌入）、语义提取模块（BIO - LSTM）、触发识别（TR）、关系分类（RC）和事件评估（EE）。字符级 CNN 和 BIO - LSTM 模块将句子编码为一系列的特征向量。TR、RC 和 EE 三个模块叠加在 BIO - LSTM 上，分别确定每个事件触发器、关系和候选事件的类型和概率。这些模块以联合方式同时训练，通过参数共享的方式进行优化调整。最后，这些模块的输出信息被集成到组合策略中，组合策略是一个后处理步骤，应用于预测阶段以生成最终事件。

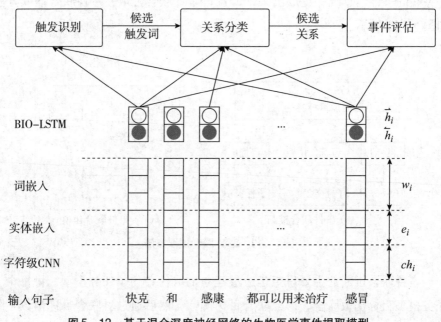

图 5 - 12　基于混合深度神经网络的生物医学事件提取模型

5.2.2　知识融合

抽象知识本体的描述和具体事实实例的描述被广泛包含于现代知识图谱中。其中，抽象知识本体又可以被细分为刻画特定领域的概念、属性、公理，具体事实实例可以被细分为表现具体实体对象、实体间存在的关系等大量的事实和数据。虽然可利用本体解决特定领域中的知识共享问题，但在实际运用过程中去构建出一个实用万物的本体，本身就存在矛盾性。由于知识自我本体的无限性以及在构建本体过程中存在的主观性和分布性特点，构建统一本体这一目标难以实施并且在获得一致认可上存在极大问题，基于此就会难以避免地出现本体异构的问题。本体异构是普遍存在的问题，是指一些本体所描述的内容存在语义上的相似或者关联，但是使用过程中本体在表现上存在一定的差异。知识图谱同时在多领域进行互联互通的应用非常普遍，但如果存在本体异构问题，信息的互联互通便很难进行。因此，着力解决本体异构问题是知识图谱在应用层面需要解决的关键问题之一。除了本体异构，实例异构问题也存在，也被称为共指问题，即同名的实例可能指向不同的实体，而不同名的实例却可能指向同一实体。共指问题也会给图谱的应用带来负影响。

知识融合是解决图谱异构问题的有效手段。通过对异构的本体或实例构建联系来解决异构问题，从而使存在异构的知识图谱实现互联互通，这是知识融合解决思路之一。知识融合的关键在于映射的生成，需要人们深入去分析和知晓造成本体或实例存在异构问题的原因，然后明确融合针对的具体对象，建立相应的映射。在目前的研究中，知识融合可以被划分为基于本体层的知识融合方法和基于实例层的知识融合方法。

一、基于本体层的知识融合方法

本体集成和本体映射是解决本体异构的主要方法。本体集成的主要思想是直接将多个本体进行合并，本体映射则是挖掘本体之间的映射规则，如图5 –13所示。本体集成将多个本体进行合并，各个系统通过使用这个统一的本体，即可实现系统间的互联互通，本体异构的问题得到解决。本体映射则是通过建立规则实现不同本体间的映射，系统通过借助规则将信息在不同的本体间进行交互，以此解决本体异构问题。

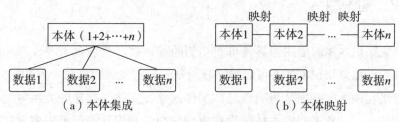

图 5-13　本体集成和本体映射

（1）本体集成

以集成方式来看，本体集成可以被分为单本体集成与全局本体—局部本体集成两种。

单本体集成的基本思想是将所有的异构本体合并，统一构建为一个集合，不同的系统共同使用这套本体，这样显然就可以消除本体异构问题对系统间互联互通的阻碍。虽然这样的集成方法可以解决本体异构的问题，但在真实应用中，其存在的缺陷十分明显。一方面，集成的统一本体在规模上相比单本体过于庞大，而不同系统的功能侧重不同，因此不同的系统只会使用集成的统一本体中的部分本体，导致本体调用（查询、推理等）效率降低。另一方面，单本体的变化会影响集成的统一本体，当某一系统出现新需求，对应的单本体会出现变化，而单本体的变化会使集成的统一本体随之进行修改，而这种修改通常十分复杂，因为集成的统一本体关联多个系统，修改过程中需要与其他的系统进行反复协调。因此，总体来看，单本体集成缺乏灵活性。

全局本体—局部本体集成是针对单体集成的一种改进。其会构建一个包括全部系统中一致认可的共同知识的全局本体。同时，每个系统会拥有被称为局部本体的自己的本体。局部本体可以在需要时自由扩充，也可以在局部本体与全局本体之间存在映射关系的前提下建立自己的本体。这样，全局本体就可以保证不同系统间的互联互通，而局部本体又可以用于满足系统的功能侧重，在解决本体异构问题的同时，避免了单本体集成中集成的统一本体规模过大和本体冗余的问题。然而全局本体—局部本体集成存在一定的缺陷，即需要建立和维护全局和每个系统之间的局部本体，同时要构建和维护局部本体和全局本体之间的映射关系。

（2）本体映射

挖掘异构本体间的映射关系是本体映射的核心问题。人工建立映射关系是可行的手段之一，但这需要花费大量的时间和人力，且极易出错。因此，现有的研究大多侧重于开发高质量的工具或方法来实现映射的半自动化或自动化。本体映射的方法有很多，但它们存在一个通用的本体映射生成过程，如图 5-14 所示。其中 C_1 和 C_2 代表不同的本体。图中的步骤是对整个过程中的粗略描述，在每一个步骤中都有对应的算法，而这些算法又会根据不同的实际应用场景而有所不同。

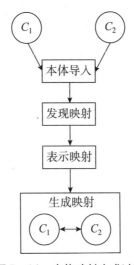

图 5-14 本体映射生成过程

研究者们已经从多个角度探索了本体间映射关系的发现方法，从现有的映射方法和工具进行总结，可将映射发现方法归结为 4 类。一是基于术语的本体映射：通过利用自然语言处理技术比较映射对象间的相似度，来发现异构本体间的关系。二是基于结构的本体映射：通过发现本体结构上的相似性来寻找可能存在的映射规则。三是基于实例的本体映射：利用机器学习等技术对本体的实例进行挖掘，以寻找本体间的映射关系。四是基于综合方法的本体映射：同时使用多种本体映射方法来联合发现映射规则，弥补了单一方法的局限性，有利于进一步提升映射结果的质量。基于这 4 类映射发现方法，研究者们依据不同的技术做了大量的本体映射工作。由于方法众多，接下来对一个较为典型的方法进行介绍，该方法主要是根据基于术语和基于结构的本体映射构建的。

MAFRA 是一个用于处理本体间映射的框架，主要被用来解决语义网上分布式本体间映射问题，其结构如图 5-15 所示。MAFRA 中集成的语义桥提供了异构本体间实例、属性值等数据的转换机制，并通过映射来提供基于分布式本体的服务。从结构上看，MAFRA 由垂直和水平两个方向上的多个模块构成。

垂直方向上包括 4 个模块。演化：当本体出现变化时，对语义桥进行同步更新。协同创建：本体的映射建议可能涉及多个方案，因此需要通过协商来确定用户一致认可的方案。领域限制和背景知识：背景知识可以提高映射质量，有效规避生成不必要的映射。用户界面交互：图形化操作界面可以让本体的建立过程变得简单。

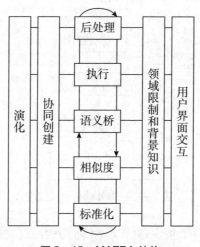

图 5-15　MAFRA 结构

水平方向上包含 5 个模块。标准化：将各个本体约束为一个统一的形式，以消除不同本体间的差异。相似度：通过多种术语或结构相似性度量计算方法来得到本体之间的关联联系。语义桥：用于表示本体的映射，包括属性桥以及表示概念桥等，其中属性桥包含了一些属性间转换的规则，表示概念桥则可以实现实例间转换。执行：收到本体交互请求时，利用语义桥完成属性间或实例间转换。后处理：对映射转换后的结果进行优化处理。

MAFRA 虽然给出了本体映射的一套方法，但仍存在缺陷，该框架缺乏自己的映射发现技术，只能通过手工来建立一些复杂的映射，所以它只能作为一个处理异构本体的框架来使用。

二、基于实例层的知识融合方法

现有的知识图谱中通常容纳了大规模的实例数据，因此对实例层的实例进行匹配已然成为知识融合需要重点解决的问题。实例匹配与本体匹配存在一定相似之处，但实例的规模更大，实例匹配属于对大规模的数据进行处理，这在时间复杂度、空间复杂度以及匹配质量上都提出了巨大的挑战。

（1）基于规则的实例匹配方法

作为从大规模的实例数据中发现和匹配实例的有效的方法之一，基于规则的实例匹配方法需要人工构建规则来实现实例匹配，但由于数据来源不同，需要制定的匹配规则也不尽相同，且对规则的维护需要花费大量的时间和人力成本。

（2）基于分治的实例匹配方法

该方法主要降低了匹配过程中的时间复杂度。分治可以将一个大规模的知识图谱划分成 k 个块，每个块是从当前这个知识图谱上分解下来的一个小规模知识图谱。这样大规模知识图谱的实例匹配问题就转换成了 k 个小规模知识图谱的匹配问题，在匹配计算并行的情况下整个知识图谱的总匹配时间能减少到 k/n，其中 n 为知识图谱的规模。由此可知，系统的效率取决于将问题划分为多少块。

分治的思想已被应用于实例匹配。图 5 – 16 是 VMI 实例匹配过程，VMI在保证质量的条件下，运用候选集和多重索引，根据倒排索引技术和向量空间模型对实例数据进行划分。VMI 大幅减少了对实体的相似计算次数，显著提升了匹配效率。

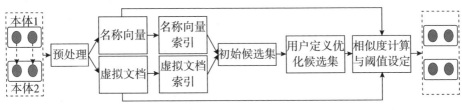

图 5 – 16　VMI 实例匹配过程

（3）基于学习的实例匹配方法

知识图谱的实例匹配也可以被看作一个二分类问题，因此可以基于机器学习方法利用图谱中存在的结构信息和实例信息训练一个分类器，以实现实例匹配。

胡伟等人较早地提出了基于学习的实体匹配方法，他们提出了一种在语义网上进行对象共指消解的自训练方法，如图 5 – 17 所示。它利用两类方法来弥合语义相关的 URL（统一资源定位符）和潜在候选者之间的差距。对于对象 URL，其构建了一个基于 OWL：sameAs、（逆）功能属性和（最大）基数的语义相关 URL 内核，然后根据 URL 描述中的鉴别属性—值对迭代扩展该内核。值得一提的是，可辨别性是通过统计测量来学习的，它不仅利用了表示对象的关键特征，而且考虑了语用学中属性之间的匹配性。该方法还通过频繁属性组合提高分辨率的准确性。

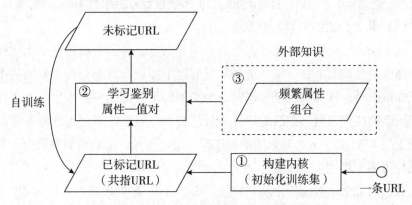

图 5 – 17　对象共指消解的自训练方法

近年来，实例匹配也在使用知识图谱嵌入，研究人员在知识图谱嵌入的方法基础上进行了最大实体匹配似然计算。在该方法中，他们提出了一种可以对正反三元组进行区分，以及对三元组得分进行控制的 limit – based 目标函数，并且提出了负例抽样方法使训练的嵌入结果更易区分，从全局最优的角度来标记新的匹配。此外，提出了一种对齐编辑方法来减少迭代过程中的错误累积。

5.2.3　知识推理

知识推理可以检测知识图谱的质量，还可以用于对知识图谱中的知识进行补全。知识推理主要围绕图谱中的关系推理展开，基于图谱已有的知识和关系，可以推断出未知的事实或关系。图5-18展示了一个知识推理实例，通过图谱已经存在的关系和事实：（A，父亲，C）、（A，丈夫，B），可以推论得到新的事实（B，母亲，C）。

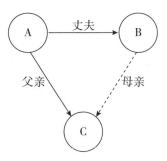

图5-18 知识推理实例

现实世界中存在太多的事实和关系，知识图谱不可能全部覆盖，因此知识图谱存在不完整性，这就需要人们对知识图谱进行补全。在知识图谱补全过程中，链接预测就是典型的推理任务。知识图谱中的知识可以通过人工进行定义添加，也可以利用算法从文本中进行自动化抽取，这不可避免地会出现不确定性，图谱中的不一致性检测也是检测图谱中冲突或错误信息的重要手段。基于演绎和归纳的知识推理是用于知识推理的主要技术手段。下面对这两大类的典型推理实现方法进行介绍。

一、基于演绎的知识推理

基于演绎的知识推理包括四类：基于本体的推理方法、基于逻辑编程的推理方法、基于查询重写的推理方法以及基于产生式系统的推理方法。

（1）基于本体的推理方法

1）本体与逻辑描述概述

基于演绎的知识推理一般围绕本体展开。基于演绎的知识推理一般会在具有逻辑描述基础的图谱上开展的原因是本体共享词汇不会被共享，而且共享词汇一般需要给定语义。针对逻辑描述规范，W3C（万维网联盟）提出了OWL（网络本体语言），OWL中包含了不同的成员，每一个成员对应了不同的描述逻辑，表5-2展示了OWL成员与描述逻辑间的对应关系。

表 5–2　　　　　　　　　　OWL 成员与描述逻辑间的对应关系

OWL 成员	与描述逻辑间的对应关系
OWL Full	不是描述逻辑
OWL DL	SHOIN（D）
OWL Life	SHIF（D）
OWL 2 Full	不是描述逻辑
OWL 2 DL	SROIQ（D）
OWL 2 EL	εL^{++}
OWL 2 QL	DL – Lite
OWL 2 RL	DLP

以 OWL 为基础，在蕴含充足逻辑描述的知识图谱中，不仅包含实体节点和代表二元关系的边，还存在许多其他抽象信息。例如用于刻画实体所属类别的概念信息、实体间关系的从属关系信息等，由此产生了诸多值得推理的问题，具体情况如下。

概念包含：目标是判别 B 概念是否从属于 A 概念，即 B 是否为 A 的子概念。概念互斥：目标是判别概念 A 和 B 是否互斥。概念可满足：需要借助一个知识库模型，以证明 A 的解释不是空集。全局一致：与概念可满足类似，需要借助知识库模型用于验证。TBox 一致：需要验证全部存在于 TBox 中的原子概念的可满足性来确定 TBox 是否一致。实例测试：存在一个实例个体 a，要想判别其是否隶属于概念 A，需要在知识库的所有逻辑结论中确定是否存在结论 A（a）。实例检索：先找出概念 A 在知识库中的全部实例，然后确定隶属概念 A 的全部个体 a，也就是逻辑结论 A（a）是知识库中存在的。

2）基于表运算（Tableaux）的本体推理方法

通过构建一系列规则的 Abox，用来检测某一实例或检测可满足性是否存在某一概念，是 Tableaux 经常用来检测描述逻辑知识库一致性的方法，图 5–19 是 Tableaux 运算规则举例。

（2）基于逻辑编程的推理方法

1）逻辑编程和 Datalog（数据存储器）

本体公理的预先定义是进行本体推理的基础，但规则推理的规则定制可以使用户依据特定的应用场景实现自定义推理。相比之下，规则推理具有更

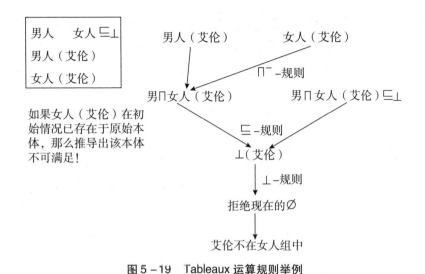

图 5-19 Tableaux 运算规则举例

大的灵活性。逻辑编程在工业界被广泛应用，是一个较大的研究领域，它也可以与本体推理进行结合，将两者的优点集中起来。

虽然逻辑编程研究始于 Prolog 语言，但后续标准化通过 ISO，而且 Datalog 程序是 Prolog 的一个子集，它基于完全声明式的模型论语义，可以有效解决在 Prolog 不是完全声明式情况下所产生的程序在运行的过程中可能出现的无法终止的情况。

2）Datalog 与知识图谱

要想在知识图谱内实现规则的推理，可使用 Datalog 程序。将知识图谱当作事实的集合，只需要将一个特别的谓词 triple 通过人工引入，就可实现将每一个形如（subject，property，object）的三元组化为一个形如 triple（subject，property，object）的事实。还存在一种其他方法，即依据 ABox 描述逻辑将 C（s）视作三元组（s，rdf：$type$，C），同时用 p（s，o）代表除该三元组以外的三元组（s，p，o）。这样就可以将 Datalog 规则用于知识推理。

（3）基于查询重写的推理方法

查询重写有两种情况，即根据已经存在的图谱来确定和根据现存的数据库来确定。第一种情况被称为本体介导的查询回答（OMQ），是在知识图谱上直接查询，这种查询重写的任务就是将一个本体上的 TBox 重写为查询。使得任何 ABox on 的执行结果都等同于（T. A）的执行结果。第二种情况是数据被存储在了一个或几个不同的数据库中，被称为基于本体的数据访问（OBDA）。

数据库中存储的数据等通过映射的方式映射成知识图谱，W3C R2RML 是 Mapping 的标准语言。OMQ 基于 OBDA，可以被视为一种特殊的 OBDA，每个本体中的谓词实例都被储存于数据库的特定的数据表中，其映射是简单的同构关系。

查询是 OBDA 需要完成的主要推理任务，查询时本体 T 会将一个高级概念视图数据和方便查询的词汇给予用户，用户只能根据 T 来查询，不能看到数据的存储层和映射层。这样 OBDA 就可以在存储细节的基础上把底层数据库展现为一个知识图谱。图 5-20 展示了 OBDA 查询重写的具体流程。

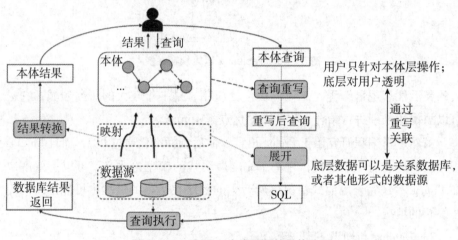

图 5-20　OBDA 查询重写的具体流程

（4）基于产生式系统的推理方法

产生式系统是一种按照一定机制来执行规则，以达到某种或某些目标的前向推理系统，它可以被应用于自动规划和专家系统等领域。一个产生式系统由三部分组成，包括事实集合、产生式集合和推理引擎。

1）事实集合

用来存放系统的全部事实，是运行内存（WM）中事实（WME）的全集。事实能够用于刻画对象，表示为（type attr_1：val_1 attr_2：val_2…attr_n：val_n），这里的 type、attr_i 和 val_i 代表常量（也被称为原子）。举一个简单的例子，（名字：A 年龄：10）代表一个女孩，她的名字叫 A，今年 10 岁。关系的刻画也可以用事实来描述，如 B 的年龄比 A 大，可以被表示为（事实关系：年长于 论元 1：B 论元 2：A），该表示的简写为（年长于 B A）。

2）产生式集合（PM）

各种产生式的组合，其形式如下。

· IF *conditions* THEN *actions*

其中，*conditions* 表示各种条件的组合，也被称为 LHS，每种条件之间的关系为"且"。一旦 LHS 中的全部条件都被满足就会激活规则。每一种条件都可以用（type attr_1：spec_1 attr_2：spec_2…attr_*n*：spec_*n*）的形式来表示，spec_*i* 代表 attr_*i* 的约束，表示形式为下面的一种。

· 原子，如：D（人物名称：D）。

· 变量，如：*x*（任务名称：*x*）。

· 表达式，如：$[n+4]$（人物年龄：$[n+4]$）。

· 布尔测试，如：$\{>0\}$（人物年龄：$\{>0\}$）。

· 与、或、非等操作。

PM 中，*actions* 代表动作组成的序列，又被称为 RHS，依据顺序逐次执行，动作种类有三种。

· ADD pattern：在运行内存中加入表示形式如 pattern 的事实。

· REMOVE *i*：满足规则中第 *i* 个条件的事实将被移出运行内存。

· MODIFY *i*（attr spec）：满足第 *i* 个条件的事实的 attr 属性值被更新为 spec。

3）推理引擎

它掌控系统的执行，包括 3 个主要步骤。第一步，模式匹配：事实集合中存储的事实通过规则条件进行一部分匹配，当 *conditions* 中所有条件都被满足，规则将被激活并加入 Agenda（议程）中。第二步，选择规则：通过某种策略选取一个第一步中激活的规则。第三步，执行规则：第二步所选规则的 *actions* 将被执行，进而对运行内存进行操作。

整个产生式系统执行流程如图 5 - 21 所示。

二、基于归纳的知识推理

根据不同的推理要素，可以将基于归纳的知识推理分为基于图结构的推理、基于规则学习的推理以及基于表示学习的推理。

（1）基于图结构的推理

知识图谱中的大多数信息是表示实体间存在某种联系的事实三元组，从图的角度观察这些三元组，可以将其表示为带标签的以实体为节点、以关系

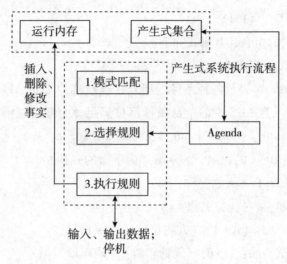

图5-21 产生式系统执行流程

为有向边的有向图。图5-22为知识图谱示意。

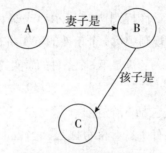

图5-22 知识图谱示意

知识图谱中丰富的语义信息通过有向图表示，而实体与实体之间的路径也是知识图谱中典型的一种图结构。例如图5-23展示了人物之间的关系信息，包含的路径如下。

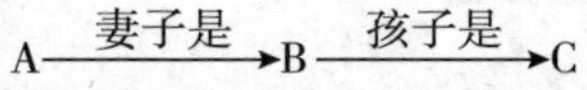

$$A \xrightarrow{\text{妻子是}} B \xrightarrow{\text{孩子是}} C$$

图5-23 人物之间的关系信息

该路径为实体A到实体C的路径，所描述的信息是A的妻子是B，B的孩子是C。从语义角度分析，这条路径中隐含了A和C的父女关系，它蕴含了三元组（A，孩子是，C）。表明路径不仅是一种重要的图结构，而且是一种推进关系的重要关系。下面对基于图结构的推理算法进行介绍。

基于图结构进行知识推理的典型算法 PRA，它的基本思路就是通过发现两个实体的连接关系路径进而预测分析两个不同实体之间可能包含某种特定的关联关系，其包含了两个任务。一是头实体链接预测：基于已知给定的尾实体 t 及关联关系 r 对头实体 h 进行预测。二是尾实体链接预测：基于已知给定的头实体 h 和关联关系 r 来对尾实体 t 进行预测。

由于自动化构建存在大量的噪声知识图谱，因此 PRA 算法主要解决的就是大量噪声问题，它通过将头实体和尾实体训练出不同的排序模型来解决这一问题。PRA 算法中，当前关系可由每条路径进行判断。

PRA 算法中，利用随机游走的路径排序算法先要生成一些路径特征，多个递进的关联关系构成一条路径 P，例如：

$$P = T_0 \xrightarrow{r_1} T_1 \xrightarrow{r_2} \cdots \xrightarrow{r_{n-1}} T_{n-1} \xrightarrow{r_n} T_n$$

式中关系 r_n 的作用域（range）和关系 r_{n-1} 的值域（domain）用 T_n 表示，即 $T_n = range(r_n) = domain(r_{n-1})$，关系的值域和作用域一般指向的是实体所属的类型。基于路径随机游走定义了一个关系路径分布，得到每条路径特征值 $s_{h,P(t)}$，它可以被理解为从 h 出发依据路径 P 能到达 t 的概率，即在随机游走初始阶段，如果 $e = h$，则初始化 $s_{h,P(e)}$ 的值为 1，否则为 0。在游走过程中，$s_{h,P(e)}$ 会随之更新：

$$s_{h,P(e)} = \sum_{e' \in range(P')} s_{h,P'(e')} \cdot P(e \mid e';r_1)$$

式中 $P(e \mid e';r_1) = \dfrac{r_1(e',e)}{\mid r_1(e', \cdot) \mid}$，指的是从节点 e' 出发后沿关系 r_1 经过 1 步游走后到达节点 e 的概率。在得到一系列路径特征 $P_r = \{P_1, P_2, \cdots, P_n\}$ 后，PRA 算法会利用 P_r 中的特征对关系 r 训练，形成排序模型来线性预测实体，对于关系 r 的每一个训练样本（头尾实体的组合），模型的计算方法如下：

$$score(h,t) = \sum_{P_i \in P_r} \theta_i s_{h,P_i(e)} = \theta_1 s_{h,P_1(e)} + \theta_2 s_{h,P_2(e)} + \cdots + \theta_n s_{h,P_n(e)}$$

$score$ 代表样本的得分。

通过一个 Logistic 函数基于每一个样本的得分进行计算，得到每个样本概率。用数学表达式表示为：

$$p(r_i = i \mid score(h_i,t_i)) = \frac{exp\,(score(h_i,t_i))}{1 - exp\,(score(h_i,t_i))}$$

然后计算损失，由线性变换加上最大似然估计实现，公式表示如下：

$$l_i(\theta) = w_i[y_i \ln p_i + (1 - y_i)\ln(1 - p_i)]$$

式中 y_i 表示当前训练数据 (h_i, t_i) 是否存在 r 关系，如果存在三元组 (h_i, r, t_i)，则标记为1，否则为0。l 为模型损失，w 为模型的可训练参数。

PRA 算法在路径特征的搜索过程中添加了对有效路径特征的限制，具体方法如下。路径在图谱中的支持度要比某个预先设定好的比例大；路径长度比某个预先设定的长度小；每条路径至少包含一个存在于数据集中的正样本。该约束能有效减小所搜的空间。

（2）基于规则学习的推理

基于规则学习的推理，相比其他推理方法具有更好的可解释性和更高的预测精度，在小型的领域性知识图谱上构建较为简单，规则可以由专家提供。但在大规模、综合性知识图谱上，由手工进行规则构建将花费大量的人工和时间成本，且很难做到准确、全面。因此，自动化规则学习的方法油然而生，目的是学习大规模知识图谱上置信度较高的规则，并将其应用于关系推理。规则的主要表示形式如下：

$$rule：head \leftarrow body$$

其中 $head$ 代表规则头，$body$ 代表规则主体，该式主要表达的含义为规则头的信息可以由规则主体的信息推导得出。一个二元的原子可以构成一个规则头，一个或者多个原子可以构成一个规则主体。在规则主体中，可以通过逻辑合取集合将不同的原子组合起来，其中的原子可以处于肯定或否定两种不同形态。由此，规则可以表示为：

$$rule：head \leftarrow body^+ \wedge body^-$$

其中 $body^+$ 和 $body^-$ 分别代表肯定形态和否定形态。

规则学习过程中通常根据支持度（$support$）、置信度（$confidence$）和规则头覆盖度（HC）对方法进行评估。

在知识图谱中，对于一个规则，满足规则主题和规则头的实例数的支持度 $support(rule)$，规则实例化就是将规则中变量替换为真实图谱中的实例后的结果，因此，支持度一般为自然数，支持度越大，表示规则的实例在图谱中存在得越多，也说明该规则是一个较好的规则。

规则的置信度越高，代表学习到的规则质量越好，其计算方式如下：

$$confidence(rule) = \frac{support(rule)}{\#body(rule)}$$

#body（rule）代表规则主体。

规则头覆盖度越高同样代表规则质量越好，其计算方式为：

$$HC(rule) = \frac{support(rule)}{\#head(rule)}$$

#head（rule）代表规则头。

下面介绍一种典型的基于规则学习的算法 AMIE。AMIE 算法的全称是基于不完备知识库的关联规则挖掘算法，开始为空集，对每种关系的规则进行一次预测学习，然后通过以下操作筛选出比阈值大的（闭式）规则，并对规则进行扩展，这些操作如下。

添加悬挂边：悬挂边是指边的一端是出现过的常量和变量，另一端是未出现的变量。添加实例边：实例边与悬挂边类似，一端是未出现过的知识库中的实体（常量），另一端也是在规则中出现过的变量或常量。添加闭合边：闭合边则是将规则中的元素（变量或常量）相互连接的边。AMIE 算法工作流程如图 5 - 24 所示。

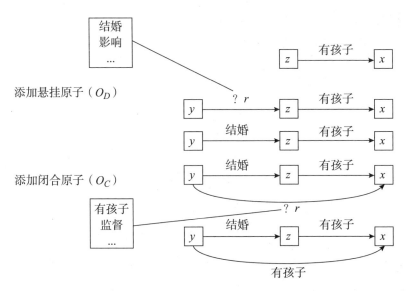

结婚（y，z）∧有孩子（y，x）→有孩子（z，x）

图 5 - 24　AMIE 算法工作流程

AMIE 算法的主要优点就是可解释性强以及可以自动发现推理规则，但其存在一定的缺陷，就是搜索空间较大，且生成的规则覆盖率较低，模型的最终预测效果较差。

（3）基于表示学习的推理

与基于图结构和基于规则学习的推理都需要定义学习特征不同，基于表示学习的推理的基础是将知识图谱中所包含的表示实体的节点和表示实体间关联关系的边，投影到一个连续的向量空间中，每个向量都由图谱中存在的实体元素以及实体间关联关系元素表示，此表示可以是一个 n（n 大于等于1）维矩阵。表示学习可以使算法在学习中自动推理和捕获特征，显性的推理步骤被摒弃，针对知识图谱中的推理任务，只需要利用预先设置好的向量进行向量间相互计算即可自动完成。

TransE 模型是极为经典的基于表示学习的推理模型。为了便于理解，以 h 表示头实体，r 表示关系，t 代表尾实体，则一个三元组可以表示为 (h, r, t)。TransE 模型中，存在由知识图谱中每一个实体和关系表示的向量，以及从头实体到尾实体表示的三元组关系，并对其作出如下假设：知识图谱中每一个存在的三元组，都可以被表示成 $h+r=t$ 的形式，其中 h、r 和 t 分别为头实体、关系和尾实体的向量表示。

$h+r=t$ 是一个理想情况下的假设，而 TransE 模型基于此假设设置了训练阶段的目标，对于正样本三元组的目标为 $h+r \approx t$，而对于负样本，其目标为 $h+r \neq t$。用向量的相似度可以衡量 $h+r$ 和 t 的相似程度。TransE 模型利用欧式距离来计算向量间的相似度，因此，其三元组的得分函数为：

$$f(h,r,t) = \| h+r-t \|_{L_1/L_2}$$

模型的最终目标是对于正样本，其得分尽可能小；对于负样本，其得分尽可能大。然后通过计算损失来约束模型达到正负样本之间间隔最大，即可完成知识图谱的表示学习，损失的计算用数学表达式表示为：

$$L = \sum_{(h,r,t) \in S} \sum_{(h',r',t') \in S'_{(h,r,t)}} \left[\gamma + f(h,r,t) - f(h',r',t') \right]_+$$

式中 S 为图谱中的正样本集合，$S'_{(h,r,t)}$ 表示 (h,r,t) 的负样本集合，在模型的训练学习过程中，通过随机替换头实体和尾实体得到 (h,r,t) 的负样本。$[x]_+$ 代表取 0 到 x 间的最大整数，γ 为损失函数中的间隔，为一个大于零的超参数。TransE 模型的最终目标是将模型损失 L 降到最低。

5.3　医疗知识图谱的应用与挑战

2012 年 Google 利用知识图谱方法，提升了检索的质量和检索的体验，引起了很多关注。由于知识图谱在应用领域的研究不断深入，领域性知识图谱得到了充分利用，医疗知识图谱作为知识图谱在医疗领域的重要延伸，在医疗界已经得到了广泛应用，而不仅局限于检索和智能问答等通用领域。

5.3.1　医疗知识图谱的应用

由于人工智能近年来飞速发展、精准医疗以及智慧医疗被提出，医疗行业应用成为国外人工智能领域的一个研究热点，也是知识图谱研究热潮涉及的垂直领域之一。医疗知识图谱受到国内外企业和学术界的广泛应用，有望提供高效准确的医疗建议。医疗知识图谱的深入研究有助于推进海量数据智能处理，催生上层智能医学应用。医疗知识图谱是大数据与医学的结合，将成为知识图谱和大数据智能的前沿领域。

医疗知识图谱适用于自然语言分析，有助于从海量医学文本数据中获取极具价值的医疗知识和经验。医疗信息系统具有各种不同结构和动态的数据，知识图谱是组织和管理这些数据的有效方式。医疗知识图谱使医疗信息系统更接近人们的思维和认知模式，其在疾病诊断、疾病治疗等方面有效应用将给人类健康带来革命性的变化。

许多机构已经构建出了诸多高质量的医疗知识图谱并融入实际应用，如国外的 IBM、谷歌等，国内的搜狗、阿里巴巴、腾讯、百度、上海曙光医院等（见图 5 - 25）。这些应用主要集中在临床决策支持、医疗信息智能搜索、医疗问答系统、医疗推荐系统、医疗知识普及等多个方面。

一、临床决策支持

国内临床决策支持系统（CDSS）的研究可以分为三类模型，即基于模型、基于规则、基于案例。临床诊断是治疗患者的关键，主要由专业的医学知识和直觉驱动。CDSS 可结合医疗领域的大量数据分析患者的个人情况，自动制订针对病例的治疗方案，作为医生的参考，减少误诊。CDSS 的目的是为

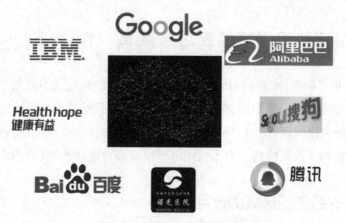

图 5 –25　医疗知识图谱应用

医生针对患者诊断和治疗期间可能出现的复杂的临床决策提供建议。医疗知识图谱通过整合诊断学、遗传学等学科的最新教学材料、电子病历等，形成语义推理功能。医疗相关人员可以据此快速补充知识，优化疾病诊疗模式。医疗知识图谱还可以帮助提高诊疗水平和院内医疗工作者的工作质量和效率，有力支持国家分级诊疗政策的落实。

　　基于知识图谱的 CDSS 是医疗知识图谱应用于临床决策的产物，它由 CDSS 前端接口 A、推理诊断模块 B 和知识库管理模块 C 三部分组成，图 5 –26 展示了其结构。

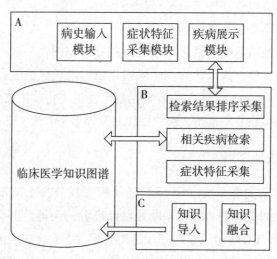

图 5 –26　基于知识图谱的 CDSS 结构

为了便于临床决策支持工作介入，郑少宇等人直接利用知识图谱进行临床演示，针对临床医疗主要知识源，通过实体识别、关系抽取等技术，探索支持临床决策的医疗知识图谱的主要结构和设计方法，设计了一个适应图谱结构的 CDSS。该系统将诊断患者疾病的辅助工作分为以下六个步骤：症状特征采集；相关疾病检索；检索结果排序；答案生成；生成流程记录；下达诊断。2 型糖尿病知识图谱由 Zhang 等人构建，该图谱中包含了几百个术语的丰富定义和关系，他们研发了慢性病患者的计算机化临床决策支持工具。Chen 等人利用本体论设计了患者口腔疾病和修复的知识图谱，并开发了牙科的临床辅助决策支持模型。该模型采用余弦相似算法，计算患者与标准本体案例之间的相似度值，并最终生成最相似的设计方案。García – Cresp 等人开发了本体驱动的基于逻辑推理和概率统计优化的医学鉴别诊断系统，该系统的知识库框架包括基于逻辑规则的知识库和基于医学本体的知识库。基于医学本体的知识库集成了多个医学本体资源，支持多种本体表示，包括 RDF、RDFS、OWL 和 SPARQL。Martínez – Romero 等人设计了一个基于本体的急性心脏病智能监测与诊断系统，该系统分析患者的病情并提供关于最佳治疗方案的建议，其知识库由 OWL 本体和一组表示专家知识的 SWRL 规则组成。王昊奋等通过中文开放链接数据中的医学信息和主流医学网站中的医学知识构建了医学知识图谱，并应用于医疗质量和患者安全辅助监测系统与处方审核智能系统，医疗质量和患者安全辅助监测系统基于知识图谱对抗生素的不合理使用进行监测和危急值预测，处方审核智能系统可迅速评估处方是否合理、是否规范。黄智生等人收集了川崎病的资料和知识库，构建了川崎病知识图谱，为川崎病的临床决策支持提供了知识和数据支持。韦昌法等讨论了基于知识图谱的中医数字辨证知识表示与论证的研究，提出了中医辨证过程中不同的确定性和不确定性知识，并以中医临床病例数据为例，进行了分析和推理，提高建模效率和论证过程的准确性，促进中医智能辅助诊断发展。

知识图谱在临床决策支持中的应用虽然取得了一定的成就，但在实践中存在限制。如缺乏完整的全科医疗知识图谱，只能解决特定类型的疾病，泛化能力弱，如 IBM 的 Health Center Watson 主要致力于癌症和肿瘤的决策支持，并基于大规模的知识库和强大的认知能力为临床医生提供快速定制的肿瘤治疗方案。医疗决策直接关系到使用者的健康，准确性和可靠性是其核心特征。因此，目前基于知识图谱的临床决策只能提供一定的辅助作用。

二、医疗信息智能搜索

传统的医疗搜索引擎需要访问、存储和处理数百亿个医疗网站，但很难理解用户的语义查询。知识图谱凭借强大的语义连通性和信息组织能力，能够有效实现概念推理，直观地表示概念间的关联关系，给用户提供更加结构化和系统化的知识。通过关联查询相关的实体关系和属性拓展信息，优化展示客户需求。医疗信息智能搜索就是知识图谱很好的应用，基于医疗知识图谱的搜索，可以将文档关系、不同实体的语义关系集中呈现给搜索者。

Huang 等人使用 LSA 自动挖掘实体之间的语义关系，实现了 PubMed 数据库中实体关系的扩展和实体之间查询的扩展。翟姗姗等人将知识图谱与分面检索结合，以医疗知识图谱为基础，构建慢性病在线医疗社区的分面检索模型，主要包括三个步骤：分面体系构建、分面与焦点排序以及分面展现控制。Aronson 等结合 UMLS 和信息检索技术进行查询，并将其应用于医学文献查询。Díaz – Galiano 等实现了添加了医学本体的生物医学信息搜索。Huang 等人基于医学本体，使用 LSA 挖掘实体之间的语义关系，如疾病和药物相互作用的关系。贾李蓉等人开发了中医药学语言系统，开发了包含 12 万多个概念、60 多万个术语和 127 多万语义关系的中医药知识图谱。通过在检索系统中嵌入"知识地图"和"知识卡片"，将中医领域概念可视化。用户可以选择对这些概念进行查询或搜索。朱丹使用文献和临床病历作为数据源，创建名老中医治疗脂肪性肝病证治规律知识图谱，可以有效查询名老中医治疗经验，帮助指导临床诊断和治疗。

目前，国内外已经产出了许多医学搜索引擎（见图 5 – 27）。国外典型的医学搜索引擎包括 WebMD、OMNIMEDICALSEARCH、Healthline 等。WebMD 和 OMNIMEDICALSEARCH 分别属于全文索引和目录索引类型的传统搜索引擎。Healthline 搜索引擎基于一个医疗信息知识库构建，该知识库涵盖了 80 余万个医疗数据信息和 5 万余个关联概念。谷歌搜索最初提议使用知识图谱进行搜索，当一名用户搜索疾病或症状时，他会看到健康状况、典型症状、严重性、传染性等相关信息。国内的医学搜索引擎包括搜狗明医、360 良医等，搜狗明医和 360 良医都是基于知识库，以元搜索的索引模式进行构建的搜索引擎，汇集了海量的权威知识、医疗和学术网站，能够为用户提供真实参考内容。

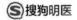
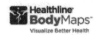
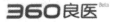

图 5 -27　医学搜索引擎

基于知识图谱的搜索引擎已经成为搜索引擎的主要模式，并在不断改进和完善中。知识图谱在网络医疗社区的信息组织和服务中极具价值且拥有较为宽泛的应用前景，可以有效对异源、多元、异构的健康信息进行分析和组织，使孤立的健康信息具有语义。但目前基于知识图谱的医疗信息智能搜索也存在一定的限制，其主要受限于医学知识图谱数量和质量，需要进一步创建更高质量和更加完整的医学知识图谱，以进一步改善在线医疗社区中用户检索效率低的问题。

三、医疗问答系统

医疗问答属于医学信息检索的一种，其给出的答案是自然语言，更具备专业性。医疗知识图谱与问答系统整合是一个挑战性很高的研究方向，基于知识图谱的医疗问答系统能够快速解答医生和患者的问题。

检索式方法和生成式方法是医疗问答系统的主要实现方法。其中检索式方法主要面向系统构建的知识图谱，生成式方法主要面向系统收集的问答库数据。检索式方法包括将用户的问题转换为知识库的查询语句，然后转换查询结果为自然语言并返回。其一般流程包括语义提取、问题匹配和答案查询等，如图 5 -28 所示。

语义提取是指从用户问题中提取语义信息，如医学实体和关系，它包括两个部分，实体识别和关系提取，可以使用字典匹配、传统机器学习、神经网络甚至平台工具等相关方法。

问题匹配的目的是识别问句的意图，对问题进行分类，匹配预制的问题模板，通常使用匹配算法、TextCNN 分类算法、SVM 分类器等。Huang 等人将 AC 多模式匹配算法用于使问题适应不同的问题类型。Chen 等人和黄魏龙使用 TextCNN 分类算法实现问句类型的分类。谢刚等人使用 SVM 分类器对问

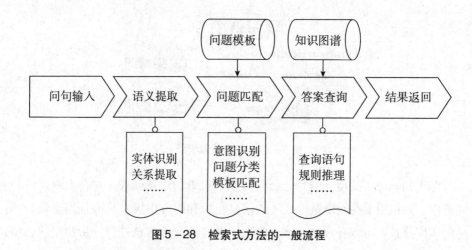

图5-28　检索式方法的一般流程

题进行主题分类和意图检测。

　　答案查询是根据查询模板将问题转换成查询语句，然后在知识图谱中查询问题答案，主要是通过查询语句直接检索答案或通过规则推理获取答案。曹明宇等人使用 Cypher 语言查询 neo4j 图形数据库中的答案。马晨浩根据问题模板创建了完整的 SPARQL 语言。Bo 等人使用 Elasticsearch 查询语言和简单辅助推理算法，为用户匹配相关症状，寻找可能的疾病，并推荐适当的诊断方法。

　　生成式方法利用相关模型生成答案或直接搜索问答数据库，不仅需要医疗问答的语料库数据，也需要知识图谱的实体及关系数据，它主要使用神经网络进行模型训练。姚智使用基于 LSTM 的 seq2seq 模型构建答案生成模型。杨笑然将记忆神经网络作为智能答题的算法模型，将知识库中的知识存储在模型中，可在网络中直接调用。

　　虽然我国的医疗问答系统起步较晚，但国内许多科技公司已经在市场上推出了独立的医疗问答系统。例如，诺华制药与腾讯合作启动"护心小爱（AI）"，它以微信小程序为载体，通过对话机器人提供医疗问答服务，以及科学健康信息。"慧医大白"使用知识图谱、语义理解和对话管理等技术手段，通过与用户多轮问答了解用户的具体症状，最终提交健康评估和健康行为建议。田迎等从抑郁症相关论文摘要中提取知识三元组，构建抑郁症知识图谱，并开发了基于抑郁症知识图谱的自动问答系统。该问答系统可以对用户输入的问题进行中文分词，然后使用模型识别问题中的医疗实体，在模板匹配后理解问题的语义，在构建的抑郁症知识图谱中查询相应的答案，以自然语言的形式返回给用户。王继伟等设计了一个基于中文医疗知识图谱的智能问答系统，使人们可以通过人机交互完成简单的自我诊断和治疗，该系统通过词性标注的方法获取用户提出的问题中的医疗实体，然后使用基于共享层的卷积神经网络（SH－CNN）与 TF－IDF 算法的混合算法计算最接近系统中的问题语义的模板。最后，根据问题模板的问题类型和问题中的医疗实体，创建语句，并从知识图谱中获取答案返给用户。阮彤等与上海曙光医院合作，联手构建了包括疾病数据库、证候数据库、症状数据库、中草药数据库和处方数据库等在内的医疗知识图谱，并基于该医疗知识图谱完成了中医药的问答和辅助开药系统的搭建和实现。郭金完成了基于知识图谱的医疗智能问答系统的开发，它是基于知识图谱的移动医疗服务应用平台，以医学领域创建的知识图谱作为系统的数据支持，然后与智能问答技术相结合。该系统支持用户以自然语言的形式提问，返回给用户正确的结果。该系统可以提供医疗知识问诊和咨询服务，帮助用户在日常生活中随时了解一般疾病的医疗卫生知识，提高用户自助搜索网站的体验感，提高医院医疗服务质量。肖猛设计了中医健康领域的知识图谱和基于该领域的健康管理平台，定义了四个核心实体——证候、症状、疾病和治疗方案，基于词向量拼接的实体识别算法结合领域词典的实体提取以及设计的语义检索模型，自动问答服务可以辅助支持用户日常健康管理。

在问答系统起步较早的国外市场，医学领域最知名的智能问答系统是 IBM 的"Dr. Watson"，它包含了大量的医疗数据，包括顶级文献、诊断报告、电子病历甚至医学图像等信息，利用庞大的知识库为患者提出的医学问题提供答案，其诊断过程如图 5－29 所示。

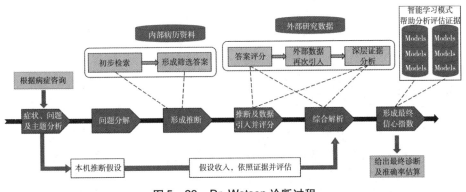

图 5－29　Dr. Watson 诊断过程

沈颖等人将双向长短期记忆模型与医学知识图谱相结合，进行表征学习，用于提高医学问答准确性。Terol 等人利用 UMLS 和 WordNet 知识库，通过自然语言处理技术来生成和处理问题的逻辑形式，并从知识库中提取答案。Abacha 等人比较了基于医学本体的医疗问答系统，结合医学本体、领域知识、NLP（自然语言处理）相关技术和语义关系，提出了一个医学自动问答系统。

我国医疗问答系统的研究与开发仍面临诸多挑战，主要包括三个关键挑战。一是了解非医疗专业人员的信息需求，他们的医疗专业知识水平不强，无法准确描述具体问题，并且在获取答案方面会有一些困难。二是中文领域问答系统研究待完善，体现在三个方面：医学领域缺乏高质量的语料库资源；医学概念标准化存在一些问题，如欠缺整体规划、具有权威性的医学概念和标准数量不足，更新不及时；在中文领域上对于用于建立智能医疗问答系统的工具和方法的研发还处于初级阶段。三是提高医疗问答系统的准确性，这是研究的热点。

四、医疗推荐系统

（1）医疗问诊推荐系统

医疗问诊推荐系统帮助患者根据症状确定可能的疾病，并且找到对此类疾病诊治效果出色的医院和相应医生。

武家伟等设计一个问诊推荐系统，基于寻医问药网站结构化的疾病信息创建"疾病症状"知识图谱，从信息的不同方面为用户提供疾病自我诊断服务，并使用知识图谱中结构化信息，挖掘用户可能患有的潜在疾病，丰富推荐选项以帮助用户了解症状的更多信息，向用户提供医院推荐服务。医疗问诊推荐系统架构如图 5-30 所示。

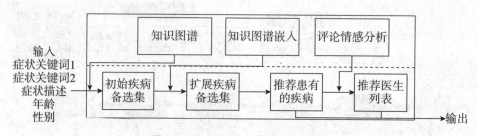

图 5-30　医疗问诊推荐系统架构

（2）医疗用药推荐系统

用药推荐不同于一般推荐，一般推荐根据用户的历史记录，使用数学算法推测出用户可能的需求，它已被广泛应用于互联网场景，如电子商务。用药推荐则是基于循证医学的原则，结合患者的具体病情和医学专业知识确定并推荐适当的用药方案。一般推荐的结果对准确性有很高的耐受性，即使部分推荐结果与用户需求不符，也能够接受。在实际应用中，用药推荐要求100%准确，即药物必须发挥作用，不能引起不良反应或药物相互作用。

知识图谱能够更清晰、准确表达疾病与药物之间的适应关系以及药物之间的相互作用，基于知识图谱的用药推荐能比其他人工智能方法取得更好的效果。基于知识图谱的用药推荐研究与其他基线值相比有所改善，但不能满足实际应用的要求。

医疗用药推荐系统使用的方法主要包括两种。第一种方法是图卷积网络，即在图上使用卷积神经网络。Shang 等人通过存储模块将药物相互作用知识图谱集成到图卷积网络中，该方法优于基线方法。Kwak 等人构建了药物疾病图谱，该图谱使用图神经网络学习节点预测药物节点和疾病节点是否存在药物不良反应，与其他算法相比，AUROC 和 AUPRC 性能提高。第二种方法是知识图谱嵌入，包括将实体和关系转换为一个连续的向量空间，以简化操作并保持知识图谱的原始结构。Wang 等人设计了"患者—疾病—药品图谱"将其嵌入低维空间进行用药推荐，他们创建疾病图谱和药物图谱，将疾病图谱和药物图谱连接，形成两个二分图。他们将两个二分图通过患者数据连接起来，并构建了一个高质量的异构图，该方法的 Jaccard 系数、药物相互作用的发生率以及临床专家评分结果均高于基线。Wang 等人将"疾病—药品图谱"嵌入低维空间中进行药物推荐，并提出了基于知识图谱嵌入增强主题模型的传统中药推荐模型。中药基准数据集的实验结果表明，该方法优于当时最新的推荐方法，中医知识图谱的引入在中医推荐中具有良好的应用前景。

知识图谱在医疗用药推荐系统应用领域的未来研究主要方向如下。一是人类对疾病和药物的理解是动态的，结合疾病、症状、药物、药物相互作用关系、患者的临床数据和疾病期间的信息构成完整的医学动态知识图谱，以确保知识的完整性、准确性和及时性。二是知识图谱嵌入学习，它是将实体和关系映射到低维连续向量空间的表示方法，在保留知识图谱的结构信息时，可以有效解决数据稀疏的问题并提高计算效率，对知识图谱进行表示学习是进行用药推荐任务前的必要条件。三是鉴于创建医学知识动态图谱的必要性，对知识嵌入的研究大多是基于静态知识图谱，如何有效表示动态知识图谱是一个待解决的问题，使用图时空网络与动态知识图谱相结合的知识嵌入表示进行用药推荐是一个颇具价值的研究方向。

五、医疗知识普及

知识图谱可以有效规范和整理医疗知识，可以促进临床知识传播、利用，而且在其他领域，如教育培训等方面具有很高的研究价值。医疗知识图谱可以将教科书中的医学知识和治疗方案解释为患者易于理解的内容，可以高效完成医患之间的沟通，促进医患关系良好发展。图谱中关于治疗费用和常用药物的信息提高了患者治疗决策的参与程度，提高了治疗效率。刘燕等人利用百科中的医学数据创建了医学知识图谱，从不同过程阐述了医学知识图谱的设计方法，并将其应用于医药卫生专业知识服务平台。奥德玛等人利用自然语言处理和文本挖掘技术，开发了第一版中文医学知识图谱（CMeKG1.0），并于2019年发布了更新版本CMeKG2.0。

以中文医疗知识图谱CMeKG2.0为例，其有效将中文医疗知识图谱集成到了知识服务系统中，并以图形化的方式将中医临床知识体系可视化。该服务系统提供检索框，可以供用户通过输入想要查询的字段来筛选检索类别并检索知识图谱中的相关概念。

中文医疗知识图谱系统将中医临床知识体系以知识图谱图形化的方式呈现，可视化地展示出疾病、药物、症状、诊疗等概念之间的相互关系，利于医疗知识普及。通过该知识图谱，用户可以快速查找到与当前检索主题相关的知识内容。该系统有效地协助了用户在概念层次上浏览并了解中医临床相关知识，用户可以发现医疗概念或医疗知识间所存在的隐藏关联，从而更好了解和熟悉复杂的医疗知识体系。

六、其他应用

医疗知识图谱在智能导诊方面的应用。当患者只知道自己生病时的症状，而不知道自己得了什么病、应该找什么级别的医院和医生看病时，基于医疗知识图谱的智能导诊不仅可以为患者提供"准确找医生"的服务，还可以帮助医务人员提高服务价值感、治疗准确性和效率。

医疗知识图谱在健康管理辅助方面的应用。知识图谱可用于传染病预测、个人疾病筛查和疾病风险评估。保险公司使用医疗知识图谱分析投保人的疾病，预测未来疾病风险。基于知识图谱创建的慢性病和传染病智能预测筛查模型在眼底筛查、影像质控、慢性病急性发作等方面可发挥作用。

5.3.2　面临挑战及发展方向

医疗知识图谱诞生于大数据时代，它是一种用于管理医疗知识的技术。

医疗知识图谱对医学领域相关的事物从不同的角度进行描写和叙述，以此来反映医疗事物间的各种潜在关系。医疗知识图谱会是医学大数据方法学体系中不可分割的一部分。但是，将医疗知识图谱应用在实际中时，人们还是会面临一定的困难和挑战。知识是无尽的，医疗知识图谱需要动态地随着知识量的不断增加注入新的医疗知识，在新知识的注入过程中，在一些重要的环节人们将会遭遇一定的挑战。

（1）抽取文本比较困难

在抽取医学知识的过程中，对面向开放域的知识抽取方法的研究还在初始阶段。一些研究基于特定的数据集取得了一定的成果，但是这些成果存在一定的局限性，如准确性不高、存在很多限制条件、扩展性不够。目前需要解决的众多重要挑战中，对医学电子病历的抽取，其中对纯文本信息的抽取是尤为突出的。

（2）实体对应不准确

如何实现准确实体连接是目前亟待解决的技术问题。虽然已经存在许多关于实体消歧、共指消解技术的研究，但医学知识来源的不尽相同致使数据指代仍不明确，进而导致现在所取得的成就难以应用到医用实际领域。如何准确从上下文中抽取实体链接是当前学术界普遍关注的问题。

（3）知识图谱存储方式有待优化

虽然采用数据库存储知识图谱查询效率高，但也失去了关系数据库的优点，如不支持 SQL 语句。如何将自然语言翻译为知识图谱能够理解的语句是目前急需解决的问题。

在医疗知识图谱的未来发展过程中，除了需要解决一些困难，其总体未来发展方向应该体现在以下几个方面。

一是多语言医学知识图谱。国内外医学知识的相互融合促进更有利于医学领域的发展，而想实现不同国界医学知识的相互沟通和交流，多语言医学知识图谱是关键，这会成为未来医学知识图谱发展的一个重要趋势。

二是大规模多模态多源医学知识库。受到多方面因素的影响，现有的医学知识图谱规模大多有限，表现方式较为单一，信息大多以文本形式呈现，但声音、影像等也蕴含大量的医学信息。在医学临床中存在大量的医疗影像等多模态信息，医学知识也可以来自实体书、网页文章、视频等。因此未来医学知识图谱研究的热点是构建大规模多模态多源医学知识库。

三是多粒度知识推理和基于时空特性的知识演化。研究基于深度学习与逻辑推理相互约束的大规模多粒度知识推理模型与方法，研制基于本体、规则与深度学习相结合的知识推理系统，使其能够对包含 10 亿级 RDF 三元组的知识库和万级规则进行推理，平均响应时间在秒级，并具有良好的可伸缩性。在此基础上，研究基于时空特性的知识演化模型与预测方法，研制知识演化系统，使其能够实时对知识库进行更新，平均响应时间在秒级。

参考文献

［1］ AMIT S. Introducing the knowledge graph ［R］. America：Official Blog of Google，2012.

［2］ DONG X，GABRILOVICH E，HEITZ G，et al. Knowledge vault：A Web - Scale Approach to Probabilistic Knowledge Fusion ［C］//Proceedings of the 20th ACM SIGKDD International Conference on Knowledge Discovery and Data Mining. New York：Association for Computing Machinery，2014.

［3］ HAO Y C，ZHANG Y Z，LIU K，et al. An End - to - End Model for Question Answering over Knowledge Base with Cross - Attention Combining Global Knowledge ［C］//Proceedings of the 55th Annual Meeting of the Association for Computational Linguistics. Stroudsburg：Association for Computational Linguistics，2017.

［4］ GONG F，WANG M，WANG H F，et al. SMR：Medical Knowledge Graph Embedding for Safe Medicine Recommendation ［J］. Big Data Research，2021，23.

［5］ QIU D L，ZHANG Y Z，FENG X W，et al. Machine Reading Comprehension Using Structural Knowledge Graph - aware Network ［C］//Proceedings of the 2019 Conference on Empirical Methods in Natural Language Processing and the 9th International Joint Conference on Natural Language Processing. Stroudsburg：Association for Computational Linguistics，2019.

［6］ ZHU Y Y，WANG G X，KARLSSON B F. CAN - NER：Convolutional Attention Network for Chinese Named Entity Recognition ［EB/OL］. （2019 - 04 - 03）［2021 - 12 - 21］. https：//arxiv. org/abs/1904. 02141v3.

［7］ 鄂海红，张文静，肖思琪，等. 深度学习实体关系抽取研究综述 ［J］. 软件学报，2019，30（6）.

[8] TURMO J, RODRIGUZE H. Learning rules for information extraction [J]. Natural Language Engineering, 2002, 8 (2 – 3).

[9] AONE C, RAMOS – SANTACRUZ M. REES: A Large – Scale Relation and Event Extraction System [C] //Proceedings of the sixth conference on Applied natural language processing. Stroudsburg: Association for Computational Linguistics, 2000.

[10] KAMBHATLA N. Combining lexical, syntactic, and semantic features with maximum entropy models for information extraction [C] //ACLdemo ' 04: Proceedings of the ACL 2004 on Interactive poster and demonstration sessions. Stroudsburg: Association for Computational Linguistics, 2004.

[11] BALCAN M F, BLUM A, YANG K. Co – Training and Expansion: Towards Bridging Theory and Practice [C] //Proceedings of the 17th International Conference on Neural Information Processing Systems. Cambridge: MIT Press, 2004.

[12] HASEGAWA T, SEKINE S, GRISHMAN R. Discovering Relations among Named Entities from Large Corpora [C] //Proceedings of the 42nd Annual Meeting on Association for Computational Linguistics. Stroudsburg: Association for Computational Linguistics, 2004.

[13] MIWA M, BANSAL M. End – to – End Relation Extraction using LSTMs on Sequences and Tree Structures [EB/OL]. (2016 – 01 – 05) [2021 – 12 – 23]. https: //arxiv. org/abs/1601. 00770.

[14] WEI Z P, SU J L, WANG Y, et al. A Novel Cascade Binary Tagging Framework for Relational Triple Extraction [C] // Proceedings of the 58th Annual Meeting of the Association for Computational Linguistics. Stroudsburg: Association for Computational Linguistics, 2020.

[15] WANG Y C, YU B W, ZHANG Y Y, et al. TPLinker: Single – stage Joint Extraction of Entities and Relations Through Token Pair Linking [EB/OL]. (2020 – 10 – 26) [2021 – 12 – 23]. https: //arxiv. org/abs/2010. 13415v1.

[16] MINTZ M, BILLS S, SNOW R, et al. Distant supervision for relation extraction without labeled data [C] // Proceedings of the Joint Conference of the 47th Annual Meeting of the ACL and the 4th International Joint Conference on

Natural Language Processing of the AFNLP：Volume 2. Stroudsburg：Association for Computational Linguistics，2009.

[17] ZHU L X，ZHENG H R. Biomedical event extraction with a novel combination strategy based on hybrid deep neural networks [J]. BMC Bioinformatics，2020，21（1）.

[18] WACHR H，VÖGELE T，VISSER U，et al. Ontology – Based Integration of Information – A Survey of Existing Approaches [EB/OL]．[2021 – 12 – 23]. https：//www. researchgate. net/profile/Gerhard_Schuster2/publication/2561431_Ontology – Based_Integration_of_Information_ – _A_Survey_of_Existing_Approaches/links/00b7d5277e5b4562aa000000. pdf.

[19] DOAN A，JAYANT M，DOMINGOS P，et al. Learning to map between ontologies on the semantic web [C] //Proceedings of the 11th international conference on World Wide Web. New York：Association for Computing Machinery，2002.

[20] CALVANSES D，DE GIUSEPPE G，LENZERINI M. A Framework for Ontology Integration [EB/OL]. （2003 – 09 – 19）[2021 – 12 – 23]. https：//dblp. org/rec/conf/semweb/CalvaneseGL01. html.

[21] CALVANSES D，DE GIUSEPPE G，LENZERINI M. Ontology of Integration and Integration of Ontologies [EB/OL]. （2019 – 05 – 28）[2021 – 12 – 22]. https：//dblp. org/rec/conf/dlog/CalvaneseGL01. html.

[23] USCHOLD M，GRUNINGER M. Ontologies and semantics for seamless connectivity [J]. ACM SIGMOD Record，2004，33（4）.

[23] DE BRUIJN J，MARTÍN – RECUERDA F，MANOV D，et al. D4. 2. 1 State – of – the – art survey on Ontology Merging and Aligning V1 [J]. SEKT，2004，4.

[24] MAEDCHE A，MOTIK B，SILVA N，et al. MAFRA – A Mapping Framework for Distributed Ontologies [C] //International Conference on Knowledge Engineering and Knowledge Management. Berlin：Springer，2002.

[25] HU W，CHEN J F，QU Y Z. A self – training approach for resolving object coreference on the semantic web [C] //Proceedings of the 20th international conference on World wide web. New York：Association for Computing Ma-

chinery, 2011.

[26] SUN Z Q, HU W, ZHANG Q H, et al. Bootstrapping Entity Alignment with Knowledge Graph Embedding [C] //Proceedings of the 27th International Joint Conference on Artificial Intelligence. Palo Alto: AAAI Press, 2018.

[27] PEARL J, PAZ A. GRAPHOIDS: A Graph – based logic for reasoning about relevance relations Or When Would x Tell You More about y If You Already Know z? [M] // Probabilistic and Causal Inference: The Works of Judea Pearl. New York: Association for Computing Machinery, 2022.

[28] LIN Y K, LIU Z Y, SUN M S, et al. Learning Entity and Relation Embeddings for Knowledge Graph Completion [C] // Twenty – ninth AAAI conference on artificial intelligence. Palo Alto: AAAI Press, 2015.

[29] ROSSI A, FIRMANI D, MATINATA A, et al. Knowledge Graph Embedding for Link Prediction: A Comparative Analysis [J]. ACM Transactions on Knowledge Discovery from Data, 2021, 15 (2).

[30] BIENVENU M, ORTIZ M. Ontology – Mediated Query Answering with Data – Tractable Description Logics [M] //Reasoning Web: Web Logic Rules. Berlin: Springer International Publishing, 2015.

[31] POGGI A, LEMBO D, CALVANESE D, et al. Linking Data to Ontologies [J]. Journal on data semantics X, 2008.

[32] XIAO G H, CALVANSES D, KONTCHAKOV R, et al. Ontology – Based Data Access: A Survey [C] //Proceedings of the 27th International Joint Conference on Artificial Intelligence. Palo Alto: AAAI Press, 2018.

[33] LAO N, MITCHELL T, COHEN W W. Random Walk Inference and Learning in A Large Scale Knowledge Base [C] //EMNLP11: Proceedings of the Conference on Empirical Methods in Natural Language Processing. Stroudsburg: Association for Computational Linguistics, 2011.

[34] GALÁRRAGA L A, TEFLIOUDI C, HOSE K, et al. AMIE: association rule mining under incomplete evidence in ontological knowledge bases [C] // WWW ' 13: Proceedings of the 22nd international conference on World Wide Web. New York: Association for Computing Machinery, 2013.

[35] BORDES A, USUNIER N, GARCÍA – DURÁN A, et al. Translating Em-

beddings for Modeling Multi – relational Data ［C］//Proceedings of the 26th International Conference on Neural Information Processing Systems – Volume 2. New York：Curran Associates Inc.，2013.

［36］袁凯琦，邓扬，陈道源，等. 医学知识图谱构建技术与研究进展 ［J］. 计算机应用研究，2018，35（7）.

［37］何霆，吴雅婷，王华珍，等. 基于 EHR 的医疗知识图谱研究与应用综述 ［J］. 哈尔滨工业大学学报，2018，50（11）.

［38］田迎，单娅辉，王时绘. 基于知识图谱的抑郁症自动问答系统研究 ［J］. 湖北大学学报（自然科学版），2020，42（5）.

［39］谭玲，鄂海红，匡泽民，等. 医学知识图谱构建关键技术及研究进展 ［J］. 大数据，2021，7（4）.

［40］赵悦淑，王军，王蕊，等. 中文医学知识图谱研究进展 ［J］. 中国数字医学，2021，16（6）.

［41］郑少宇，滕飞，马征，等. 支持临床决策的医学知识图谱的构建与应用 ［J］. 重庆医学，2021，50（1）.

［42］ZHANG Y F，GOU L，ZHOU T S，et al. An ontology – based approach to patient follow – up assessment for continuous and personalized chronic disease management ［J］. Journal of Biomedical Informatics，2017，72.

［43］CHEN Q X，WU J，LI S S，et al. An ontology – driven，case – based clinical decision support model for removable partial denture design ［J］. Scientific Reports，2016，6（1）.

［45］GARCÍA – CRESP Á，RODRÍGUEZ A，MENCKE M，et al. ODDIN：ontology – driven differential diagnosis based on logical inference and probabilistic refinements ［J］. Expert Systems with Applications，2010，37（3）.

［45］MARTÍNEZ – ROMERO M，VÁZQUEZ – NAYA J M，PEREIRA J，et al. The iOSC3 system：using ontologies and SWRL rules for intelligent super – vision and care of patients with acute cardiac disorders ［J］. Computational and Mathematical Methods in Medicine，2013，2013.

［46］王昊奋，张金康，程小军. 中文开放链接医疗数据的构建 ［J］. 中国数字医学，2013，8（4）.

［47］黄智生，缪崇，胡青，等. 川崎病知识图谱构建研究 ［J］. 中国数字医

学，2018，13（9）.

［48］韦昌法，晏峻峰. 从知识表示与推理方法探讨中医数字辨证发展［J］.
中华中医药杂志，2019，34（10）.

［49］翟姗姗，潘英增，胡畔，等. 基于医学知识图谱的慢性病在线医疗社区
分面检索研究［J］. 情报理论与实践，2021，44（1）.

［50］ARONSON A R, RINDFLESCH T C. Query expansion using the UMLS metathe-
saurus［EB/OL］.［2021 – 12 – 23］. https：//pubmed. ncbi. nlm. nih. gov/
9357673/.

［51］DÍAZ – GALIANO M C, MARTÍN – VALDIVIA M T, UREA – LÓPEZ L
A. Query expansion with a medical ontology to improve a multimodal information
retrieval system［J］. Computers in Biology and Medicine，2009，39（4）.

［52］HUANG C C, LU Z Y. Exploring query expansion for entity searches in
PubMed［C］//Proceedings of the Seventh International Workshop on
Health Text Mining and Information Analysis. Stroudsburg：Association for
Computational Linguistics，2016.

［53］贾李蓉，于彤，崔蒙，等. 中医药学语言系统研究进展［J］. 中国数字
医学，2014，9（10）.

［54］贾李蓉，刘静，于彤，等. 中医药知识图谱构建［J］. 医学信息学杂
志，2015，36（8）.

［55］朱丹. 名老中医治疗脂肪性肝病的证治规律研究及知识图谱构建探索
［D］. 北京：中国中医科学院，2019.

［56］HUANG M X, LI M L, ZHANG Y, et al. A DIK – based question – answering
architecture with multi – sources data for medical self – service［EB/OL］.
［2021 – 12 – 23］. http：//ksiresearchorg. ipage. com/seke/seke19paper/
seke19paper_ 112. pdf.

［57］CHEN Z Y, SHANG Y, QIAN D M. Research on intelligent question an-
swering system based on knowledge graph［J］. Computer Applications and
Software，2018，35（2）.

［58］黄魏龙. 基于深度学习的医药知识图谱问答系统构建研究［D］. 武汉：
华中科技大学，2019.

［59］谢刚，吴高巍，任俊宏，等. 面向患者的智能医生框架研究［J］. 计算

机科学与探索，2018，12（9）.

［60］曹明宇，李青青，杨志豪，等. 基于知识图谱的原发性肝癌知识问答系统［J］. 中文信息学报，2019，33（6）.

［61］马晨浩. 基于甲状腺知识图谱的自动问答系统设计与实现［D］. 上海：东华大学，2018.

［62］BO L，LUO W J，LI Z，et al. A knowledge graph based health assistant［EB/OL］.［2021 － 12 － 27］. https：//aiforsocialgood. github. io/neurips2019/accepted/track1/pdfs/53_ aisg_ neurips2019. pdf.

［63］姚智. 基于深度学习的医疗问答系统的开发［J］. 中国医疗设备，2019，34（12）.

［64］杨笑然. 基于知识图谱的医疗专家系统［D］. 杭州：浙江大学，2018.

［65］王继伟，梁怀众，樊伟，等. 基于中文医疗知识图谱的智能问答系统设计与实现方法［J］. 中国数字医学，2021，16（2）.

［66］阮彤，孙程琳，王昊奋，等. 中医药知识图谱构建与应用［J］. 医学信息学杂志，2016，37（4）.

［67］郭金. 基于知识图谱的智慧医疗问答系统的设计与实现［D］. 西安：西安电子科技大学，2020.

［68］肖猛. 面向中医证候的健康领域知识图谱构建与应用研究［D］. 长春：吉林大学，2019.

［69］TEROL R M，MARTÍNEZ － BARCO P，PALOMAR M. A knowledge based method for the medical question answering problem［J］. Computers in Biology and Medicine，2007，37（10）.

［70］ABACHA A B，ZWEIGENBAUM P. MEANS：a medical question － answering system combining NLP techniques and semantic Web technologies［J］. Information Processing & Management，2015，51（5）.

［71］武家伟，孙艳春. 融合知识图谱和深度学习方法的问诊推荐系统［J］. 计算机科学与探索，2021，15（8）.

［72］SHANG J Y，XIAO C，MA T F，et al. GAMENet：graph augmented memory networks for recommending medication combination［EB/OL］.（2018 － 09 － 06）［2021 － 12 － 27］. https：//arxiv. org/abs/1809. 01852v3.

［73］KWAK H，LEE M，YOON S，et al. Drug disease graph：predicting adverse drug reaction signals via graph neural network with clinical data ［C］//Proceedings of the Pacific – Asia Conference on Knowledge Dis covery and Data Mining. Berlin：Springer，2020.

［74］ WANG M，LIU M Y，LIU J，et al. Safe medicine recommendation via medical knowledge graph embedding ［EB/OL］.（2017 – 10 – 16）［2021 – 12 – 27］. https：//arxiv. org/abs/1710. 05980v2.

［75］ WANG X Y，ZHANG Y，WANG X L，et al. A knowledge graph enhanced topic modeling approach for herb recommendation ［C］//Proceedings of the 2019 International Conference on Database Systems for Advanced Applications. Berlin：Springer，2019.

［76］ 刘燕，傅智杰，李姣，等. 医学百科知识图谱构建 ［J］. 中华医学图书情报杂志，2018，27（6）.

［77］ 奥德玛，杨云飞，穗志方，等. 中文医学知识图谱 CMeKG 构建初探 ［J］. 中文信息学报，2019，33（10）.

［78］ 韩冬，李其花，蔡巍，等. 人工智能在医学影像中的研究与应用 ［J］. 大数据，2019，5（1）.

第6章 智慧医疗服务模式

6.1 智慧医疗服务模式概述

6.1.1 基本概念

　　智慧医疗服务模式是一种服务提供方与服务第三方密切协作，以服务链模式为策略，为服务接受方提供智能化、连续性、精准性服务的新兴模式。该模式以互联网技术、深度学习框架、知识图谱为依托，借助云平台进行资源集成，建立患者信息共享机制，构建医疗一体化方式，通过线上线下诊疗结合，设置个性化的诊疗策略，打造院前、院中和院后服务的全方位模式。

　　智慧医疗服务模式由基本医疗服务演化而来。医疗服务可分为四类，非基本医疗服务、基本医疗服务、非基本公共卫生服务和基本公共卫生服务，其公共性由前至后依次升高。基本医疗服务最早由陈敏章提出，是作为公共物品来提供的医疗服务，也是人人都享有的基本保障和保证健康的基本条件。智慧医疗服务模式满足基本医疗服务的特性即可及性、有效性和覆盖性，旨在保障公众基本的健康权利，满足公众基本的医疗需求，提高公众自身健康发展水平。

6.1.2 三种典型的智慧医疗服务模式

　　为了更好介绍智慧医疗服务模式，下面以三种典型的智慧医疗服务模式为核心进行阐述，具体而言，它们分别是区域医疗服务模式、专科医联体服务模式和"互联网＋智慧医疗"服务模式。

一、区域医疗服务模式

区域医疗服务模式是以一个或者多个一级医疗机构为中心，以二级和基层医疗机构为分支，利用中心机构的医疗资源、人才资源和优质服务，满足下级机构的需求、实现资源共享机制的模式。一级医疗机构通过输送优质资源、定期安排专家坐诊、远程诊疗、专业医生对下级所属人员进行培训等方式提升下级机构的诊疗水平，带动下级机构发展，为患者提供最近、最优的服务。同时，下级机构将疑难问题上传到上级医疗机构，请求诊疗帮助，并且在患者需要时，快捷高效安排患者转诊。区域医疗服务模式的发展基于区域协同医疗信息系统。该系统以医疗资源共享为目标，整合区域内医疗机构资源、管理资源分配、设定适合区域医疗机构发展的流程，保证系统稳定运行。该系统提供的服务包括构建完备的医疗供应链，保障下级机构所需；建立共享机制，实现资源合理调配，管理闲置资源；构建完整的双向转诊体系，实现转诊高效快捷，为患者提供连续性的服务。

接下来将对区域医疗服务模式的两个典型案例进行介绍。

（1）京津冀医疗协同服务模式

京津冀医疗协同服务模式是指将在京医疗机构和天津、河北的医疗机构连接起来，充分发挥北京的辐射带动作用，建立良好的合作关系，开展以北京为核心的"医疗一体化"服务链模式。京津冀地区包括北京、天津两个核心地区，以及河北石家庄、承德、张家口、保定、沧州、唐山等城市。构建该模式能够充分利用城市自身特色，达到优势互补、互利共赢的发展格局。京津冀医疗协同服务模式通过革新资源调配策略，引导优质资源下沉，解决资源分配不均衡的问题；让非北京的公众享有更高质量的服务，实现"在家门口"看京医，解决"看病难，看病远"的问题。同时，重点提升了医疗资源均等化、服务均等化水平，促进三个区域共同发展。该模式主要通过对口帮扶来实现。例如，在京医院和燕郊地区的医院合作，提升北京、河北交界地区的医疗发展水平；在京医院和承德地区的医疗机构合作，逐步形成京津冀西北部生态涵养区的区域医疗中心；在京医院和保定地区的医疗机构建立合作，在北京和石家庄之间形成具有医疗辐射能力的区域中心；对接天津医疗机构，促进基层机构发展。该模式实行效果显著，在张家口地区重点试行，为2022年北京冬季奥运会提供医疗服务保障。充分利用首都的优质资源，加大对张家口地区在医疗、餐饮、交通、住宿等领域的支持；引导资源下沉，提升赛时定点医院配置，提供高质量的服务。

（2）苏北新兴医疗服务模式

之前，苏北地区的医疗水平是限制经济发展的短板。为了提升该地区的经济发展，保障公众的健康需求，苏北地区政府着力引进并落实医疗新模式，建立新兴健康管理制度，引导各层级间医疗机构互连，加快提升苏北地区的医疗水平。苏北地区通过以下举措实现医疗水平的提高。第一，补齐医疗短板，完善服务体系。苏北地区实行医疗服务、医疗保障、医药联动，健全覆盖全区域的医疗服务制度，积极发展区域性医联体。以具有影响力的医疗机构为核心，形成了基层首诊、向上转诊、上下联动的分级诊疗模式。同时，加强对基层医疗体系的帮扶力度，加大基层公众健康保障，努力缩小苏北不同地区的医疗差距。第二，引进新模式，创新服务体系。以"打造苏北医疗高地"为目标，制定了一系列改进措施。医疗机构实行"三化"运作方式，即标准化、制度化、常态化；同时，打造线上线下一体化模式，建立首个集"线上问诊、线上处方、线上配送"服务于一体的互联网诊疗平台，实行网上预约缴费，推广预住院模式，提升服务水平，为苏北群众的健康保驾护航。

二、专科医联体服务模式

针对专科医联体，中日医院指出：由在某一专科具有突出优势，居国内领衔地位的医院牵头，充分发挥其专科优势和技术辐射作用，集合国内相关医院，成立旨在促进专科疾病分级诊疗、推动学科发展的专科医联体。专科医联体服务模式保证各医疗机构协助互动，促进了医疗机构间设备、优质人才等多方面共享和共同发展；利用优质的诊疗方法，提升了重大疾病的解决能力，为患者痊愈带来希望；将专科医疗点的诊疗特色延伸至各层次医疗机构，谱写合作共赢、共同发展的新篇章。

专科医联体由医联体发展而来。医联体即医疗联合体，又称医疗共同体或医疗集团，是将某区域内各种医疗资源进行横向或纵向整合的产物。孙喜琢等人认为医联体是一所三级医疗机构联合若干所二级医疗机构和基层医疗机构，将各医疗机构的资源整合起来的联合体系。朱正纲认为，医联体是不同类型、不同层级的医疗机构间相互协作，形成的利益共同体和责任共同体，强调医联体应该以公众健康服务为责任。医联体的合作方式有多种，其中极具代表性的三种为用股份纽带连接的紧密型、用技术纽带连接的半紧密型和单纯以患者上下转诊为基础的松散型，这些合作方式可根据合作双方的目的被单一或复合采用。医联体分为普通医联体和专科医联体。普通医联体由政府或者医院主导，安排专家就诊，目的是提升医院知名度和医院经济水平。专科医联体从人出发，目的是规范疾病诊疗和保障患者健康，通过特色专科的辐射带动作用，为患者提供专门的个性化服务。

专科医联体服务模式的典型应用如下。慢阻肺（全称慢性阻塞性肺疾病）是常见、危害大的慢性呼吸疾病，严重影响患者正常生活和心情，给患者家庭增加巨大的负担。慢阻肺诊疗大多是基层首诊，然而，基层医疗机构资源匮乏等问题直接阻碍患者就诊。为此，中日医院革新技术，大胆创新，将理念结合实践，构建了呼吸专科医联体。中日医院作为引领机构，和三级、二级以及社区医院合作，通过专家坐诊、培训教育、病情讨论、双向转诊等方式，提升了基层机构的诊疗水平和首诊率，满足了基层机构的发展需求，既充分发挥优势专科的辐射带动作用，又促进了各成员机构协同发展；为患者制订专业的诊疗方案，进行全方位筛查和全周期监控。

三、"互联网 + 智慧医疗"服务模式

"互联网 + 智慧医疗"服务模式是以互联网为依托，借助移动医疗、云计算、物联网、大数据等技术和现有的医疗服务模式结合而成的新模式。该模式一方面由线下就诊转为线上线下一体化，提供快捷化一条龙服务，优化患者就诊方式，极大提高了患者的就医体验；另一方面依靠远程诊疗和分级诊疗，促进各层级机构联动，达到"线上分诊、基层就诊"的目标。"互联网 + 智慧医疗"服务模式推动信息技术和医疗领域融合，发挥优质资源的引领作用，提供了实时、高效、便捷的健康惠民服务，打造了高质量、智能化的医疗服务体系。

目前，一些互联网公司已经深入医疗领域。比如阿里健康的"医鹿"App（应用程序），通过"医治鹿"知识库，为患者提供诊断、治疗、康复、预防的全周期建议；腾讯医疗"腾讯健康"小程序，为患者提供健康咨询、预约缴费、结果查询、网上买药等智能化服务；腾讯的"AI Lab"，启动"AI +"医疗计划，和医疗影像结合，作为"辅助医生"对多种疾病进行快速筛查诊断。接下来具体分析两种"互联网 + 智慧医疗"服务模式案例。

（1）宁夏"互联网＋"示范区

宁夏在积极引入优质医疗资源的同时，积极引入人工智能、大数据等技术，提升了现有的医疗服务水平，优化了不同医疗机构间协作，补齐了基层医疗机构的短板。2016 年和 2017 年宁夏连续引入互联网试点医院，并出台多项政策支撑"互联网＋健康"稳步发展。现有医院和互联网医院相结合，提供线上线下医疗服务的宁夏互联网医疗服务平台是"互联网＋健康"政策产物之一。该服务平台以全区"卫生云"健康信息中心为基础，集合基础信息数据库、专业知识数据库以及系统分类数据库，通过一体化结算机制与内外部开放接口支撑，构建互联网就医平台、互联网诊断平台以及互联网辅助平台，为患者提供院前、院中、院后一体化服务流程，优化患者就医体验，提高患者就医获得感。

（2）微医集团数字健共体

微医集团在"互联网＋健康"领域享有盛誉，医学人工智能技术在多个领域起着关键性作用。乌镇互联网医院是由微医集团打造的互联网医院，连接线上线下诊疗，用可视化成果证明"互联网＋智慧医疗"的可行性和作用。微医集团和天津西青区政府合作，通过了基层数字健共体、健康产业信息平台的医疗发展新模式。从公众实际需求出发，完善线下诊疗结构，优化资源配置，增强医疗机构的服务能力，满足公众对美好生活的需求，不断提高公众的健康水平，实现医疗服务模式的智能化、快捷化发展。

6.1.3　新旧医疗服务模式对比

传统的医疗服务模式属于信息孤岛模式，即不同区域之间、同一区域的不同医疗机构之间、同一医疗机构的不同部门之间彼此隔离，各层级医疗机构间互不相通，如图 6 - 1（a）所示。但各机构具有相同的服务体系，都是以某医疗机构为中心，医疗器械部门、患者、药企、患者信息平台、其他医疗机构为分支的星形结构，如图 6 - 1（b）所示。

传统的医疗服务模式以"治已病"为服务理念，以医生为主干，进行安排检查等活动，和患者面对面诊断、治疗，达到保障患者健康、提升全民健康水平、促进医院和区域发展的目标。传统的医疗服务模式以"看病治病"为主要任务，医生按照固有的疾病诊疗策略，除了定期复查外，基本不提供根据用户

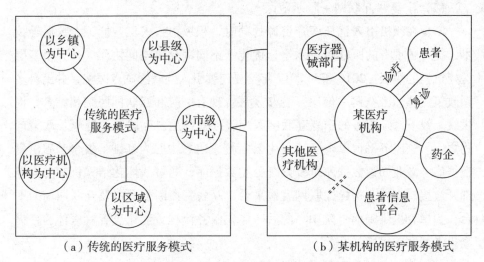

（a）传统的医疗服务模式　　　　　　（b）某机构的医疗服务模式

图 6 − 1　传统的医疗服务模式结构

特征制订的个性化的康复方案。该模式中，医院将患者的诊断信息上传至本医院或本部门的信息平台，没有实现和其他医疗机构的联结，不同医疗机构不能互相访问患者的诊断信息，无法实现信息共享；其他医疗机构的医生无法查看患者真实的既往史，不能对其做出全面了解，不能给出更有价值的诊疗方案。因此，需要走出信息孤岛模式，打通数据壁垒，建立互通共享的新模式。

新兴的智慧医疗服务模式从转变服务理念入手，由"治已病"转向"未病先防、既病防变"的宗旨，实现线上线下诊疗结合、信息共享机制，具有高效、高质量、全方位的特性，为患者提供个性化、连续性和精准化的医疗服务。表 6 − 1 从就诊方式、服务效率、服务连续、资源利用、诊疗跨域五个方面对比分析新旧医疗服务模式。

表 6 − 1　　　　　　　　新旧医疗服务模式在不同方面的对比

方面	传统的医疗服务模式	新兴的智慧医疗服务模式
就诊方式	线下模式（仅提供线下就诊）	线上线下一体化
服务效率	医生主导诊疗流程，效率低	快速诊疗
服务连续	片段化服务	连续性服务
资源利用	信息资源封闭化	信息资源共享化
诊疗跨域	单点服务	覆盖性服务

一、就诊方式

传统的医疗服务模式是线下模式，即预约、挂号、缴费、诊断、拿药等活动只能在医院展开，并且属于先缴费才可以进行后续活动的线性序列。由于无法提前掌握挂号人数、医生就诊名额余量等信息，患者可能遇到排队时间长、付费时间长，甚至空跑一趟（简称"两长一空"）的情况，这不仅会影响患者心情，还会导致诊疗不及时，甚至导致患者错过黄金治疗期。

新兴的智慧医疗服务模式打造了线上线下一体化结构。将自助挂号、预约系统和智能设备同步，能分时段预约缴费，解决了线下模式"两长一空"的问题。新兴的智慧医疗服务模式实现近地就诊，将结果上传至信息平台，配备专门的医生提供线上图文问诊、视频问诊等服务，缩短去医院就诊的时间，患者可及时抓住诊疗黄金期；还提供药品配送、快递上门服务，打造了一种智能化、快捷化、高效率、足不出户的诊断方式。

新兴的智慧医疗服务模式改善了"先缴费后诊疗"的弊端，实施"先诊疗后结算"模式，患者事先签订相关协议，并将银行账户和医院扣费账户绑定，该模式改变了诊疗流程。新旧诊疗流程对比如图6-2所示。新兴的智慧医疗服务模式下，诊疗流程具体情况如下。

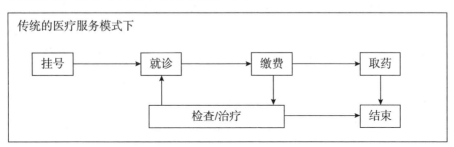

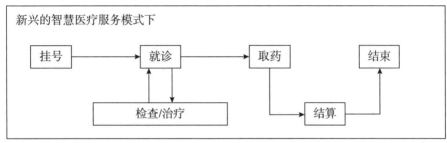

图6-2　新旧诊疗流程对比

一是挂号：在挂号时，医院系统默认采用"先诊疗后结算"模式，冻结患者账户，在就诊结束后统一结算。二是就诊：在医生开具医嘱时显示患者的账户余额，并将医嘱设定为"未执行态"，当账户余额不足时，患者可以选择追加冻结的余额，在就诊结束时统一结算。三是检查/治疗与取药：由医药人员将医嘱修改为"执行态"。四是结算：在就诊结束后，患者到结算窗口统一结算。

二、服务效率

（1）诊疗效率

在传统的医疗服务模式中，线下模式"两长一空"的问题导致诊疗效率低。传统的医疗服务模式由医生主导缴费、检查、诊断、治疗、拿药等一系列线性序列活动，由于患者数量多，医生资源利用率低，会出现候诊时间长、就诊时间短等现象。新兴的智慧医疗服务模式构建了线上线下一体化模式。一系列线性活动均可在线上进行，并且可改变固定的顺序，实现"先诊疗后缴费"；结合远程诊疗、分级诊疗、高效转诊等方式极大地提高了诊疗效率。

（2）药物研发效率

药物研发是一项高投资、周期长、收益低的高技术事业。现有的药物研发所需周期约为 10 年，所需的成本平均约为 26 亿美元，而产出药品的成功率仅在 10% 左右。药企部门作为传统医疗服务模式的一个分支，作为医院药品的源泉，需要保障药品供给。回报率低、成本高的药物研发方式给传统的医疗服务模式带来巨大的冲击。相反，新兴的智慧医疗服务模式利用人工智能技术、卷积神经网络，将新兴技术融入药物研发过程，对缩短研发周期、降低研发成本、产出成功药物具有不容忽视的作用。虽然人工智能技术在药物领域的应用尚未成熟，但给该行业的发展带来了无限可能，具有巨大的潜力和前景。

（3）信息管理效率

随着公众健康理念的变化，人们对自身的健康越来越重视，就诊人数逐渐增多，产生了庞大的医疗信息资源库。不同医疗机构的信息系统大多源于不同厂商，系统的数据格式、数据标准、数据描述方式不完全一样，面对大量冗杂的医疗信息，各数据库难以实现信息整合。新兴的智慧医疗服务模式结合数字化工具和计算机设备，充分挖掘数据的价值，采用数字影像取代传统胶片，用自动化管理取代人工管理，可以快速找到所需信息，降低人力物力成本，对提高医生诊断效率、促进医疗服务模式发展、加快医院实现信息化与智能化模式具有重要作用。

三、服务连续

传统的医疗服务模式以区域某医院为中心，所有活动围绕该医院展开，按照固有诊疗策略，仅为患者提供疾病诊断和疾病诊疗，不提供"售后"服务，呈现服务片段化的特点。新兴的智慧医疗服务模式以个人健康为中心，转向"未病先防、既病防变"理念，充分了解患者的既往史，保证医生做出正确决策；医生根据不同患者的身体特征，制订个性化的诊疗方案，设计独特的康复保健策略，医疗机构对患者进行实时监管和控制，具有一套全方位的诊疗体系，实现连续性服务。

连续性服务是指患者在进行医疗活动后，不会因为医疗机构和医生的改变而中断医疗服务，患者能够获得无缝隙的连续服务。连续性服务包括以下几个方面。一是信息连续：信息连续是连续性服务的基础。要求对患者信息进行管理，采取准确安全的传递机制，保证信息在各层级医疗机构之间完整传递，为转诊服务提供可靠保障。二是医疗机构连续：医疗机构连续是实现转诊服务的根本。在实行转诊服务时，需要选择合适的医疗机构，并能得到转诊医院接诊。三是专业连续：在转诊后，转诊机构的医生能够满足患者多变的需求，并和不同的医生进行协作，联合各自的优势进行诊疗，保证更深层次服务连续。四是人际关系连续：人际关系连续是指患者对转诊后的医生保持信任，医生对患者足够了解，建立稳定的人际关系需要长期互动。

四、资源利用

（1）患者信息共享

传统的医疗服务模式将患者信息记录在某部门或某医疗机构的信息平台上，其他医疗机构无法访问同一患者的信息，信息资源呈现封闭化的特点。当患者在其他医疗机构就诊时，医生不能掌握真实的既往史信息，不能对患者做出全面了解，无法根据患者个体特征给出最适合的诊疗方案，阻碍了各级医疗机构互通，限制着医疗服务行业前进。

新兴的智慧医疗服务模式实现了信息资源共享化，建立了基于隐私保护的医疗资源共享和访问技术，做到一键访问患者信息。图6-3展示了新兴的智慧医疗服务模式信息共享机制。医疗机构将患者就诊信息、个人健康档案上传至信息云平台。患者在其他机构就诊时，这些机构的相关人员可通过隐私保护机制一键访问患者信息，并通过共享通道和不同的医疗机构进行信息交互。

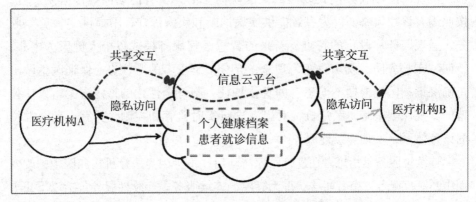

图6-3 新兴的智慧医疗服务模式信息共享机制

（2）优质资源分配

传统的医疗服务模式的一个弊端是资源分配不均衡、利用不合理。优质资源大多集中在大医院，导致资源闲置，而基层医疗机构资源紧缺；无论就医过程多复杂，患者都倾向去大医院诊疗，出现基层医院"门可罗雀"，大医院"门庭若市"的现象。新兴的智慧医疗服务模式的一大优点是医疗资源集成，通过合理分配资源，线上联结医疗信息，整合不同机构的医疗资源，增强了公众幸福感；打通了资源的共享通道，推动医疗水平和优质资源利用率的提升。

五、诊疗跨域

传统的医疗服务模式的信息封闭化，导致患者信息不透明，仅为患者提供本区域的单点服务。传统的医疗服务模式具有以下不足。一是对异地就诊缺乏有效管理，患者盲目转诊不仅给医院增加了负担，而且增加了患者家庭的经济负担。二是医保政策难以执行，传统的医疗服务模式信息封闭化，导致异地就诊无法进行报销等，无法享受医保福利，增加了公众的负担。

新兴的智慧医疗服务模式利用互联网、云平台等打破封闭化的信息壁垒，为公众提供覆盖性服务。当患者异地就诊时，异地医疗机构可以结合患者以往就诊信息给出正确的诊疗决策；依托专科医联体服务模式等，整合优势专家团队和社保资源，建立异地转诊的远程会诊和转诊制度及医保结算机制，为异地转诊就医的患者提供便捷、准确的远程医疗协同机制。

6.2　模式分析

　　智慧医疗服务模式由基本内涵和整体框架驱动而成，在完整的理论框架中进行分析更能反映出智慧医疗服务模式的内涵和作用。智慧医疗服务模式理论框架不仅涉及基本的医疗服务模式、医疗机构职能、医疗机构行为转变和服务主体等医学领域内容，而且涉及深度学习框架、云平台等新兴信息技术在智慧医疗服务模式工作中的融合应用。

　　智慧医疗服务模式理论框架如图 6-4 所示，可以看出智慧医疗服务模式理论框架主要包含三方面核心内容：角色方、医疗资源和协作关系。这三方面内容构成了智慧医疗服务模式中的互动关系。角色方包括医疗服务提供方、医疗服务接受方和医疗服务第三方。医疗资源包括医疗器械设备、药物、诊疗方法以及优质的人才资源。协作关系包括同类型角色方主体间的内部协作和不同角色方主体间的外部协作。

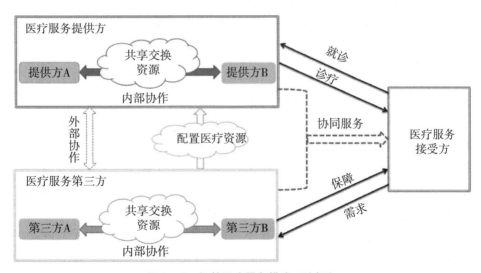

图 6-4　智慧医疗服务模式理论框架

一、智慧医疗服务模式中的角色方分析

（1）医疗服务提供方

医疗服务提供方是医疗服务质量的主要保证方。医疗服务提供方指和服务直接相关的人员和机构。涉及的人员包括提供疾病诊断和治疗的医生、护理人员和咨询人员，他们以公众健康为中心，为患者提供个性化和精准服务，以保障公众健康、提升公众幸福感、提升服务质量、促进医疗服务业持续发展为奋斗目标；涉及的机构主要是指各种医疗机构，它们各司其职，具有不同的性质和职能。这些医疗机构按照主要职能可以分为三类：以诊疗疾病为主的，如医院、诊所、医务室等；以预防疾病为主的，如妇幼保健机构等；以康复保健为主的，如疗养院等。这些医疗机构按照性质可以分为以下两类：公立医疗机构和私立医疗机构。医疗服务提供方一方面以患者满意为发展目标，在保障患者基本需求的同时，通过全周期、个性化的医疗服务，真正做到促进患者健康发展；另一方面通过加强监督，并进行积极分析和评价，促进整个医疗体系服务水平提高。

（2）医疗服务接受方

医疗服务接受方是评价医疗服务质量的最佳主体。医疗服务接受方主要是指接受诊疗的患者和追求自身健康的其他公众。随着社会的发展，公众的生活追求发生了变化，公众的健康理念由"看病治病"转变成"治未病"的预防理念。他们不仅需要有效的诊疗手段，而且需要以"保障健康"为理念的全方位服务。智慧医疗服务模式从就诊方式、服务效率、资源利用等方面，提供连续精准、全方位的服务，满足医疗服务接受方对美好生活的追求。医疗服务接受方对自身健康的需求包括以下几个方面。一是医疗服务接受方在日常健康管理中，需要合适的预防方案、及时的监控机制，时刻保证自身健康。二是诊前医疗服务接受方需要专业的医生对疾病做出正确判断并给出精准化的治疗方案；还需要适合的推荐方案，就近选择就诊医院以及专业的医生。三是诊中医疗服务接受方需要专业的医生为自己提供全方位、方便快捷、一站式服务，并且要求花费较少的时间和经济成本。四是诊后医疗服务接受方需要诊疗跟踪服务，需要医疗服务提供方根据自身特性提供个性化的康复保健服务，并需要进行院外指导服务。

（3）医疗服务第三方

医疗服务第三方独立于医疗服务提供方和医疗服务接受方，是联系两者的枢纽。医疗服务第三方包括资源配置部门、参与医疗服务的保险机构、政府监管机构以及独立于医院内设部门的第三方医疗单位。第三方医疗单位不属于医院内设的部门，是独立的个体。它利用专业的技术和设备，专注于某一特定方面的服务，缓解了医院部门的压力。医疗服务第三方具有以下几个方面的作用。

1）整合资源改变分配不均衡问题

医疗服务第三方集成了多层次医疗机构的资源，并根据不同来源、机构、用处对其进行整合。对不同层级的医疗机构合理配置资源，避免优质资源分配不均衡，有利于充分发挥各级医疗机构的优势和作用，实现了多机构间的信息互通和资源共享机制，保证医疗服务行业可持续发展。

2）根据所需服务实现最优化分配

医疗服务第三方保证医疗服务提供方所需的资源供给，根据最优化策略为其分配资源，并协调不同机构间、机构和患者间的联系和协作；为医疗服务接受方提供诊疗之外的服务，通过监控、预防等方式保障公众日常健康。

3）实现人员、机构及资源合理管理

医疗服务第三方对不同的医疗机构做出合理规划，协调组织资源配置；对高水平医疗机构进行合理调度，调用优质物质资源、优质人才资源支援其他医疗机构，实现分级诊疗运行；对医护人员进行教育培训，提高整体医疗行业的医务水平。

（4）不同角色之间的互动

医疗服务提供方和医疗服务第三方相辅相成，共享和交换信息，为医疗服务接受方提供满意的医疗服务。医疗服务提供方：将以健康为中心作为服务理念，通过院内服务外置、院外服务前置等手段，实现健康监测、健康指导、就医咨询、就诊推荐、远程诊疗、康复保健等多方位服务，同时与医疗服务第三方紧密合作，为医疗服务接受方提供资源和健康保障手段。医疗服务第三方：除了直接为服务接受方提供健康保障、健康咨询、健康预防外，还辅助医疗服务机构参与医疗服务接受方健康管理，更好为公众提供个性化、连续性、精准化的服务。医疗服务接受方：除了主动参与医疗机构的活动，还需积极寻求第三方健康管理机构的帮助，来获得全方位的健康管理策略，达到"未病先防，既病防变"的目的。智慧医疗服务模式角色方的关系如图 6 - 5 所示。

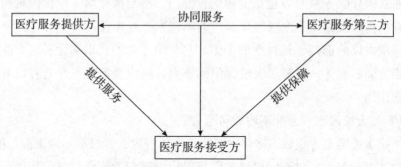

图 6 - 5　智慧医疗服务模式角色方的关系

二、智慧医疗服务模式中的医疗资源分析

医疗资源是提供智慧医疗服务模式的基础，是促进医疗体系发展的根基，是提升公众幸福感的必要前提。以最优化的策略整合资源，合理配置各层级医疗机构间的需求，是智慧医疗服务模式的重点，是优化我国医疗资源布局结构、提高资源分配公平性的现实需要，是提高全民健康水平的必由之路。

（1）医疗资源流动

传统医疗服务模式中的医疗资源大多集中在大医院，基层医院缺乏优质资源，导致医疗资源分配不均衡、利用不合理，这对基层医疗机构和公众造成很多不便。对于基层医疗机构而言，资源不到位导致无人就诊，直接阻碍自身发展，间接对整个医疗体系产生不利影响；对于公众而言，他们无法就近享受到优质资源，就诊之路艰难。医疗资源流动通过大医院和基层医疗机构间资源共享的方式，解决传统医疗服务模式中资源短缺、患者就医困难等问题。实现资源共享具有多方面的意义。其一，对于医疗服务提供方而言，基层医疗机构可以借助优质资源提升诊疗水平，吸引患者前来就诊，对医院的可持续发展具有非凡的作用。其二，对于医疗服务接受方而言，资源共享极大地改善了就诊不便，节约了就诊的时间成本和经济成本，实现就近就医，由患者跑腿向数据"跑腿"模式转变。其三，对于医疗服务第三方而言，其可以采用更优化的策略调控空闲资源，有利于优质资源下沉，推动分级诊疗进行和构建高质量的医疗服务体系。

　　智慧医疗服务模式通过以下方式实现医疗资源流动。第一，构建医疗资源库：医疗资源库可以对大量医疗资源实现数字化、智能化收集和整合，实现医疗数据共享和流动，不仅有助于智慧医疗资源管理，促进信息共享，还可以支撑医疗服务业可持续发展，进一步提高医疗机构的资源利用效率。第二，"互联网＋智慧医疗"模式："互联网＋智慧医疗"模式提供了线上线下一体化的服务模式，打破了资源互通的壁垒，实现资源共享机制，构建跨区域、跨医疗机构的联结和整体医疗体系的协同管理模式，有利于实现优质资源下沉，充分发挥优质资源的辐射作用，提高医疗资源利用率，为患者提供方便快捷、智能化和高效的医疗服务。第三，优秀人才调配：智慧医疗服务模式实行分级诊疗、专家会诊、人才引进等模式，并由大医院对基层医疗机构的医生和其他相关人员进行培训，真正做到优质人才流动。

　　（2）医疗资源集成

　　进行医疗资源集成是构建完整的智慧医疗服务模式体系的基础。整合医疗服务提供方之间的资源，形成联结共享的资源互通机制，对提高医疗资源的利用率、构建医疗机构间的协同服务、促进服务水平提升、充分利用医疗资源具有不容忽视的作用。下面分析两种典型的医疗资源集成场景。

　　1）院前急救和公众健康管理的信息集成

　　健康管理是对威胁医疗服务接受方健康的危险因素进行监控、管理的过程，是"未病先防、既病防变"的具体体现，是医疗服务业不可缺少的环节。为了促进医疗服务业发展，必须将院前急救和公众健康管理联结起来，建立数据共享和交换机制，为医疗服务接受方争取到治疗的黄金期。院前急救和公众健康管理的信息集成，通过建立以区域医疗机构信息平台为中心的管理模式，利用信息平台实时监测医疗服务接受方的生命体征指标，包括血压、心电、呼吸、体温等，并生成相关波形图传送给院前急救系统，让参与救治的医护人员提前了解医疗服务接受方的体征参数。

　　2）院前急救和院内急救系统的信息集成

　　我国传统急救模式中，常由两个相对独立的医疗机构负责院前和院内急救。院前急救医生记录医疗服务接受方的生命体征指标，通过口头转述或纸质说明，对院内急救医生转达医疗服务接受方信息。由于院前和院内急救信息脱节，医疗服务接受方到达医院后需要重新诊断，易错过救治的黄金期。因此，院前与院内急救系统的信息集成尤为重要。院前急救系统与院内急救接诊之间可以通过医院信息平台进行信息集成。医生通过院前急救信息系统调阅患者健康档案，获取患者个人健康信息，包括个人基本信息、血型、过敏史、近期诊疗活动记录（电子病历）、专项健康档案等，通过资源检索与调阅及时了解院前急救医生提交的患者病史和处置情况，同时在患者到达医院后，仔细查体，进行必要辅助检查，确保在最短时间内进行救治。

三、智慧医疗服务模式中的协作关系分析

（1）医疗服务提供方之间的内部协作

医疗服务提供方之间要实现上下联动、分工协作，必须以医疗服务接受方的电子健康档案和诊疗信息为核心，建立信息交互和共享平台，实现医疗服务提供方之间的协作式互联以及以区域医疗平台为核心的互联。医疗服务提供方的协作分为两部分。准备阶段：在同一个医疗机构各部门之间、同一层级医疗机构之间、不同层级医疗机构之间建立协作关系。运行阶段：建立基层首诊、双向转诊、急慢分治、上下联动的分级诊疗协作关系，基层提供方与协作医院间的联系包括双向转诊、诊断请求、健康管理等。此外，这些机构间的协作还包括预约挂号、远程医疗、健康档案共享、检查检验互认、资源整合协作等。

（2）医疗服务第三方之间的内部协作

医疗服务第三方之间的内部协作是以服务提供方为主体，通过相互协调和业务协同，采取更加积极、主动的方式，为公众提供全周期的医疗健康服务。医疗服务第三方采用优化策略安排医疗资源配置，实现服务能力全面提升，为公众提供持续、高效、优质的健康服务，提升我国整体的健康服务水平。

（3）医疗服务提供方和医疗服务第三方的外部协作

医疗服务提供方不仅需要内部间信息的共享，还需要参考医疗服务第三方的信息，医疗服务第三方需要辅助医疗服务提供方，对医疗服务接受方进行诊疗。医疗服务提供方根据所需的资源、分级诊疗的意愿，向医疗服务第三方发送请求，医疗服务第三方根据患者病情，为医疗机构分配资源，并且根据资源分配规则为远程诊疗涉及的机构输送资源，保障远程医疗所需的资源供给，负责服务过程中的资源供给。

6.3　核心作用

一、智慧医疗服务模式优化诊疗手段

智慧医疗服务模式为诊疗模式注入新活力，进一步优化和发展了诊疗手段和服务过程。下面从医疗机器人设备融合、构建健康风险评估模型和构建远程医疗模式三个方面加以阐述。

（1）医疗机器人设备融合

医疗服务接受方对医疗诊断和治疗过程的需求包括精准、高效、低危害和低成本，依靠医生或现有的设备难以完全满足这些需求，随着医疗机器人和医工融合技术的发展，医疗机器人设备的融合成为改变这些问题的出发点。医疗机器人设备可以根据具体的疾病类型，自行编制适宜的操作方案和诊疗策略，并协同专业医生共同完成相关诊疗。利用医疗机器人精确定位、灵活度高、操作状态稳定、操作程序规范化等特点，辅助医生进行诊断和治疗，避免了治疗过程中人为因素造成的不确定性，提高了诊疗的精确性，保障了医疗服务接受方的安全，改变了之前完全依靠医生先验知识的诊疗方式。

（2）构建健康风险评估模型

精准服务是未来医学发展的趋势，精准服务的根源在于精准评估。智慧医疗服务正是采用健康风险评估模型来开展，数字化的评估方式使诊疗策略具有更高的可信度。将收集到的医疗服务接受方的诊疗信息、健康状况、生活习惯等数据，遵循医学研究方法，构建健康风险评估模型，对医疗服务接受方进行量化评估。健康风险评估包括两部分。一是一般健康风险评估（HRA）：对医疗服务接受方的生命体征指标（包括血压、血脂、血糖、体重等）、生活方式（包括饮食情况、吸烟状况等）、心理健康进行评估，有助于及时发现潜在的危险因素，更好了解患者健康状况。二是疾病风险评估（DSHA）：评估特定疾病的患病风险，根据风险指数，设计个性化的干预措施，提前介入管理。

（3）构建远程医疗模式

依托互联网、云平台、大数据等技术，各层级医疗机构之间形成新兴的协同医疗服务体系，构建远程医疗新模式。在远程医疗模式下，基层医疗机

构和二级或二级以上医疗机构之间、全科诊疗机构和专科诊疗机构之间，形成了以患者为中心、纵横交织的多层级、多维度的智慧型服务体系。远程医疗模式有利于缓解"看病难"的问题，带动基层医院发展，优化医疗资源分配；迈过时间和空间障碍，为医疗服务接受方抓住治疗黄金期，满足了他们日益增长的医疗需求；同时，促进了各层级医疗机构间的互联互通，有利于实现医疗服务体系效率最大化。

二、智慧医疗服务模式带来新兴服务

智慧医疗服务模式为医疗服务接受方带来了新的服务方式，提供精准、连续性医疗服务。

（1）精准医疗服务

精准医疗服务是指利用基因检测、分子组学、遗传学和大数据等技术，对特定的样本进行检测，根据疾病的不同状态进行分类，同时利用患者的诊疗报告、个体特征、生活习惯和环境因素等信息辅助判断，精确定位疾病的病因和靶点，为患者提供个性化的服务。

精准医疗包括精准预防、精准诊断、精准治疗、精准用药和精准管理。精准预防指检查是否存在威胁患者健康的风险因素，并对潜在风险因素进行干预和实时检测，完善疾病预防策略；精准诊断指利用深度学习框架分析患者医疗数据，精确定位疾病病因、类型和诊疗策略，结合医生的先验知识辅助疾病诊断；精准治疗指在健康管理平台中获得患者信息，并根据定位到的靶点和诊疗策略，制订个性化的诊疗方案；精准用药指通过基因检测、分子组学等技术，获得患者对药物的敏感性数据，进而采用合适的剂量达到最优的用药效果；精准管理指让患者携带可穿戴式的健康检测设备，并结合患者个体因素，提供以患者需求为导向、全周期的健康管理方式。精准医疗服务为临床实践提供科学依据，使患者获得更合适、更高质量的服务。

（2）连续性医疗服务

连续性医疗服务是指以患者为中心，患者在服务时间、地点、服务提供者方面获得不间断的医疗服务。连续性服务可以为患者节省转诊的不必要消耗，抓住就诊黄金期，提高转诊效率；规范医疗体系的职能，提高医疗服务的质量；有助于加强各层级医疗机构协作，优化资源配置，促进患者合理分流。连续性服务主要体现在两个方面。

第一，转诊协作体系。在基层医疗机构和二级或二级以上的机构之间建立高效的转诊通道，在患者需要时合理转诊，避免因突发事件而中断服务连续性；加强上下级医疗机构协作，由上级机构对基层机构进行教育、培训、优质人才输送和定期专家坐诊，保证优质资源供给；由单点服务向从全科到专科的覆盖性服务转变，由"看病治病"向注重"患者健康"模式转变。第二，服务链模式。服务链模式包括预防、诊疗、康复、日常管理四个节点，这四个节点之间互相联系，具有资源依赖性和信息共享性，可以根据医疗服务接受方的需求扩展，形成了全方位、全周期性的服务模式。优质的服务链需要各节点能准确、高效、最大化满足医疗服务接受方需求，并具有一定的责任意识和服务意识。完备的服务链模式从预防出发，真正做到"未病先防"，为医疗服务接受方提供最佳的服务，使医疗服务接受方的获得感持续增强，并伴随康复指导和日常管理行为，保证"既病防变和愈后防复"实现，同时，优化医疗机构的运营策略，提高服务效率，降低运营成本，增强了医疗服务接受方的信任度。

三、智慧医疗服务模式促进资源共享和管理

智慧医疗服务模式将医疗机构中产生的医疗信息、患者个人管理信息、医疗机构间的资源集成起来，形成完备的资源库。对资源进行数字化、高效化整合，加强对医疗资源管理，促进资源流动和信息共享。智慧医疗服务模式为角色方建立电子档案，对收集到的数据动态进行优化，摆脱了时间和空间的限制。依托电子档案，医生能够快速、直接访问患者信息，实行有效管理，动态掌握患者信息的变化，并根据访问到的医疗数据制定针对性的处理对策。电子档案的构成包括电子档案管理系统、为医疗服务接受方建立的数字化的个人健康档案、为医疗服务体系建立的以区域为中心的电子档案。

（1）电子档案管理系统

电子档案管理系统将不同医疗机构采集的患者诊疗和健康信息、可穿戴式设备监测到的信息、医疗服务第三方为患者提供的保障信息汇总起来，形成一个完备的管理系统。患者医疗信息不再呈现片段化、不互通的特点，而是形成了信息交换和共享机制。电子档案管理系统信息流如图6-6所示，在医疗服务提供方、医疗服务接受方和医疗服务第三方之间形成双向交换传输通道，并根据患者的最新检查结果对系统数据进行更新和维护。

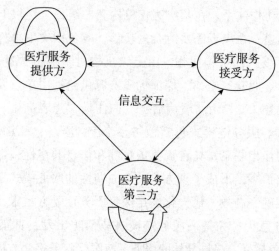

图6-6　电子档案管理系统信息流

（2）个人健康档案

智慧医疗服务模式建立了以公众为中心的个人健康档案，记录各项生命体征参数、就诊情况、生活习惯和环境等。结合实践经验，个人健康档案的构建为医生诊断、转诊时检查结果查询提供信息化支持和依据，免去重复检查，避免了医疗资源浪费，减少患者不必要支出，为诊疗争取了黄金期；为公众采取更合适的健康生活方式提供支撑，便于公众查阅健康信息，及时改善健康状况。

（3）以区域为中心的电子档案

政府部门作为区域医疗服务体系规划的制定者和医疗资源配置的决策者，为了保障政策效率和可行性，需要掌握全区域公众的健康数据和医疗机构的服务状况。依托云平台，构建以区域为中心的电子档案，包括各医疗机构的电子档案和个人健康档案信息，可以支撑更准确和更大范围决策，并可以根据数据的更新对决策进行更加有效调整，保障该区域医疗服务体系可持续发展，有利于政府部门更有效管理医疗数据。

参考文献

［1］严妮.基本医疗服务的属性探究——基于公共产品理论及其边界［J］.
卫生经济研究，2017（9）.

［2］刘长秋.作为公共产品的基本医疗服务及其立法保障研究［J］.南京社
会科学，2016（6）.

［3］任飞，王俊华.基于差异的正义：我国基本医疗服务资源合理配置与实
现路径［J］.苏州大学学报（哲学社会科学版），2019，40（5）.

［4］傅春瑜.新医改下区域化医疗服务模式的研究——以上海为例［D］.成
都：西南交通大学，2017.

［5］杨宏桥，吴飞，甘仞初.构建区域协同医疗信息系统的设计方案研究
［J］.医疗卫生装备，2008（5）.

［6］吴阳.京津冀一体化下基本医疗保险的协同发展研究［D］.唐山：华北
理工大学，2016.

［7］刘文生.创建专科医联体：中日医院敢为天下先［J］.中国医院院长，
2017（1）.

［8］田剑，牛雅萌，沈颖，等.医联体内医疗质量同质化管理方法探析［J］.
中国医院管理，2015，35（10）.

［9］孙喜琢，宫芳芳，顾晓东，等.基于远程区域医疗联合体的实践与探
索——以大连市中心医院为例［J］.现代医院管理，2013，11（3）.

［10］朱正纲.国际医联体模式［J］.中国医院院长，2013（16）.

［11］黄显官，王林智，余郭莉，等.医联体模式及其发展的研究［J］.卫生
经济研究，2016（3）.

［12］王秀峰，杨汀，王辰.以慢性呼吸疾病为切入点建立慢性病整合型分级
诊疗新模式［J］.中国慢性病预防与控制，2017，25（1）.

［13］孟群."互联网＋"医疗健康的应用与发展研究［M］.北京：人民卫

生出版社，2015.

[14] 杨英．互联网＋技术下医院医疗服务模式及趋势分析［J］．信息与电脑（理论版），2017（5）.

[15] 黄贞贞，王鑫．互联网巨头大健康版图［J］．企业管理，2021（9）.

[16] 王惠群．宁夏互联网医疗服务平台建设现状及思考［J］．智慧健康，2021，7（29）.

[17] 顾婷婷，刘云，王忠民，等．先诊疗后结算——新型就诊模式的实施与探讨［C］// 2014 中华医院信息网络大会论文集．《中国数字医学》杂志社，2014.

[18] 郑明月，蒋华良．高价值数据挖掘与人工智能技术加速创新药物研发［J］．药学进展，2021，45（7）.

[19] 张俊哲，王骏哲，陈柯宇，等．5G 技术在智慧医疗领域的应用探究［J］．电脑知识与技术，2021，17（33）.

[20] 史经天．医院信息管理系统中计算机网络技术的应用［J］．信息记录材料，2021，22（7）.

[21] 李睿．医院和社区卫生机构间不同协作模式对连续性医疗服务的影响研究［D］．武汉：华中科技大学，2011.

[22] 胡燕平，李乐乐，卢清君，等．基于远程医疗的异地转诊就医一体化实践探索［J］．中国医院管理，2017，37（8）.

[23] 胡建平，徐玲，冯文，等．主动医疗健康服务模式的理论框架研究［J］．中国卫生信息管理杂志，2016，13（3）.

[24] 孙东旭．基于远程医疗的第三方医疗探讨［D］．郑州：郑州大学，2014.

[25] 刘丹．医疗服务体系资源整合促进策略研究［D］．武汉：华中科技大学，2014.

[26] 刘红梅．以"3＋2＋1"模式实现优质医疗资源下沉，让老百姓在"家门口"享受三甲医院医疗服务［J］．中国烧伤创疡杂志，2020，32（6）.

[27] 王秀华．分级诊疗下优质医疗卫生资源下沉共享措施探讨［J］．河南医学研究，2019，28（16）.

[28] 孙杨，何亨．李黎：北大医疗互联网平台优化医疗资源打造医疗服务新模式［J］．中国数字医学，2018，13（9）.

［29］王博，李轶飞，胡文生，等．院前急救与医院接诊服务流程信息集成研究［J］．中国卫生信息管理杂志，2016，13（3）．

［30］何炳蔚，张月，邓震，等．医疗机器人与医工融合技术研究进展［J］．福州大学学报（自然科学版），2021，49（5）．

［31］刘爱萍．健康风险评估［J］．中华健康管理学杂志，2008，2（3）．

［32］高景宏，翟运开，李明原，等．精准医疗领域健康医疗大数据处理的研究现状［J］．中国医院管理，2021，41（5）．

［33］赵允伍，王珩，李念念，等．医疗服务连续性对分级诊疗的影响机制研究［J］．卫生经济研究，2016（5）．

［34］刘滨，张亮．我国基本医疗连续性服务体系的构建［J］．中国卫生经济，2008，27（6）．

［35］吴昊，罗旭，郭继卫，等．构建优质服务链体系提升医疗服务质量［J］．重庆医学，2007，36（2）．

［36］秦霞玉．以"治未病"特色之长延展中医院服务之链——以"治未病"健康化模式构建中医院服务价值体系的实践与体会［J］．中国医院管理，2009，29（12）．

［37］谭戊森．云计算的新型健康信息服务模式的研究［J］．电子世界，2021（10）．

［38］苗莉．个人健康档案建立与管理探讨［J］．中医药管理杂志，2021，29（15）．

第 7 章　智慧医疗资源汇聚与服务集成

7.1　概述

随着医疗服务体系信息化建设不断完善，各类医疗信息不断累积，形成了丰富的医疗资源，在公共卫生监测、远程医疗服务、临床医学研究等领域发挥着巨大的价值。然而，仍然存在医疗资源不均衡、信息化建设不足、医疗服务利用率低等现象，导致临床决策失准、基层机构发展缓慢和重复诊疗。具体而言，传统的医疗资源和服务在继承与整合过程中存在以下三方面问题。

一是健康医疗资源分散化：健康医疗资源涉及多维度的医疗服务相关机构，在传统医疗服务模式下，健康医疗资源分散存储在各地的资源节点中，调用起来受到地理、时间等客观因素制约。整体上缺乏对协同服务的整合，尚未达到高效利用健康医疗资源的目的。二是健康医疗领域封闭化：健康医疗领域中，不同医疗机构之间由于缺乏业务协同，往往封闭管理所掌握的资源信息。而封闭化的机制给健康医疗资源的互通共享带来了阻碍，无法有效进行健康医疗资源流转。三是健康服务模式片段化：健康医疗服务的需求是海量且个性化的，将各类健康医疗资源有机结合起来才能共同支撑和满足此需求。传统医疗服务模式并未在各个医疗机构间形成嵌套联结的关系，呈现片段化服务的特点，无法连续地为患者提供精准导医服务。

因此，健康医疗资源汇聚及服务集成是智慧医疗发展的核心。它一方面有助于健康医疗资源管理，促进资源集成和信息共享；另一方面为实现连续性精准健康医疗服务、创新医疗服务模式新业态提供了强有力的支撑。智慧医疗资源汇聚与服务集成的核心研究内容包括智慧医疗服务模式设计、医疗资源分类与资源库构建、医疗资源及服务集成和个性化医疗精准服务。智慧医疗资源汇聚与服务集成层次结构如图 7 - 1 所示，各层间是促进和深化的关系。智慧医疗服务模式设计作为最底层，是其余部分的基础；医疗资源分类与资源库构建为医疗资源及服务集成、个性化医疗精准服务的研究提供数据支撑，医疗资源及服务集成是实现兼顾隐私保护的个性化医疗精准服务的关键。面对个性化的医疗需求（特）、分散的专业医疗资源（散）、碎片化的医疗服务（断）和多元化的服务平台（异），通过构建医疗资源与服务协同平台，实现医疗需求感知和认知的统一（知）、医疗资源的共享（聚），提供个性化医疗精准服务（准），保证跨平台医疗服务的连续性（连），建立起基于区域协同平台的健康医疗资源库。健康医疗资源库可以统一整合区域内健康医疗数据资源和业务资源，构建起合理的分类体系以及开放式的资源与服务集成模型。前文已经对智慧医疗服务模式进行了详细介绍，下面围绕剩下三个方面内容进行阐述。

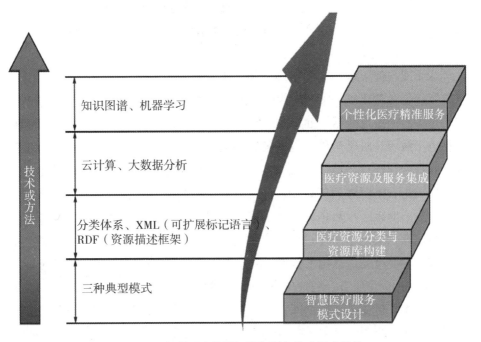

图 7 - 1　智慧医疗资源汇聚与服务集成层次结构

7.2 医疗资源分类与资源库构建

7.2.1 健康医疗资源分类

健康医疗资源分类是医疗资源整合和共享的前提，是推动医疗资源应用的基础。随着智慧医疗服务模式的构建，公共健康医疗信息资源不断丰富。为了管理好这些资源，必须建立起医疗信息目录管理功能，实现医疗信息数据添加、更新、删除的统一管理，提供快捷化的途径。其核心是一个树状结构的目录，根据语法、语义等规则对医疗信息进行分类。资源目录通过组织不同的资源，构成相互补充、互相关联的整体资源库，使用户能够对信息进行快速、准确检索。针对现有健康医疗资源种类繁多、分类体系多样且内涵各异的问题，可以建立实体与分类本体的一一映射，转化实体关系为分类本体主从关系，实现多服务平台异构分类体系集成，完善健康医疗资源分类设计。

为了实现健康医疗资源明确分类，首先要确定健康医疗资源的内容，其次需要结合各健康医疗资源的特征来构建分类结构。随着医疗信息化的发展，出现了大量的医疗数据。健康医疗数据可分为四类。一是健康医疗服务数据，包括电子病历、医学影像、电子健康档案等。二是健康医疗保险数据，包括新型农村合作医疗、城镇居民基本医疗保险数据等。三是生物医学数据，包括蛋白质组、基因序列等数据。四是公共卫生数据，如疾病监测、传染病报告等数据。健康医疗数据涵盖范围广，既包括个人健康指标、生活方式和生活环境信息，又包括医疗过程中产生的药物、检查、诊断、治疗等数据。根据国家卫生健康委信息化工作顶层设计"46312"框架中总结的六大业务应用（公共卫生、医疗服务、医疗保障、药品管理、计划生育、综合管理）和三大数据库（电子健康档案数据库、电子病历数据库和全员人口个案数据库），构建了健康医疗资源的分类标准，包括 4 类一级资源——健康医疗机构类资源、人员类资源、数据类资源和设备类资源，每一类资源的构成如图 7 - 2 和图 7 - 3 所示。

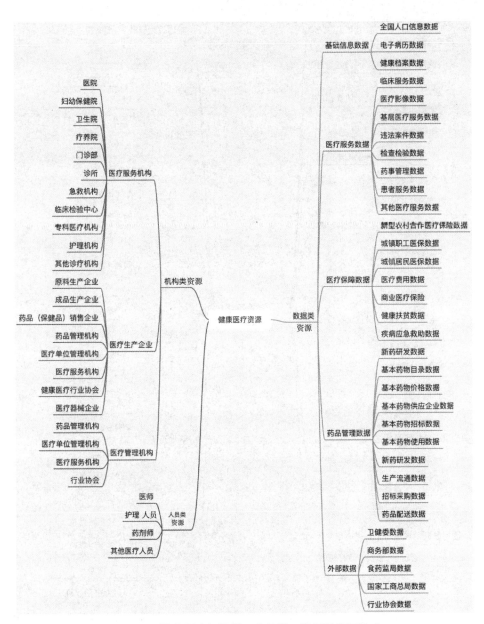

图 7-2　健康医疗机构类、人员类、数据类资源构成

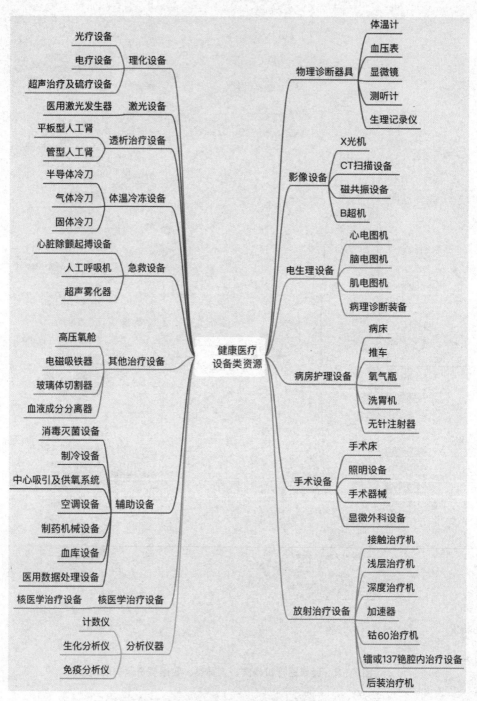

图7-3　健康医疗设备类资源构成

一、健康医疗机构类资源

按照大范围，健康医疗机构类资源可以分为医疗服务机构、医疗生产企业以及医疗管理机构，再根据各机构的特点分别进行项、目细分。医疗服务机构为医疗服务接受方提供基本医疗服务，建设基础健康医疗产业。医疗生产企业提供基本医疗设备、药物，保障医疗产业所需。医疗管理机构协调各个医疗机构间资源、人员合理分配，保障健康医疗产业稳定运行。健康医疗资源具有分布广泛、内容量大、形式多样的特点，为了更好完成资源分类体系建设和资源集成工作，对所有健康医疗机构拥有的资源进行普查是首要任务。

二、健康医疗人员类资源

医疗技术人员是产生医疗资源的原始业务人员。技术人员对资源存在定义权，定义资源的基本形式和内容。医疗技术人员构成了医疗资源的管理部门。对于基础的无条件共享资源，原则上应由信息化主管部门进行管理，以提升资源的共享能力，简化共享管理流程。由于资源在生产和使用关系上存在一对多的情况，管理部门也可以按照医疗技术人员的分类，分析资源的使用情况，洞悉资源的共享水平和范围。

三、健康医疗数据类资源

健康医疗数据类资源主要应用于对数据专题的分析，具有跨部门行业、面向领域多元的特点。按照资源服务主题和信息资源库建设范围，可构建以下数据专题：基础信息数据、医疗服务数据、医疗保障数据、药品管理数据和外部数据。基础信息数据是健康医疗管理和服务的基本对象，也是参与社会活动的主体，基础信息数据建设的成败，关系着资源分类体系的建设成效。医疗资源信息以数据库数据为主要存在形式，健康医疗数据类资源是健康医疗资源分类体系建设的重点。

四、健康医疗设备类资源

医疗设备是医疗资源的主要构成，也是医疗工作的基础。结合国际公认的分类规则以及各医疗设备的工作特点，医疗设备可以分为诊断设备、治疗设备和辅助设备。

7.2.2　健康医疗资源描述

健康医疗资源描述是资源分类的前提，也是资源集成管理的关键技术之一。数据资源的描述方法如下。

（1）元数据描述方法

元数据又被称为"描述数据的数据"，主流使用的是 DC（都柏林中心）元数据，其用来发现、定位和描述数据。

（2）标记语言方法

这是最基础、通用的方法，包括 SGML、HTML 和 XML 语言等。

（3）本体描述方法

主要从知识库中对知识进行抽象，然后描述，并设定了一套描述规范。在此基础上，W3C 提出了主流的本体描述语言 OWL 语言。

（4）RDF 方法

该方法可以对元数据进行编码和交换，通过资源、属性和值三部分来描述特定的资源，该方法能够以最低的限制，灵活描述信息。

结合健康医疗领域自身的特点和需求，依据健康医疗资源分类体系，下面以 XML 和 RDF 为例，从资源、属性和声明等方面来完成健康医疗资源规范化描述。通过 XML 描述资源的各类属性，使资源具有良好的可扩展性，便于其在不同系统之间进行信息传输。利用 RDF 中的多种元数据来描述健康医疗资源，并通过实例化文档来确定各资源实体属性的具体值，形成人机可读、计算机可以自动处理的文件，充分利用各种元数据的优势，实现基于网络的资源交换和再利用。

XML 是一种定义标记的通用语言。它借助 DTD（文档类型定义）或 XML Schema 工具将网络文档结构化，并且结构化的文件可直接被机器解读。XML Schema 在 XML 的基础上，提供了一种更丰富的语言，提高了文档的可读性，并显著提高了技术的重用性。XML 向用户提供统一的框架及工具，可以在不同应用间交换数据。然而，XML 并没有提供任何表示数据语义的手段。例如，XML 中的标签预定含义，完全依靠程序进行解释。因此需要使用更好的方法来表示健康医疗资源的语义信息。

　　RDF 是 W3C 提出的一种简单数据模型，包括 RDF 模型和 RDF 语法两部分。其中，RDF 模型通过主体、谓词、客体通用的三元组框架描述资源及其属性特征。所有能用 RDF 语言描述的事物（包括网页版健康医疗资源和不可通过网络访问的医疗实物资源等）都是资源，是三元组框架中的主体或客体；标识资源属性的部分则充当谓词。为了便于数据描述与交换，以 XML 为基础的 RDF，发展出序列化语法和简略语法两种 XML 语法，并可自由混合使用。RDF 具有良好的可扩展性，可解决 XML 的不足。在语义网络中，RDF 层作为数据层来描述语义信息，通过数据模型表达语义信息。该层主要对底层 URI 标识的对象进行描述，解决了下层 XML 存在的语义局限问题，同时为上层数据组织与集成提供了一套解决方案。

　　使用 RDF 进行建模需要考虑资源、属性和语句 3 个元素。首先需要确定待描述的对象，即确定 RDF 模型的资源范围。以健康医疗资源中的机构类资源为例，对其进行描述，具体的描述对象如表 7 – 1 所示。

表 7 – 1　　　　　　　　　健康医疗资源实体 RDF 描述对象

归类	序号	一级分类指标	二级分类指标
机构类资源	1	医疗服务机构	医院
			妇幼保健院
			卫生院
			疗养院
			门诊部
			诊所
			急救机构
			临床检验中心
			专科医疗机构
			护理机构
			其他诊疗机构

归类	序号	一级分类指标	二级分类指标
机构类资源	2	医疗生产企业	原料生产企业
			成品生产企业
			药品（保健品）销售企业
			药品管理机构
			医疗单位管理机构
			医疗服务机构
			健康医疗行业协会
			医疗器械企业
	3	医疗管理机构	药品管理机构
			医疗单位管理机构
			医疗服务机构
			行业协会

以表 7-1 例，采用 303URIs 方式（以带"/"分隔符的标识符）命名相关实体，针对机构主体来说，URIs 标识为"http：//www.healthservice.bjut.edu.cn/organization"。若要描述医疗服务机构包括医院、门诊部、急救机构、临床检验中心等，则资源"医疗服务机构"是这个 RDF 模型的主体，标识为"http://www.healthservice.bjut.edu.cn/organization/medicalServices"。其包含的医院、急救机构等资源属性为具体客体，其 URIs 依次标识为"/medicalServiceInstitutions/hospital""/medicalServiceInstitutions/FirstAidAgencies"。以三级资源医院为例，RDF 描述如图 7-4 所示。

7.2.3 健康医疗资源库构建

健康医疗资源库是健康医疗资源聚合的具体业务能力实现载体。健康医疗资源库构建是指在特定的使用场景中，设计良好的逻辑结构和物理结构，并在此基础上建立完备的医学数据库，从而高效存储和管理医疗数据，满足医生、患者等多方面的应用需求。健康医疗资源库的构建可以为患者和不同层级的医疗机构提供一个基础设施完备、功能齐全、高效准确的平台。基于

```
1.  <?xml version="1.0" encoding="UTF-8"?>
2.  <rdf:RDF
3.      xmlns:rdf="http://www.w3.org/1999/02/22-rdf-syntax-ns#"
4.      xmlns:rdfs="http://www.w3.org/2000/01/rdf-schema#">
5.      <rdfs:Class rdf:ID="hospital">
6.          <rdfs:label>
7.              医院
8.          </rdfs:label>
9.      <rdfs:subClassOf rdf:resource="#medicalServiceInstitutions"/>
10.     </rdfs:Class>
11.     <rdfs:Class rdf:ID="medicalServiceInstitutions">
12.         <rdfs:label>
13.             医疗服务机构
14.         </rdfs:label>
15.         <rdfs:subClassOf rdf:resource="#organization"/>
16.     </rdfs:Class>
17.     <rdfs:Class rdf:ID="organization">
18.         <rdfs:label>
19.             机构类
20.         </rdfs:label>
21.         <rdfs:subClassOf rdf:resource="#medicalResource"/>
22.     </rdfs:Class>
23.
24.     <rdf:Property rdf:ID="Category">
25.         <rdfs:label>
26.             数据类别名称
27.         </rdfs:label>
28.         <rdfs:domain rdf:resource="#medicalServiceInstitutions"/>
```

图 7-4　RDF 描述示例

健康医疗资源分类体系与规范化描述，建立健康医疗资源库，实现了健康医疗资源的集中管理、存储、使用和共享。在健康医疗资源库的构建中，需要保证健康医疗资源数据和资源库结构间的密切结合、相互照应。健康医疗资源库设计方法包含手工与经验相结合方法、规范设计方法（过程迭代和逐步求精）、新奥尔良方法、基于 E-R 模型的资源库设计方法等。健康医疗资源库设计可分为六个阶段，分别为健康医疗资源库需求分析、健康医疗资源库概念结构设计、健康医疗资源库逻辑结构设计、健康医疗资源库物理结构设计、健康医疗资源库实施、健康医疗资源库运行和维护。健康医疗资源库的实施和维护需要结合实际的场景，因此下面只详细介绍前四个阶段的功能和操作。

一、健康医疗资源库需求分析

在健康医疗资源库需求分析阶段，关注的重点是数据和处理。首先需要明确待处理的医疗资源对象，询问医疗对象的各种需求，确定健康医疗资源系统的功能，并且考虑系统可能会出现的变更。经过详细数据收集和数据分析后，可以构建"健康医疗资源库数据字典"。该数据字典的内容包括数据项、数据结构、数据流、数据存储和处理过程。如设计健康医疗资源编目字典表（见图7-5）时，资源编目模块分为3个字典表：信息资源提供方字典表、信息资源分类字典表、信息资源格式字典表。

RE_ZYPR 信息资源提供方字典表		
RE_ZYPRID	VARCHAR2	not null
RE_ZYPRXM	VARCHAR2	
RE_ZYPRPID	VARCHAR2	not null
LEVER	VARCHAR2	
RE_CHILD	VARCHAR2	
RE_BZ	VARCHAR2	

RE_DATAINFO 信息资源分类字典表		
RE_DATAINFO	VARCHAR2	not null
RE_DATAINFOXM	VARCHAR2	
RE_PARENTID	VARCHAR2	not null
LEVER	VARCHAR2	
RE_CHILD	VARCHAR2	
RE_BZ	VARCHAR2	
RE_COUNT	VARCHAR2	
RE_DATACOUNT	VARCHAR2	
TREE_SORT	NUMBER	
RE_IDS	VARCHAR2	

RE_ZYGS 信息资源格式字典表		
RE_ZYGSID	VARCHAR2	not null
RE_ZYGSXM	VARCHAR2	
RE_ZYGSBZ	VARCHAR2	not null

图7-5 健康医疗资源编目字典表设计

　　以信息资源提供方字典表为例，表名称为 RE_ZYPR，包含字段、描述、数据类型、宽度和说明等属性。信息资源提供方字段如表7 - 2所示。接着分析健康医疗资源库的外部结构，具体操作包括设置健康医疗资源编号、按功能层级分类、设置名称等，具体资源外部结构信息如表 7 - 3所示。

表 7 - 2　　　　　　　　　　　　信息资源提供方字段

字段	描述	数据类型	宽度（字符）	说明
RE_ZYPRID	主键 ID	字符串	18	主键，非空
RE_ZYPRXM	信息资源提供方名称	字符串	36	可为空
RE_ZYPRPID	父级 ID	字符串	36	外键，非空
LEVER	级别	字符串	18	可为空
RE_CHILD	是否有字节点	字符串	18	可为空
RE_BZ	备注	字符串	100	可为空

表 7 - 3　　　　　　　　　　　　资源外部结构信息

编号	数据库分类	数据库名称		数据库用户名
1	字典数据库	注册类数据库		QMJK_DATA_ZCLSJ
2		索引数据库		QMJK_DATA_SYSJ
3		标准数据库		QMJK_DATA_BZSJ
4	基础数据库	居民健康数据库	医务数据库	QMJK_DATA_YWSJ
5			医疗机构库	QMJK_DATA_YLJG
6			医务人员库	QMJK_DATA_YWRY
7		医疗设备数据库	医疗机构库	QMJK_DATA_YLJG
8			设备库	QMJK_DATA_SBK
9			人员库	QMJK_DATA_RYK

编号	数据库分类	数据库名称		数据库用户名
10			药品管理数据库	QMJK_DATA_YPGL
11		药物数据库	医疗生产企业库	QMJK_DATA_YLSCQY
12			医疗管理机构库	QMJK_DATA_YLGLJG
13	业务数据库		电子病历库	QMJK_DATA_DIBL
14			医疗机构库	QMJK_DATA_YLJG
15		患者数据库	医护人员库	QMJK_DATA_YHRY
16			患者服务数据库	QMJK_DATA_HZFW
17			医疗费用数据库	QMJK_DATA_YLFY

二、健康医疗资源库概念结构设计

健康医疗资源库概念结构设计是将健康医疗资源库需求分析阶段获得的用户需求抽象成信息模型，它是整个健康医疗资源库构建的关键，是各种数据模型的基础，且可以向一般的数据模型（关系模型、网状模型、层次模型）转换。它独立于计算机，比其他模型更加抽象、稳定，可以真实、充分反映现实世界，根据健康医疗资源的构建标准以及分类需求结果，对数据综合，形成统一的概念模型。健康医疗资源库概念模型涉及多个实体表，以表7-3中的居民健康数据库为例分析不同实体间的协作关系，居民健康数据库概念如图7-6所示。医疗机构和医务人员是医患关系的关键因素。医务数据囊括了居民的身份信息、诊断信息、检查信息等。医疗机构依托医务人员和居民数据，以精湛的技术为患者提供个性化的服务。在医患关系中，医疗机构和医务人员首先应该找到自身的不足，并及时整改和完善。疾病与患者考验着医院的人、财、物等资源的综合管理运营能力。医院的运营离不开医务人员，优秀的医务人员是医院精益运营的重要支撑。同时，急救机构和医院机构相互协作，共同支撑，保证患者连续就诊。

按照国家"全民健康保障信息化工程"建设要求，形成统一、准确、及时的全员人口统筹管理信息资源库，为建立居民健康档案和便民服务工作等提供了数据支撑，便于实现医疗卫生信息共享，避免信息重复采集。

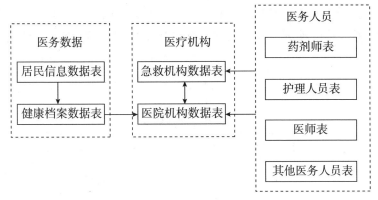

图 7-6　居民健康数据库概念

三、健康医疗资源库逻辑结构设计

健康医疗资源库逻辑结构设计用来确定不同资源实体之间的逻辑关系。此阶段将上一阶段设计好的基本概念图，转换为采用 DBMS 数据库管理系统的数据模型。逻辑结构设计的步骤如下：先将概念结构模型转换为一般的数据模型（包括层次模型、关系模型和网状模型），再向 DBMS 支持的数据模型转换，最后进行优化。以健康医疗资源库中的字典数据库下的注册类数据为例，其逻辑结构设计如图 7-7 所示。

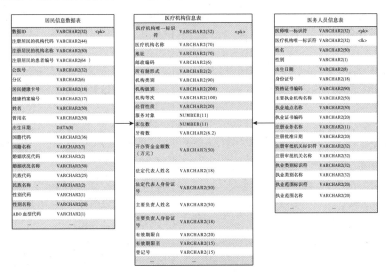

图 7-7　逻辑结构设计

其中，居民信息数据即病人主索引（MPI），是指在特定的区域内，用以标识病人唯一性的编码。病人的唯一性编码被应用在诊疗实际业务中，并辅助识别病人身份。设置此信息保证了病人信息在多个医疗机构间或跨域医疗机构间的唯一性和一致性，居民信息数据库如表7-4所示。

表7-4 居民信息数据库

字段名	数据类型	宽度（字符）	中文名称	说明
id	字符串	32	数据 ID	主键，非空
org_code	字符串	44	注册居民的机构代码	可为空
org_name	字符串	50	注册居民的机构名称	可为空
patient_org_no	字符串	64	注册机构的患者编号	可为空
public_health_no	字符串	32	公医号	可为空
zone_code	字符串	6	分区	可为空
health_no	字符串	18	居民健康卡号	可为空
health_rec_no	字符串	17	健康档案编号	可为空
name	字符串	50	姓名	可为空
other_name	字符串	50	曾用名	可为空
birth_time	日期型	8	出生日期	可为空
nationality_code	字符串	36	国籍代码	可为空
nationality_name	字符串	3	国籍名称	可为空
marital_code	字符串	2	婚姻状况代码	可为空
marital_name	字符串	50	婚姻状况名称	可为空
nation_code	字符串	25	民族代码	可为空
nation_name	字符串	2	民族名称	可为空
gender_code	字符串	1	性别代码	可为空
gender_name	字符串	20	性别名称	可为空
……				

四、健康医疗资源库物理结构设计

资源库的物理结构是指其在物理设备上的存储结构与存取方法，这依赖于给出的计算机系统。物理结构设计是为资源库的逻辑数据模型选取和使用场景最匹配的物理结构。根据所构建的健康医疗资源库特点，从存储结构、扩展方式、命名规则等内容完成资源库中表结构的物理设计，进而完成整个资源库的构建，实现健康医疗资源的注册、发布、访问等统一管理。健康医疗资源库的实施包括用 DDL（数据定义语言）定义结构、组织医疗资源数据入库、编码与调试应用程序和数据库试运行。当健康医疗资源数据库试运行的结果符合预期结果后，就可以真正投入运行，也标志着开发任务的完成和维护任务的开始。对健康医疗资源库设计进行评价、监督、更新等是一个长期的维护工作，也是对设计工作的提升。在健康医疗资源库运行阶段，对数据库经常性维护主要由DBA 完成，包括数据库的转储和恢复、数据库的安全性和完整性控制、数据库性能的监督分析改进，以及数据库的重组织和重构造。

构建健康医疗资源库的最终目的是实现资源服务互操作与共享，打造基础功能齐全、高效稳定的医疗服务平台。除了资源库构建所需的技术手段外，还需要设定健康医疗资源与服务的共享与访问规范，包括报文格式要求、数据传输要求等，需确定健康医疗资源与服务的开放原则，并设计和实现相应的支撑计算框架和包含可视化操作接口的服务平台。图 7-8 为智慧医疗资源共享与服务平台截图。

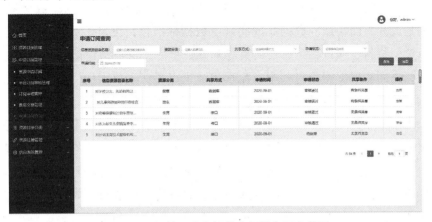

图7-8　智慧医疗资源共享与服务平台截图

7.3 医疗资源及服务集成

在创新技术的推动下，单一服务越来越不能满足人们的需要。新兴服务业态和新兴服务模式不断涌现，各行各业的新兴技术包括大量的行业交叉和跨行创新技术。在健康医疗服务系统中聚集了由不同组织提供的医疗服务、公共服务、生活物流服务、通信服务等，需要将这些多类型的服务整合才能满足公众多样化的需求，因此，服务集成技术成为研究的重要方向。与其他服务领域相似，现代医疗服务也逐渐涌现出海量的服务资源，且医疗服务逐渐呈现出分布性、跨组织性、动态性等特点。同时，由于用户自身的背景和需求不同，服务集成常常需要满足个性化和多元化特征。例如，患者就诊通常需要问诊、检查、住院、取药、出院、结算等一系列服务。而患者根据自己的情况往往有不同的就诊需求。例如，一些患者只需要一项问诊服务，而一些患者可能需要同时包含问诊及检查的服务。另外，即使需求相同，来自不同用户的描述互不相同。在这个阶段用户往往不会指定具体的服务，只是描述所需要实现的功能。在复杂、动态的服务网络环境下，实现面向健康医疗资源个性化需求的服务集成是智慧医疗的主要挑战。为此，面对海量功能特性相同的候选服务以及大规模用户需求时，根据给定的服务流程及相应的非功能需求，实现满意度最大化，提高大规模需求和海量服务下的集成优化效率是关键。

目前主流的医疗服务集成方法通常从三个角度展开，分别是数据集成、流程集成和界面集成。数据集成实现了数据标准化，设定了术语规范，建立了资产、物料、项目、药品、人员等基础数据库，重点构建信息标准的数据体系，进而实现数据信息共享。流程集成重点关注人员索引、患者索引、医嘱索引等主数据索引引用的合理途径，从而协调系统及患者诊疗过程的联系。界面集成重点关注用户接受的方式，将医疗系统的功能按照用户所需实现服务集成。但上述方法均默认服务之间是相互独立的，使得服务集成难以满足用户多元化的需求。而且，现如今服务集成组合方案不仅仅要达成服务实现和性能实现，更需要以追求用户满意度和服务价值增值为导向。其具体表现为两个方面：一是在集成了多种类型、多种交互形态的服务后，让服务与服务之间耦合并发挥更大的价值，形成整体的、高度互联的服务关系网络架构；

二是服务资源的规模化使得在有限时间内，面对相同的业务需求时，除了功能层面外，选择满足用户个性化需求的服务集成组合方案、保证服务选择的效率。

综上所述，在健康医疗领域不论是服务需求的复杂性、优化问题的规模还是优化目标和限制条件等问题，都对服务集成组合优化提出了新的要求。为了实现这一目标，设计一种运行高效的服务集成组合模型并形成满足多方需求的服务集成组合方案是服务集成的核心内容。下面从基于关键资源的轻量级服务集成和基于协商的空间优化与集成两个方面进行探讨。

7.3.1　基于关键资源的轻量级服务集成

依据服务个体满足的业务功能，整个服务生态系统根据服务功能的不同被划分为多个服务种群，具有相同或相似的功能的服务被分配到同一个种群中，并将此种群刻画为抽象服务。然后在执行服务集成的过程时，从服务资源库中选择与之功能相匹配的具体服务作为该抽象服务的候选服务，形成了轻量级服务集成方案。下面详细介绍基于关键资源的轻量级服务集成。

由于服务对应的操作行为通常被封装在服务描述语言中，凭借良好的封装性，可以根据用户的需求描述，按照抽象服务之间的相关性进行合并，形成针对不同用户需求的关键服务资源粒度空间。此外，通过历史记录分析发现，在服务的集成过程中某些服务经常被绑定在一起执行。例如，患者在就医过程中，在选择相关服务的时候，取药服务和结算服务经常一起使用。可以根据这一信息，将频繁同时出现在同一组合中的服务，视为有统计关联关系的服务资源。当有新的患者提出服务需求时，可以根据现有的集成方案来解决类似的问题，从而提高服务的重用率并降低服务集成的成本。因此，服务集成的过程可以转换为在不同的服务资源粒度空间中根据不同的用户需求选择关键资源的过程。这在一定程度上可以缩减候选解空间的规模，有效提高服务集成优化的效率。服务集成层级空间如图 7-9 所示，主要有以下步骤。一是刻画抽象服务：将具有相同功能但非功能属性不同的服务抽象为同类别的服务集合，这里假设这个集合已经存在。二是挖掘关联联系：首先挖掘抽象服务之间的关联以形成关键服务资源，进而帮助用户发现服务之间的复合关系；然后挖掘频繁绑定使用的服务资源片段，以提高服务重用率，降低服务成本。三是构建关键资源层级空间：根据服务资源的聚合度及其层级关系，构建分层多粒度服务选择空间。下面将具体介绍其中的细节。

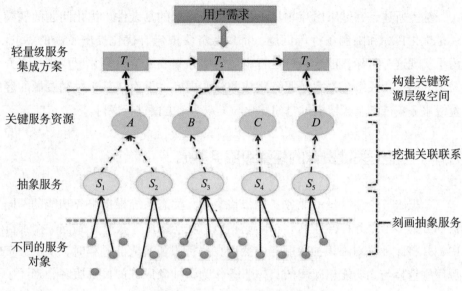

图 7 – 9　服务集成层级空间

一、服务间相关性挖掘

服务与服务之间的相关性通常反映了两个相关服务的紧密程度。通过计算抽象服务之间的接口关联度来发现服务之间的相关性，进而帮助用户发现服务之间的复合关系。相关性挖掘包括两个服务之间的相关性以及一个服务与一组服务之间的相关性，这里说的服务指的是抽象服务层面的服务。通过比较被封装操作的输入集和输出集的相似度，判断前驱服务与后续服务是否可以组合在一起完成任务，进而挖掘服务之间的关联关系。

首先介绍相关定义及其描述，具体情况如下。

定义 1：抽象服务集 $S = \{S_1, S_2, \cdots, S_n\}$ 表示 n 个实现不同功能的抽象服务集合。$S_i = \{s_1, s_2, \cdots, s_m\}$ 表示某抽象服务有 m 个可实现相同功能属性但服务质量可能不同的服务，s_i 指代具体服务。

定义 2：对于两个抽象服务 S_i 和 S_j，$i,j \in [1,n]$。$Input_i$ 和 $Output_i$ 分别表示 S_i 的输入输出参数集合，$Input_j$ 和 $Output_j$ 分别表示 S_j 输入输出参数集合。

定义 3：如果 $Output_i \subseteq Input_j$ 表明 S_i 的输出参数集与 S_j 的输入参数集匹配，表明 S_i 和 S_j 相关，即两个抽象服务可以合并为一个更大粒度的服务，表示为 $S_i \rightarrow S_j$。

定义 4：CO 表示抽象服务之间的相关性，CO' 表示一组抽象服务与一个抽象服务之间的相关性。

通过挖掘抽象服务 S_2 和 S_3 的相关性，可得到一个粒度更大的抽象服务 $S_{2,3}$。通过挖掘服务间的关联关系（见图 7-10），可以有效减少参与服务组合的抽象服务的个数。

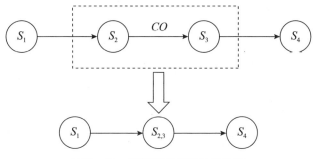

图 7-10　挖掘服务间的关联关系

服务间的相关性可以利用它们之间的欧式距离计算，然后取距离的倒数。由于向量之间的取值有可能为零，这种情况会导致倒数向上溢出，抽象服务 S_i 和 S_j 之间的相关性表示为：

$$CO(S_i, S_j) = \frac{1}{2} \times (\operatorname{sim}(Output_i, Input_j) + \operatorname{sim}(Input_j, Output_i))$$

$$\operatorname{sim}(Output_i, Input_j) = \frac{\sum_{i=1}^{m} \max_{j=1}^{n} \dfrac{1}{\operatorname{dis}(Output_i, Input_j) + 1}}{m}$$

$\operatorname{sim}(Input_j, Output_i)$ 同理求出。

其中，m 为 S_i 输出集合中参数的个数，n 为 S_j 输入集合中参数的个数。

对于抽象服务集合 $S' = \{S_1, S_2, \cdots, S_x\}$，$x \in (1, n]$，如果其输出满足 S_j 的输入，$x < j \leqslant n$，那么 S' 与 S_j 的相关性可以表示为：

$$CO'(S_1, S_2, \cdots, S_x, S_j) = \frac{\sum_{i=1}^{n} CO(S_i, S_j)}{n}$$

其中 x 表示相关抽象服务集群 S 的数量。在服务相关性挖掘之后形成关联矩阵 M。矩阵的值 1 和 0 分别表示是否具有相关性。得到抽象服务相关矩阵算法流程如下。

定义：设置中间变量集群 S_{temp}，包含一个以上的相关抽象服务集群 S_{any}。

输入：抽象服务集合 S，相关性阈值 tc。

输出：关联矩阵 M。

过程：① $S_{temp} = S,M = \text{NULL}$;

② if $CO(S_i,S_j) > tc,M[S_i][S_j] = 1,S_{temp}.remove(S_j)$;

③ $S_{any} = \{S_1,S_2,\cdots,S_k\}$, if $CO(S_{1\backslash 2\cdots\backslash k},S_j) > tc$, $M[S_{1\backslash 2\cdots\backslash k}][S_j] = 1,S_{temp}.remove(S_{1\backslash 2\cdots\backslash k})$;

④ Repeat step①—③until $S_{temp}.size < k$,return$M$。

其中，$S_{temp} \cdot size$ 指的是相关抽象服务集群 S_{any} 的数量。

二、服务统计关联挖掘

通过调查用户某一需求的服务组合历史记录，可以挖掘出频繁使用的历史服务组合片段，称该片段服务之间有统计关联关系。被绑定的次数越多，表明该服务片段越受欢迎。同样，将具有统计关联的服务视为一个更大粒度的服务，可以有效减少参与服务组合的抽象服务个数，对提高服务的重用率和降低服务组合的成本具有重要意义。假设仅考虑有直接关联关系的服务，即有统计关联的服务片段是服务组合执行路径的连续子集。

下面介绍相关定义及其描述。

定义 1：为实现某用户需求，抽象服务集 $S = \{S_1,S_2,\cdots,S_n\}$ 中，如果某服务 S_i 和 S_j 频繁作为组合服务进行工作，则称 S_i 和 S_j 之间存在统计关联关系，表示为 $S_i \sim S_j$。

定义 2：因为是执行路径的连续子集，所以两个服务 S_i 和 S_j 满足 $1 \leqslant i < j < n,j = i+1$，服务 S_j 与一组服务 $S_{sub}(S_1,S_2,\cdots,S_x)$ 之间满足，$1 \leqslant x \leqslant j \leqslant n,j = x+1$，$S_{sub}$ 表示有统计关联关系的服务片段。

定义 3：将频繁出现在同一服务组合流程中的服务视为有统计关联关系，对出现频次太低的服务将不予考虑。$P_{S_{sub}}$ 表示服务片段出现的概率，P_{S_i} 表示抽象服务集中某服务出现的概率，δ 为预设的概率阈值，当 $P_{S_{sub}} = \min_{i \in [1,m]}(P_{S_i}) \geqslant \delta$ 时，则满足服务频繁出现的要求。

定义4：$\Delta P_{S_i,S_j}$ 表示服务片段中相邻抽象服务出现概率的差值，ε 表示预设的概率差阈值。

相邻服务之间的统计关联度可以根据它们在服务组合流程中出现的概率之差得出，即 $\Delta P_{S_i,S_j}$ 值越小表示相邻服务 S_i 和 S_j 一起出现的可能性越大，值越小则反之。当 $\Delta P_{S_i,S_j} < \varepsilon$ 时，满足 $S_i \sim S_j$。

根据服务执行序列计算 $\Delta P_{S_i,S_j}$：某服务 S_i 共出现 M 次。设置 $0-1$ 过滤算子 $X_{k,j}$，当满足组合服务 CS 的第 j 次执行正好是服务的第 k 次出现时，$X_{k,j} = 1$，否则为0。$\sum\limits_{j=1}^{count(CS)} X_{k,j} = 1$。根据组合服务的执行次数及服务 S_i 在组合服务中顺序出现的次数得出：

$$Fre(k,S_i) = \sum_{j=1}^{count(CS)} j \times X_{k,j}, k \in [1, count(S_i)]$$

$Fre(k,S_i)$ 表示服务 S_i 在第 k 次出现的频率，$count$ 表示服务组合里服务的数量。

在相邻服务中，取出现次数最多的 $count = \max(count(S_i), count(S_j))$，然后得到所有序列之差的平均值。

$$D_{Ave} = \frac{\sum\limits_{k=1}^{count} |Fre(k,S_i) - Fre(k,S_j)|}{count}$$

$$\Delta P_{S_i,S_j} = \frac{D_{Ave}}{count}$$

根据上述分析，首先得到出现概率较大的连续服务子集，然后判断其是否满足统计关联服务片段的要求。得到统计关联服务片段算法流程如下。

定义：设置变量抽象服务集 S_{temp}，抽象服务连续子集 S_{sub}。

输入：抽象服务组合流程 CS，概率阈值 δ，服务之间概率序列差值 ε。

输出：有统计关联关系的服务片段 CS_{sub}。

① $S_{temp} = \text{NULL}$，$S_{sub} = \text{NULL}$，$CS_{sub} = \text{NULL}$；

② if $P_{S_i} > \delta$，$S_{temp}.add(S_i)$；

③ for each $\{S_i, S_j\}$ in S_{temp}，$j = i + 1$，

$S_{temp} = CS - \{S_i, \cdots, S_n\} \cup \{S_i, S_{i+1}, \cdots, S_{j-1}, S_j\} - \{S_i, S_j\} \cup CS - \{S_1, \cdots, S_j\}$；

④ if $1 < |S_{temp}| < |CS|$，$CS_{sub} = CS_{sub} \cup \{S_{temp}\}$；

⑤ for each $\{S_i,S_{i+1}\}$ in CS_{sub}, $i \in [1,|CS|]$, if $\Delta P_{S_i,S_j} \leqslant \varepsilon$ return true。

三、构建关键资源层级空间

在完成服务之间相关性的挖掘后，得到不同粗细程度的服务粒度。服务粒度一旦存在，就可以检查是否存在粗粒度服务功能可以满足多个服务粒度完成的情况。若存在则建立服务资源之间的层级关系。

假设在 S_i, S_j, S_k, 若 S_i 与 S_j 相关联，且 S_i, $S_j \xrightarrow{Rh①} S_k$ ，则 S_i 与 S_j 之间的聚合度可以表示为：

$$DOP(S_i,S_j)$$
$$= w_1 \times similar②(Input_k,Input_i) + w_2 \times similar(Output_k,Output_j)$$

对于 $S_x = \{S_1,S_2,\cdots,S_n\}$, S_j 与 S_k, 如果 S_x 与 S_j 相关联，且 $S_x \xrightarrow{Rh} S_k$，那么 S_x 与 S_j 之间的聚合度可以表示为：

$$AveDOP(S_1,S_2,\cdots,S_n,S_j) = w_1 \times \frac{\sum\limits_{i=1}^{n} similar(S_kInput,S_iInput)}{n} +$$
$$w_2 \times similar(S_koutput,S_joutput)$$

基于上式得到的服务粒之间的聚合度，在功能上等同于两个或多个粗粒度的服务。接下来在它们之间建立层级关系，构造候选集层级空间算法流程如下。

定义：$Cognate$ 是与 S 中各任意抽象服务相关的抽象服务或抽象服务集合。

输入：S（抽象服务集合），M（抽象服务之间相关性矩阵），tp（聚合度阈值）。

输出：层级空间。

过程：

① 对于抽象服务集合中任意的 S_i，通过相关性矩阵 M 得到与之相关联的抽象服务或抽象服务集合 $getCognate(S_i,M)$，如果 $DOP(S_i,getCognate,S_k) > tp$，则建立它们之间的层次关系。

---

① Rh 表示服务粒之间的层次化关系。粗粒度服务 S_k 可以层次化地分解为细粒度的服务粒 (S_i,S_j)。细粒度的服务粒可以聚合为粗粒度的服务粒。

② $Similar$ 表示服务之间的相似度。

② 否则新建层级保留 S_i 及与之相关联的抽象服务。

③ 对于当前层中每个抽象服务重复执行步骤①，可以获得新的层次关系。

④ 重复执行步骤①—③。

7.3.2　基于协商的空间优化与集成

医疗服务领域逐渐涌现出海量的服务资源，当规模较小时，实现功能所需的服务集成的算法并不复杂。但是随着任务数量和原子 Web 服务数量增加，服务选择消耗的时间呈指数型增长，服务选择逐渐成为 NP – Hard 问题。例如，给定服务集成方案所需抽象功能服务数量 n 为 7，每个抽象服务对应的提供相同功能的候选集中的原子 Web 服务数量为 1000，那么服务集成解的数量为 1000^7。因此，减少服务可能组合的数量对于有效减少服务选择的计算成本至关重要。

在这种情况下，进行详尽搜索以找到满足特定服务契约的最佳集成方案是不切实际的，因为基于候选 Web 服务的规模，解决方案数量可能十分大。为此，详细介绍基于候选服务的缩减方法。其根据服务的 QoS 属性来考虑服务之间的支配关系，利用改进的天际线选择算法来保留"感兴趣"的服务。除此以外，对基于服务质量和服务代价的服务集成方法，实现具体的服务映射也将一并阐述。

一、服务质量评估属性

按照面向服务的体系结构范例，集成服务应用程序被指定为由一组抽象服务组成的抽象过程。然后在执行服务选择时，为每个抽象服务选择并使用一个具体的关键服务资源。服务集成优化可以从功能和非功能两个方面进行。功能层面主要探讨服务自动发现、匹配和流程规划等已满足功能需求的服务方案。例如在患者诊疗路径中，问诊服务、检查服务和提供药品服务等都是抽象的功能服务。但是，当面对大量可提供相同功能的服务时该如何选择呢？例如，服务代理商为患者提供的就诊医院包括人民医院、保健院等可以实现相同功能的医疗机构，这时候就要从候选服务的非功能层面例如服务质量入手，选择一组最能满足用户需求的服务集成方案。

QoS 参数包括服务的响应时间、可用性、可靠性等，在确定服务集成方案中起着至关重要的作用。同时，基于协商契约的协同模式通常是服务接受方与服务提供方之间在预期 QoS 的合作基础。服务契约的根本目的是规范服务两方的合作方式及指定的 QoS 需求，旨在找到满足一组端到端 QoS 约束的服务资源的最佳组合。

通常，业务流程中某些服务是通过 Web 调用外包集成的，对于这些外包服务，可以使用服务代理提供的具有相似功能但具有不同 QoS 值的多种服务。但是用户通常不完全了解底层系统中服务使用的 QoS 参数，他们是根据端到端 QoS 约束（端到端的平均响应时间、最小总吞吐量、最大总成本、最低可靠性），在服务契约中指定 QoS 要求。基于 QoS 服务集成的目标是为功能需求选择一个服务或一组服务组件，使聚合的 QoS 值满足所有应用程序级别 QoS 约束。随着不同 QoS 级别在 Web 上提供的功能等效服务数量的增加，此问题①变得尤为重要和极具挑战。值得注意的是，从每个抽象服务类别中选择 QoS 效用值最高的服务并不能保证得到最优的集成方案，因为它并不能保证满足所有端到端的约束。因此，需要考虑来自每个抽象类别的服务集成的不同解决方案。

二、基于协商的关键资源空间缩减技术

下面介绍相关定义及其描述。

定义 1：假设用户有对服务组合方案的全局约束，且对 QoS 属性值有数量要求。用 $C = \{c_1, c_2, \cdots, c_q\}$ 表示用户要求的各 QoS 的上下限，q 值为 QoS 属性的个数。

定义 2：在服务抽象服务类别 S 中，所有不受其他服务支配的候选服务集都称为天际线服务。

定义 3：如果在同一服务类别 S 中，服务 s_x 的 QoS 属性值均优于 s_y 或者至少一个参数优于 s_y，表示服务 s_x 相比服务 s_y 占主导地位，形式上 $s_x < s_y$。

定义 4：服务类别 S 中所有占主导地位的服务表示如下。

$$S_L = \{s_x \in S \mid \neg \exists s_y \in S: s_x < s_y\}$$

因为要考虑来自每个抽象服务类候选服务集组成的不同服务集成方案，但并非所有服务资源都可以作为集成方案的潜在候选者。基于约束的修剪旨

---

① 此问题是前文"但是，当面对大量可提供相同功能的服务时该如何选择呢？"

在消除不符合用户契约条件的候选服务。因为服务本身不满足约束条件，其被包含的所有服务集成方案肯定会违反约束，因此不值得考虑。形式上：

$$\exists s \epsilon S, \mathrm{if} value.\ s \notin constraint.\ CS \mathrm{then} S.\ remove(s)$$

基于支配的修剪旨在通过从每个类别的候选服务集合消除"无趣的"服务来减少搜索空间，从而减小候选服务集的规模。这些服务往往被同一任务的其他候选服务所支配。具体表现为：存在候选服务 s_1 与 s_2，如果 s_1 在所有考虑的质量属性上都比 s_2 差，则视为服务 s_1 被服务 s_2 支配。例如，某服务 s_i 提供的价格为 20，服务执行时间为 10，同一个候选服务集合中，另一个服务 s_j 提供的价格为 30，服务执行时间为 20，显而易见 s_i 在 QoS 属性值上都要优于 s_j，那称 s_i 主导 s_j，即 s_j 被 s_i 支配。

通过基于 Web 服务的 QoS 属性来考虑服务之间的主导关系，具体思路为：将占主导地位的 Web 服务归属于天际线服务集合，通过减少搜索空间的次数，来降低计算成本。图 7-11 是给定服务类别的天际线服务示例。为了可视化分析，选择二维 QoS 属性：成本和执行时间做对比。图中服务表示为坐标中的点，每个点的坐标对应这两个属性的值，将天际线服务标记为黑色节点。

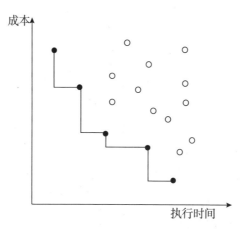

图 7-11　给定服务类别的天际线服务示例

确定天际线服务的过程独立于任何单个服务请求或使用环境。利用现有方法中的一种来确定天际线服务，以加快以后在请求时的服务选择过程。在服务注册表中，每个服务都维护着它所托管的服务类别的天际线服务列表。当有服务加入、服务离开或更新注册表中的 QoS 信息时，该列表都会立即更新，当服务代理收到服务请求时，匹配的服务类的天际线服务会返回给请求者。如果匹配的服务分布在一组服务代理商上，则服务请求者从每个服务代理商处接收一个天际线集。然后，与检索到本地天际线合并，建立一个全局天际线，这可以通过合并本地天际线的方式来实现，即比较两个本地天际线中的服务，并消除那些被主导的服务。

三、基于服务质量和服务代价的服务集成方法

目前大多数基于 QoS 感知的服务集成方法，取决于初始解的优劣，容易出现局部最优状况，导致求解效率低、效果不理想。针对以上局限性，相关研究者提出了改进的人工蜂群算法，用来解决服务集成问题。该算法采用基于混沌逻辑的反向学习方法来生成分布多样的初始种群，利用解空间的连续性在雇佣蜂阶段对邻域搜索范围进行动态调整，以改善局部收敛过早问题，最后引入全局最优侦察蜂行为，提高算法的搜索效率。

下面介绍集成问题定义及其描述。

Web 集成服务是集成现有的 Web 服务，在此基础上创建新的 Web 服务，用来解决复杂的任务需求。这个解决方案有一个复杂的工作流程，包含从每个抽象服务候选集合中选择的基础 Web 服务。工作流程定义了服务的执行方式，包括顺序、并行和循环等。由于工作流程可以分解成一系列简单的顺序结构，在接下来的描述中只考虑顺序组合流程。

设抽象服务集合 $S_i = \{s_i^1, s_i^2, \cdots, s_i^j, \cdots, s_i^m\}$，$S_i$ 中的元素提供相同功能的 Web 服务，其中 $s_i^j (i = 1, \cdots, n; j = 1, \cdots, m)$ 表示类 i 中的第 j 个 Web 服务。从用户的偏好出发，旨在找到一组满足全局 QoS 最佳值的服务组合方案，复杂的顺序集成流程如图 7 – 12 所示。

对于每个生成的解决方案，可以使用如表 7 – 5 中所示的公式来计算每个 QoS 功能的值。在这里只考虑服务经常使用到的四种 QoS 属性：响应时间、可靠性、吞吐率和成本。在公式中，n 表示任务数，s_i^j 表示第 i 个任务的第 j 个候选 Web 服务。

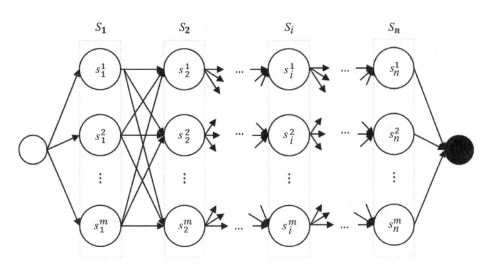

图 7 – 12　复杂的顺序集成流程

表 7 – 5　　　　　　　　　　QoS 计算公式及描述

QoS 属性	计算公式	描述
响应时间	$\sum_{i=1}^{n} RT(s_i^j)$	从发出请求到接受请求花费的时间
可靠性	$\prod_{i=1}^{n} R(s_i^j)$	具备准确、可靠地执行服务的能力
吞吐率	$\prod_{i=1}^{n} T(s_i^j)$	每单位时间内，处理用户请求的数量
成本	$\sum_{i=1}^{n} C(s_i^j)$	服务所消耗的成本

　　服务属性一般分为正属性和负属性。对于正属性，值越大提供的价值越高，如服务的可靠性和吞吐率。负属性反之，如服务的响应时间和成本。为了方便计算组合服务的目标函数值，需要将不同 Web 服务的属性值标准化为 0 到 1 的实数。当 QoS 属性为正时，标准化公式如下：

$$Q_k^{norm}(s) = \begin{cases} \dfrac{Q_k(s) - Q_k^{\min}(s)}{Q_k^{\max}(s) - Q_k^{\min}(s)}, & Q_k^{\max}(s) \neq Q_k^{\min}(s) \\ 1, & Q_k^{\max}(s) = Q_k^{\min}(s) \end{cases}$$

当 QoS 属性为负时，标准化公式如下：

$$Q_k^{norm}(s) = \begin{cases} \dfrac{Q_k^{\max}(s) - Q_k(s)}{Q_k^{\max}(s) - Q_k^{\min}(s)}, & Q_k^{\max}(s) \neq Q_k^{\min}(s) \\ 1, & Q_k^{\max}(s) = Q_k^{\min}(s) \end{cases}$$

其中，$Q_k^{\max}(s)$ 和 $Q_k^{\min}(s)$ 是服务 s 第 k 个属性的最大值和最小值。

$Q_k^{norm}(s)$ 是对服务 s 第 k 个属性进行标准化后的值。用于评估解的适应度函数（目标函数）如下：

$$F(CWS) = \sum_{k=1}^{h} Q_k^{agg}(CWS)$$

其中 $Q_k^{agg}(CWS)$ 是组合服务中，各服务属性归一化后的和；h 指的服务属性的个数。

健康医疗服务资源具有分布性、聚集性、跨域性、动态性、需求多变性的特性。服务使用场景需要满足这些特性，使资源及服务集成变得更复杂。并且，健康医疗服务目标由实现简单功能，逐渐转变为追求以用户满意度和服务收益为代表的服务价值增值。因此，面向大规模整合型服务应用，如何在复杂动态的网络环境下，从跨区域、跨医疗机构的海量服务资源中，快速有效完成最佳服务集成，实现服务增值，提供用户满意的个性化服务是研究的核心问题。

基于以上分析，在解决健康医疗服务集成问题中，服务质量被看作服务组合选择的关键考虑因素，并有研究者提出了基于群智能仿生学算法——人工蜂群算法来解决现有的问题。然而，这些求解方法仍存在局限。首先，为了更适应健康医疗服务集成组合问题，需要在基础仿生学算法上作出相应改进；其次，简单将其转化为纯粹的数学优化问题求解，这种处理方式往往只考虑一般服务的通用性，而没有考虑服务领域特性对问题求解的影响。服务领域的自身特性决定了问题的求解与问题实际情况的关系，以及求解效果的优劣。典型的服务领域特性包括先验性、相关性和相似性，因此利用这三个特性指导构建最优的健康医疗服务集成组合方案。

在研究健康医疗服务集成技术中，解决 QoS 感知的服务集成组合问题，对经典的人工蜂群算法从以下三个方面进行优化。

（1）初始化策略

实际上，初始解的求解效率极大依赖于空间的分布状况。因此，加入基于反向学习的群体初始化方法，可以让初始种群均匀分布在问题解空间，提高算法求解效率，也让寻找收敛于全局最优解易于实现。

具体而言，在生成初始种群后，根据公式 $o\,X_{ij} = UB_j + LB_j - X_{ij}$[①]生成反向种群。对初始种群及其相反种群进行评估，并选择最佳的解作为初始种群。其中，UB_j 和 LB_j 分别表示对应维的上限和下限。

（2）邻域搜索范围的动态调整

一般情况下，在早期搜索阶段，希望能搜索到较远的邻域来鼓励勘探。后来随着方法的改进，在确定了最优解的大概方位后，更倾向于选择近距离的邻域以加快收敛速度。下面的公式中，搜索因子 φ 用来控制邻域搜索范围，值越大，对应的邻域搜索范围越大，反之越小。经典人工蜂群算法中，φ 是未加控制随机生成的，针对这种情况，加入调参因子 θ 对邻域搜索范围进行动态调整。

$$V_{ij} = X_{ij} + \theta\,\varphi_{ij}(X_{ij} - X_{kj}),\varphi_{ij} \in (-1 \sim 1)$$

$$\theta = \varphi_{\max} - \frac{iter(\varphi_{\max} - \varphi_{\min})}{MCN}$$

其中 V_{ij} 表示产生的新的可行解，是 D 维向量。$\varphi_{\max}$、$\varphi_{\min}$ 用于控制邻域搜索的最大最小范围，一般取经验值 1 和 0.4，$iter$ 为当前迭代次数，MCN 为最大迭代次数。

（3）全局最优引导侦查蜂行为

若事物源经过预先定义的迭代次数后，其质量没有更新，则表明该事物源是局部最优。许多相关研究表明，在算法迭代过程中每一轮的全局最优解 X_{best} 记录了有用的信息，利用该最优解，可以寻找最佳的邻域搜索空间，也提高了算法的性能。改进后的侦察蜂产生新解的方式为：

$$X_{ij} = X_{\min,j} + \varphi_{ij}(X_{\max,j} - X_{\min,j}) + (1 - \varphi_{ij})(X_{ij} - X_{best,j})$$

---

① X_{ij} （$i = 1, 2, 3, \cdots, SN$）是 D 维向量，D 为优化参数的个数，$j \in \{1, 2, 3, \cdots, D\}$。$SN$ 指随机产生的 SN 个可行解（等于雇佣蜂的数量）。oX_{ij} 是生成的反向种群，也是 D 维向量。

其中 φ_{ij} 为区间 $(0,1)$ 上的随机数，$X_{best,j}$ 为全局最优解的第 j 维分量。

7.4 考虑用户评价的智慧医疗资源或服务推荐（个性化医疗精准服务）

健康医疗资源或服务可使用公开的标准进行构建、描述、更新和配置。由于现代社会中健康医疗资源与服务的稀缺性，如何合理分配和使用资源是关系到国计民生的重大问题。健康医疗领域的资源和服务又存在很多特殊性，比如医疗资源的价格昂贵、不普及性以及数量较少等，但同时是必要的资源。在当前医疗服务集成情况下医疗资源分配不均衡，导致部分地区医疗服务大量闲置，部分地区医疗服务严重短缺。因此，考虑用户评价的智慧医疗资源或服务推荐就显得尤为重要。

个性化的医疗资源与服务推荐是为了给患者提供有针对性、符合患者个人特性的精准服务。然而，传统的推荐技术仅考虑患者的生理指标，数据维度单一，无法在海量的医疗资源中为患者提供可靠的个性化推荐结果。理想的推荐技术应是输入不同的患者特征，医疗资源或服务的推荐结果也不同。健康医疗领域的推荐必须体现出患者和资源或服务的特征，真正满足患者需求。

国内外针对医疗的推荐算法有很多研究。P. Pattaraintakorn 等人提出了利用粗糙集和规则分析的医疗推荐系统，根据监测到的患者信息，将其作为自变量，推荐合适的诊疗方式。郭景峰等人提出了一种医疗社交网络中的多层混合医生推荐结构，通过分析医生和患者间的关系进行推荐。徐守坤等人提出根据医生资源均衡的推荐算法，采用最佳结果进行推荐，解决了优质医生资源分配不均衡的问题。现有的推荐算法中，在健康医疗领域普遍应用的是基于用户的协同过滤算法，但是该算法不能很好处理大规模数据。针对数据分布局部范围内稠密这一特性，近邻用户选择算法将用户信息用 kd-tree 索引结构组织起来，可以快速找到距离该医疗资源一定范围内的用户集合。该算法依据治疗效果、收费水平和服务态度 3 个指标对每个用户进行评分，并根据 3 项指标各自的权重计算出分值。治疗效果、收费水平、服务态度的权重通过查阅相关资料与调查问卷相结合的方式得出。然而，以上方法均未考虑到将详细的用户评价作为推荐指标。因此笔者在综合考虑了现有技术的基础上，以考虑用户评价的智慧医疗资源或服务推荐方法作为案例进行介绍。该方法相较于现有技术可以更好对医疗资源或服务集成进行推荐。

考虑用户评价的智慧医疗资源或服务推荐方法的具体模型结构是，将健康医疗资源与服务描述文本和资源服务舆论评价数据、资源服务使用评价数据、资源服务价格评价数据等非结构化数据，通过实体识别、实体消歧、实体链接等技术进行清洗转换，变成更适用于网络模型处理的结构化数据。对于用户输入数据，通过用户特征编码模块进行多层次编码并输入到编码模块中，得到中间隐藏向量；对于资源或服务输出数据，通过资源或服务编码模块进行多层次编码并输入到解码模块中，得到最终的资源或服务推荐结果。该方法的具体模型结构如图 7-13 所示。

该方法包括 4 个模块：用户特征编码模块、资源或服务编码模块、编码模块和解码模块，其中编码模块与解码模块中使用的是基于多头自注意力机制神经网络模型。下面具体介绍每个模块。

（1）用户特征编码模块

该模块将用户输入的语句转变为编码端的输入向量，具体做法如下。将输入的语句以词的级别先进行词编码，词编码模型采用谷歌公司开源的词向量库，之后对输入的语句做位置编码，位置编码的具体公式如下。

$$PE(pos, 2k) = \sin\left(\frac{pos}{10000^{\frac{2k}{d_{model}}}}\right)$$

其中 pos 为单词在句子中的位置，k 为单词的维度，d_{model} 为模型常数，PE 为第 pos 个单词第 k 个位置上的位置编码结果。将每个单词计算得到的词编码向量与位置编码向量按位相加得到用户特征的多层次输入向量。

（2）资源或服务编码模块

该模块将资源或服务输入转变为解码端的输入向量。对用户所对应的资源或服务数据进行独热编码，即当存在某个资源或服务时，将该资源或服务所对应的编码位置设置为 1 否则设置为 0。编码方式包括 QOE 编码和 QOS 编码。

QOE 编码为用户体验质量编码，采用 softmax 的形式计算该用户使用的所有资源或服务的重要性加权评分，其具体的公式如下。

$$\widehat{QOE}_m = \frac{QOE_m}{\sum_m QOE_m}$$

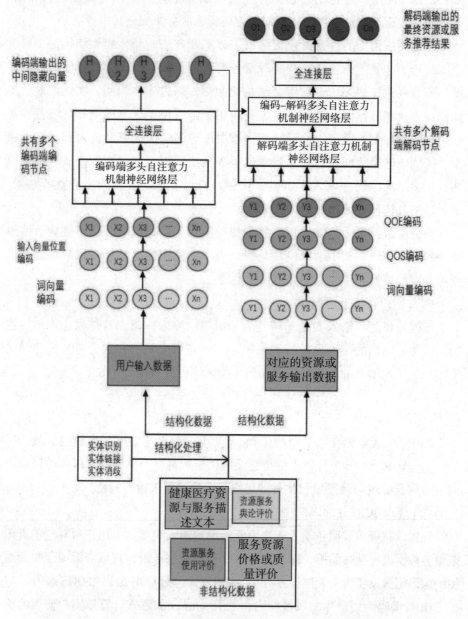

图 7-13 考虑用户评价的智慧医疗资源或服务推荐方法的具体模型结构

其中 m 为第 m 个资源或服务的序号，QOE_m 为第 m 个资源或服务的用户体验质量评分，通过 softmax 得到该资源或服务的重要性加权评分 $\widehat{QOE_m}$，得到所有的资源或服务的重要性加权评分，进而得到 QOE 编码向量。

QOS 编码为服务质量编码，采用 softmax 的形式计算该用户使用的所有资源或服务的重要性加权评分，其具体公式如下。

$$\widehat{QOS_p} = \frac{QOS_p}{\sum_p QOS_p}$$

其中 p 为第 p 个资源或服务的序号，QOS_p 为第 p 个资源或服务的服务质量评分，通过 softmax 得到该资源或服务的重要性加权评分 $\widehat{QOS_p}$，得到所有的资源或服务的重要性加权评分，进而得到 QOS 编码向量。

将得到的独热编码与 QOE 编码和 QOS 编码分别按位相乘，得到资源或服务的多层次输入向量。

（3）编码模块

该模块以用户特征输入向量为输入信息，将输出的中间向量传递给解码模块。在编码端有多个编码节点，具体编码节点包括编码端多头自注意力机制神经网络层、全连接层两层结构，并且在每一层均采用了残差网络结构。编码端多头自注意力机制神经网络层由多个注意力矩阵组成。自注意力机制的编码过程如下：将用户特征输入向量按位分割为短向量，将每个短向量输入对应的注意力矩阵中，得到对应的短注意力向量，将短注意力向量拼接在一起，通过残差网络得到该节点的最终注意力向量，将注意力向量通过具有残差网络的全连接层变为该节点的输出向量。前一个编码节点的输出向量作为输入向量输入到后一个编码节点。将最后一个编码节点的输出向量作为编码端的输出向量输入到解码端。

编码端多头自注意力机制神经网络层的流程可以用以下公式表示。

$$\boldsymbol{K}_E^i = \boldsymbol{W}_{KE}^i \times \boldsymbol{X}_{embedding}^i$$

$$\boldsymbol{Q}_E^i = \boldsymbol{W}_{QE}^i \times \boldsymbol{X}_{embedding}^i$$

$$\boldsymbol{V}_E^i = \boldsymbol{W}_{VE}^i \times \boldsymbol{X}_{embedding}^i$$

$$Attention_E^i = softmax\left(\frac{\boldsymbol{Q}_E^i \times \boldsymbol{K}_E^i}{\sqrt{num_{Attention}}}\right) \times \boldsymbol{V}_E^i$$

$$\widehat{\boldsymbol{X}_{embedding}} = Attention_E + \boldsymbol{X}_{embedding}$$

其中，

$\boldsymbol{X}_{embedding}^i$ 表示词向量，即在编码端的第 i 个分割之后的短向量。

W_{KE}^i，W_{QE}^i，W_{VE}^i 分别表示不同的权重矩阵，是通过网络学习得到的。

K_E^i，Q_E^i，V_E^i 分别表示词向量 i 对应的键向量、查询向量和值向量。

$num_{Attention}$ 指注意力头的数量。

$X_{\widehat{embedding}}$ 指加入注意力后的词向量。

全连接层的具体公式如下。

$$X_{out} = W_{FC}^E \times X_{\widehat{embedding}} + X_{\widehat{embedding}} + b^x$$

其中，

W_{FC}^E 为全连接层的权重系数矩阵，b^x 为偏置系数。

每一个编码节点的输出向量都作为输入向量输入到下一个编码节点中，最后一个编码节点的输出向量将作为中间向量输入解码端。

（4）解码模块

该模块以资源或服务的输入向量与编码端的输出向量为输入信息，经过最终的隐藏向量得到推荐结果。解码端由多个解码节点串行组成，解码节点的结构为解码端多头自注意力机制神经网络层、编码—解码多头自注意力机制神经网络层、全连接层，在每一层均使用了残差网络结构。解码端多头自注意力机制神经网络层由多个注意力矩阵组成。对于前一个解码节点的输出向量作为输入向量输入到后一个解码节点。将最后的一个解码节点的输出向量作为最终的输出向量，通过 softmax 层得到最终分类向量，将分类向量中数值最大的前 K 个资源或服务作为该用户的推荐资源或服务。

解码端多头自注意力机制神经网络层的流程可以用以下公式表示。

$$K_D^j = W_{KD}^j \times Y_{embedding}^j$$

$$Q_D^j = W_{QD}^j \times Y_{embedding}^j$$

$$V_D^j = W_{VD}^j \times Y_{embedding}^j$$

$$Attention_D^j = softmax\left(\frac{Q_D^j \times K_D^j}{\sqrt{num_{Attention}}}\right) \times V_D^j$$

$$Y_{\widehat{embedding}} = Attention_D + Y_{embedding}$$

其中 $Y_{embedding}^j$ 为在解码端的第 j 个分割之后的短向量，j 为解码端短向量序号与对应的注意力矩阵序号。

W_{KD}^j，W_{QD}^j，W_{VD}^j 分别表示不同的权重矩阵，是通过网络学习得到的。

K_D^i，Q_D^i，V_D^i 改为 K_D^j，Q_D^j，V_D^j，分别表示词向量 j 对应的键向量、查询向量和值向量。

$num_{Attention}$ 指注意力头的数量。

$Y_{\widehat{embedding}}$ 指加入注意力后的词向量。

编码—解码多头自注意力机制神经网络层的具体公式如下。

$$Y_{ED} = W_{ED}^{D} \times softmax\left(\frac{Y_{\widehat{embedding}} \times Y_{\widehat{embedding}}}{\sqrt{num_{Attention}}}\right) \times X_{out} + b^{y}$$

其中，$Y_{\widehat{embedding}}$ 为上一层的最终注意力向量输出向量，X_{out} 为编码节点的输出向量，Y_{ED} 为该层的输出向量。

全连接层的具体公式如下。

$$Y_{out} = W_{FC}^{D} \times Y_{ED} + Y_{ED} + b^{y}$$

其中，Y_{ED} 为上一层的输出向量，Y_{out} 为该层的输出向量，W_{FC}^{D} 为神经网络的该层的参数矩阵。

每一个解码节点的输出向量作为下一个解码节点的输入向量，最后一个解码节点的输出向量 $Y_{outfinally}$ 为最终的输出向量。将最终的输出向量做 softmax 操作，将分类向量中数值最大的前 K 个资源或服务作为该用户的推荐资源或服务。

参考文献

［1］赵彦鹏．面向溯源的数据资源体系描述方法研究［D］．长沙：国防科学技术大学，2015．

［2］叶继元．信息组织［M］．2版．北京：电子工业出版社，2015．

［3］宓永迪，夏勇．资源描述框架（RDF）的应用［J］．大学图书馆学报，2001（2）．

［4］宋炜，张铭．语义网简明教程［M］．北京：高等教育出版社，2004．

［5］BERNERS LEE T，FISCHETTI M. Weaving the web：the original design and ultimate destiny of the world wide web by its inventor［J］．IEEE Transactions on Professional Communication，2000，43（2）．

［6］王珊．数据库系统概论（第五版）［M］．北京：高等教育出版社，2014．

［7］吴朝晖，邓水光．跨界服务：现代服务业的创新服务模式［J］．中国计算机学会通讯，2012，8（8）．

［8］李小平，徐汉川．科技资源及服务集成与优化［J］．中国基础科学，2019，21（6）．

［9］谭夏侃．探讨医疗信息化集成平台的建设［J］．低碳世界，2019，9（10）．

［10］周瑜，李永林．医院信息集成平台与临床数据中心建设探讨［J］．中国信息化，2020（5）．

［11］唐长冬，孙树印，郭梦，等．互联网＋医疗健康综合服务集成平台模式探讨——以济宁市第一人民医院互联网医院为例［J］．中医药管理杂志，2019，27（20）．

［12］PATTARAINTAKORN P，CERCONE N. Integrating rough set theory and medical applications［J］．Applied Mathematics Letters，2008，21（4）．

［13］郭景峰，李莉，宫继兵．粗关系数据库中的粗关系运算研究［C］//第

二十届全国数据库学术会议论文集（技术报告篇）．北京：中国计算机学会数据库专业委员会，2003.

［14］石林，徐飞，徐守坤．基于用户兴趣建模的个性化推荐［J］．计算机应用与软件，2013，30（12）.

［15］徐守坤，孙德超，石林，等．基于语义推理的学习资源推荐［J］．计算机工程与设计，2014，35（4）.

［16］孙崇林．基于多标签分类和协同过滤的医生推荐系统的研究与实现［D］．大连：大连理工大学，2015.

第8章 智慧医疗集成服务应用案例

8.1 专科医联体

8.1.1 研究背景

公众对医疗服务的要求日益增加，推动了医疗协同网络的发展。医疗协同网络拥有垂直服务互动的组织，医院和社区卫生服务中心（站）之间通过患者、技术和渠道等关系进行连接，共同完成预防、诊治、康复等全过程管理。

专科作为医疗机构中基本的构成单元，形成和发展过程受各方面因素影响。首先，现有的优质医疗资源在各医疗机构分布不均衡，社区希望与专科医院之间实现联盟；其次，随着医疗设备精密度的提高，越来越多的疾病能够在早期被检出；最后，医学专业向亚专业深化发展，带来了不同医院学科资源的更大差异。以区域为范围，专科医院与社区、专科医院与相对学科较弱的医院之间组成专科医联体，进行学科、病种和技术上的合作，可缓解医疗资源分配的问题。

专科医院期望进行流程互补，克服市场壁垒，打造自身的品牌。当前我国医院专科发展不均衡，首先在不同医院专科之间，在前期"定额管理，结余留用"的管理模式下，部分医院专科如儿科、妇产科等由于服务对象特殊、医疗风险高、运行成本高，再加上外部政策的影响，需求剧增，成为薄弱型、紧缺型专科；其次，同一医院专科的发展水平在不同地区、不同层级的医院间甚至相同层级不同医疗机构间也存在差异。这种不均衡现象加剧了医疗资源呈现"倒三角"不合理错配状态，优势医院、优势专科无限扩充，而部分医疗机构（尤其是基层医疗机构）专科资源不足，总体上结构不尽合理，闲置与浪费并存，整体效能不高，群众对医疗服务的可获得性、满意度不高，制约了分级诊疗推进。

单纯对医疗"需求侧"的规制和引导无法完全保证合理就医行为产生，解决"看病难"问题的根本之策还是立足于"供给侧"，专科医联体建设实质上就是一种医疗供给侧结构性改革，其专注于某个专科领域内的医疗技术水平的提高和人才培养，致力于同质化的服务和标准的诊疗规范，成为打通分级诊疗的关键节点。此外，任何一种医联体机构之间的合作最终都要落实到专科之间的对接上，专科医联体的建设经验对其他类型医联体亦有参考意义。

优质的医疗资源集中在大医院、大城市，而基层医院的医疗条件不够强大，并且各医疗机构之间相互割裂、互不相通，各医院不能实现患者信息共享，需要对人力资源进行整合突破。在医疗协同领域，应构建分级医疗、急慢分治、双向转诊的诊疗模式，促进各医院之间分工协作，合理利用医疗资源，方便群众就医。在各级机构医疗能力建设方面，需加强覆盖专科疾病的筛查、诊断和规范化管理等环节，提升基层专科疾病高危人群筛查及疾病风险评估能力与患者管理能力、身体功能检查及流程结果质量控制能力。在资源交互和共享能力建设方面，应推动医疗数字化进程不断发展，积极探索新兴的挖掘方法，进行知识发现，弥合最佳的循证医学实践与实际应用之间存在的差距，从而解决医疗资源缺乏和分布不均的问题，为专科疾病服务提供新的集成与协同途径。

8.1.2 基本概念

专科医联体通常将一定区域内各级别医疗机构在专科疾病治疗方面的资源优势整合在一起，联合各级医疗机构的治疗技术力量，共同构建起区域内的专科联动治疗中心，从而提高治疗水平，形成补位发展的模式。专科医联体是医联体的一种重要形式，其以协同合作的方式联动发展不同的医疗资源，其发展主要呈现区域跨度大、类型多、成员单位多、操作性强、成本低等特点。其主要的开展形式包括远程会诊与教学、对口帮扶、多中心临床研究等，基于不同机构之间的诊疗转诊工作，汇成协同联动的服务模式和灵活多样的合作模式。

专科医联体的运行模式主要是多学科协作模式，借鉴临床多学科协作（MDT）诊疗模式和行政 MDT 管理模式。专科医疗体系建设从实际出发，确立牵头医疗机构，从人力组织管理、医疗基础教育、资源系统管理等方面，指定相关负责机构或人员，调动相关部门和成员单位，形成网络式交互协作服务模式。依据此服务模式，专科医联体能够贯通不同医疗机构，进行资源交互，有效推进资源流动和服务协同，持续健康发展。

专科医联体通常由国家医疗中心牵头，省级专家指导，落实于城市，将同一区域内的医疗资源（三级医院、二级医院、社区医院等）整合在一起，并在各级机构之间合理分配资源，总体形成上下贯通、联动发展、分工合理、协作紧密的城市医疗卫生服务体系。专科医联体服务体系如图 8-1 所示。

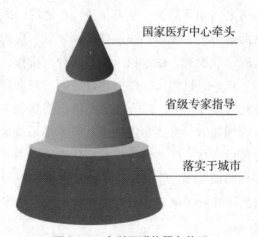

图 8-1　专科医联体服务体系

专科医联体各级医疗机构如图 8-2 所示。各级医疗机构分工不同。专科医联体主要贯通从国家卫生健康委员会（简称卫健委）到社区卫生服务站的各级医疗机构，包含一至三级诊疗服务机构。一级诊疗服务机构包括社区卫生服务中心、乡镇卫生院等，主要负责疾病患者的初步筛查识别、全周期康复管理等工作。二级诊疗服务机构包括各县（市）区综合医院、中医院等区县级医疗机构，主要负责疾病诊断，明确病因，给予患者长期的诊疗意见和健康管理建议。在病因无法明确、诊疗条件受限的情况下，二级诊疗服务机构负责将患者转诊至上级诊疗服务机构，给患者提供进一步筛查的渠道。三级诊疗服务机构主要包括地市级医疗机构。这类服务机构通常以专科疾病为主要诊疗目标，具备较高水平的诊疗条件，且有极为专业的诊疗团队，能够为病因未明、病情复杂严重的患者提供关键诊疗技术和资源。此外，三级诊疗服务机构负责专科医联体内部的基础知识培训和专业人员培养工作，保证各级机构之间资源互通、能力互补、达到分工合作的有效服务模式，使区域内居民得到同质化专业诊疗的流程服务。

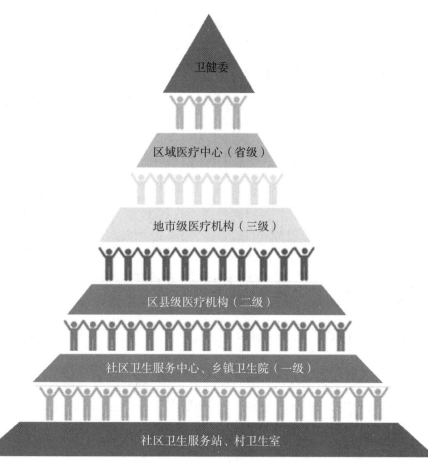

图 8-2　专科医联体各级医疗机构

专科医联体通常会在各级医疗机构中建立起专门的管理体系，包括领导小组、工作小组、专家组和其他合作组，其管理体系如图 8-3 所示。其中，领导小组主要负责强化管理权威，起到强有力的决策作用；工作小组通常负责医疗资源的整体管理，达成内部协调、合理组织的目标，连通各成员医院，起到起承转合的枢纽作用；专家组主要负责各项诊疗活动，指导专科医联体成员单位进行基础知识教育、远程会诊和查房、知识培训与讲授等，多方位、多角度提高成员单位诊疗水平，起到坚实的知识引导作用；其他合作组负责配合专科医联体不同机构之间的相互协同，调动各相关部门积极参与医疗协同服务，起到高度集成作用。

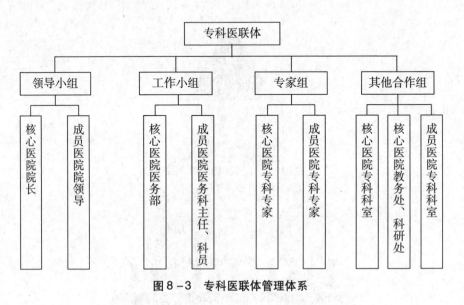

图 8-3　专科医联体管理体系

8.1.3　服务模式

专科医联体通常会形成分级、连续、节约、高效的服务模式，形成合作相对紧密或合作松散的就医流程，专科医联体就医流程如图 8-4 所示。患者通常在国家专科医联体政策的引导下，根据自身的就医需求、个人地理位置等因素自主选择就近的专科医联体内部成员单位进行初步筛查就诊。患者由基层医疗机构接诊后，医生根据患者的具体病情，分析患者需要的医疗资源和医院优势专科，从而给出合理的转诊参考。患者如确认有转诊需求，即可享受成员医院之间便捷高效的转诊服务。在合作相对紧密的情况下，核心医院可根据患者疾病情况，提供预约挂号、双向转诊、电话会诊、专家会诊等分级诊疗服务。整个就医流程，各级成员医院均以患者就医自由为首要考虑因素，患者在就医过程中选择就诊医院，保证绝对的自主就医选择权。

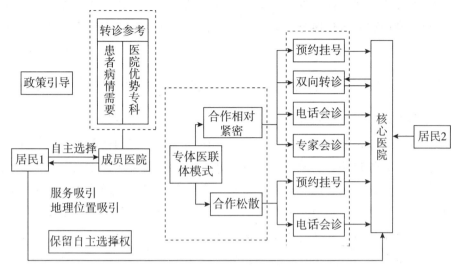

图 8-4　专科医联体就医流程

8.1.4　落地服务及核心作用

专科医联体的相关研究已在多个地区进行落地。金春林积极调研了上海专科医联体，如依托上海儿童医学中心、上海市儿童医院等构建的"东、南、西、北、中"五大区域儿科医联体。这些专科医联体主要由专科医院牵头，从而弥补诊疗短板，整合医疗资源，为患者解决实际困难。秦悦等人结合复旦大学附属肿瘤医院肿瘤专科医联体的实践经验对专科医联体的方向及发展模式进行了讨论。专科诊疗存在专业化程度高、基层诊疗资源欠缺、各级诊疗资源不平衡的问题。为了解决以上问题，专科医联体充分调动基础多个医疗学科建设，综合提高医疗服务。谢苏杭等人整合分析了康复医联体的重要模式与含义。康复医联体重点优化康复资源管理模式流程，达到康复医疗资源共享与交互，使得上级的康复医疗资源下沉到基层，让患者获取到优质的医疗服务。除此之外，针对不同疾病的专科医联体实现了包括社区乡镇机构、区县级标准化门诊、市级标准化门诊以及国家医学中心之间的转诊，通过融合多学科优势，创新医疗卫生服务模式，实现跨区域医疗机构间的就医信息共享。这样的医联体模式能够更加贴近患者的诊疗需求，更紧嵌医疗业务流程，一方面提高医疗机构对患者服务的主动性，另一方面提高医疗机构的各方面服务能力，使患者在每个就诊环节都能被更好关注，形成了专科医联体全方位、全周期的医疗服务，让公众体会方便、快捷、上下连贯的就诊就医服务。

一、专科医联体体现以人民为中心的发展思想

专科医联体的建设和发展离不开以人民为中心的坚定信念。为了保证基础群众就近就医，及时得到相对高质量的医疗服务，应调动各级医疗机构以人民为中心，强化医疗、预防、保健紧密衔接，逐步实现为人民群众提供全方位、全周期健康服务的目标。在专科医联体服务和运行模式中，应强调区域内高水平医疗机构的引领作用，引导不同级别、不同类别医疗机构进行资源系统和服务集成，从而有效保证优质医疗资源下沉，逐步解决医疗服务体系布局不够完善、优质医疗资源不足和配置不够合理等问题，推动形成分级诊疗制度，引导以人民为中心的医疗服务模式。

二、专科医联体有利于优质医疗资源上下贯通

专科医联体的建立从医院管理、学科共建、远程医疗、技术提升、双向转诊等方面提升交流水平，实现检查结果互认、优秀专家共享、优质医疗资源共享、科教研资源共享和发展成果共享，使联盟内医院获得同质化发展。

专科医联体重点关注基层医疗机构的医疗服务能力，不断推进基层医疗机构的综合能力建设，通过专家远程协同或管理人才下沉的方式，加强社区级和乡镇级医疗机构的服务水平，有效克服基层卫生机构资源片段化的问题，保证优质医疗资源上下贯通。

三、专科医联体能够让专家和基层疑难病患者之间零距离

专科医联体以人为本，以疾病规范化治疗和人才培养为抓手，可以让患者得到同质化治疗，缩短专家和基层疑难病患者之间的距离。专科医联体借助现有的网络信息技术，通过医疗、互联网、云计算、物联网、大数据等技术深度融合，实现互联互通、数据共享，将大医院成熟的基础技术下移到基层医院，解决医疗资源不平衡的问题，缓解基层医院的诊疗压力，让专家和基层疑难病患者之间零距离。

8.2 案例一：慢阻肺专科医联体管理平台

8.2.1 研究背景

慢性阻塞性肺疾病，简称慢阻肺，是一种具有气流阻塞特征的慢性支气管炎和（或）肺气肿，可进一步发展为肺心病和呼吸衰竭的常见慢性疾病。该疾病与有害气体及有害颗粒的异常炎症反应有关，致残率和病死率高。

慢阻肺是危害极为严重的慢性呼吸疾病。慢阻肺患者的生活质量远低于健康人，疾病给患者和其家庭造成了巨大的经济负担。

近年来，慢阻肺患者的就医观念在不断转变，对医疗服务的需求也随之不断提高。在政策和技术创新驱动下，我国健康医疗信息资源应用发展基础明显加强，健康信息网络和体系建立较为完善，各类医疗业务应用发展也逐步深化。但目前我国慢阻肺医疗领域存在着资源分布不均衡、存储分散化、服务片段化以及诊疗能力不足等问题，慢阻肺医疗资源体系和群体医疗服务需求之间出现了不适应和不匹配的情况。故整合现有慢阻肺医疗服务资源，使资源联通起来，形成一个合理的配置布局以及完整的慢阻肺医疗服务流程，进一步优化慢阻肺医疗服务体系的构建有着重大的意义。

慢阻肺大规模筛查、慢阻肺医疗资源、医疗规范化管理等是基本的慢阻肺医疗服务业态，实际慢阻肺健康医疗服务应用可以表示为由多个节点组成的链式结构，服务链中每个服务节点包含多个慢阻肺医疗服务业态，即每个节点是慢阻肺服务业态构成的集合。慢阻肺健康医疗服务可以表示为由医、养结合的服务链。一个实际应用的服务链节点可能归属于不同的管理部分或者不同的区域性服务平台和资源池，使得逻辑上完整的慢阻肺医疗服务链被物理地划分为多个服务片段。另外，服务链节点可能本身代表一个服务过程，即可分解为更细的子服务链，形成一个多层嵌套的服务结构；子服务可能与其某个祖先节点性质（或服务形态）相同，如此复杂的结构形成网络化慢阻肺医疗服务系统；然而片段化特征使得整个网络不是一个连通图，即该应用的服务网络由一些不连通的孤岛组成，不同层级的医院服务之间相对独立，无法提供连续化服务，故现有的慢阻肺疾病诊疗需要重点关注转诊功能，达成集成服务的目标。

为了实现慢阻肺专科疾病诊疗的集成应用，打通信息、资源和服务三者之间的联系，慢阻肺专科医联体管理平台得到了良好的应用。慢阻肺专科医联体管理平台通过有效整合各级医疗机构的资源，实现优质医疗资源的合理流动，推动各级医疗机构配备肺功能检查服务，落实分级诊疗制度，实现双向转诊，促进分级诊疗，使各级医疗机构形成利益共同体和责任共同体，提升了基层慢阻肺高危人群筛查能力和综合化防治能力，综合为慢阻肺高危人群和患者提供筛查干预、诊断、治疗、随访管理、功能康复等全程防治管理服务。

慢阻肺专科医联体管理平台主要考虑以下三个要点。

一是搭建以医疗机构为载体的互联网医联体信息化平台，平台覆盖由国家中心到基层公共卫生机构的各级机构，共同系统进行慢阻肺疾病质量监管、规范管理、康复管理等任务，为医疗机构、医师、患者等提供高效、便捷的服务。

二是组建以聚合多样资源、高效医疗服务为宗旨的专科健康管理团队，包括肺功能检查操作技术人员、项目协调管理人员。借助慢阻肺专科医联体管理平台，提供健康咨询及健康保障服务，为医疗机构提供协助性随访、慢性疾病综合管理等服务。

三是创造从筛查到长期管理的一体化且个性化的慢阻肺疾病医疗服务，在政府推动且督导的模式下，整合多样化、异构化、分散化的医疗资源，为患者提供从专科到全科的分级诊疗服务。

现代服务业的发展催生出海量健康医疗新兴服务，产生出海量不连通的服务网络，这些不连通的服务网络群大大增加了服务资源和服务需求快速精准匹配的难度。通过构建慢阻肺专科医联体管理平台，可实现逻辑完整的慢阻肺健康医疗资源服务网络，突出解决慢阻肺医疗服务平台多样性和服务数量高速增长带来的扩展性、集成对象不同带来的兼容性、跨界服务集成带来的异构性等问题。慢阻肺专科医联体管理平台的建设可实现健康医疗资源协同与服务集成的业务流程，更高效对慢阻肺医疗资源进行管理和整合，形成良好的面向健康医疗资源个性化需求的慢阻肺规范化管理服务，为患者提供智能化慢阻肺全周期医疗的精准化服务。

8.2.2　体系结构

慢阻肺专科医联体管理平台体系结构（见图 8-5）主要包括三个层次——数据层、中间层、应用层，提高了基层医疗机构的运营效率，促进了各级医疗机构分工合作，提升了工作效率，为患者提供便捷、高效慢阻肺全程管理服务的同时大大降低了医疗服务提供机构的工作强度。

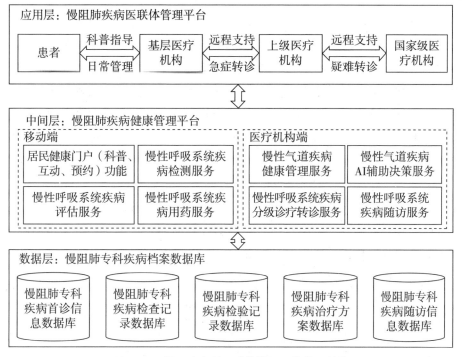

图 8-5　慢阻肺专科医联体管理平台体系结构

数据层主要是各级医疗机构在诊疗过程中产生的慢阻肺专科疾病档案数据库，包括首诊信息、检查记录、检验记录、治疗方案、随访信息五方面内容。由于数据结构的差异性，在数据层构建时数据需经过详细预处理，以获得最佳识别效果。预处理主要包含缺失数据处理、类别型特征处理、连续型特征处理等重要操作。数据层通过整合各级机构的资源，让卫生资源配置与利用更加合理，有效提高医疗资源利用率。

中间层由慢阻肺疾病健康管理平台的移动端和医疗机构端共同构成。移动端从患者角度出发，提供了居民健康门户（科普、互动、预约）功能、慢性呼吸系统疾病检测服务、慢性呼吸系统疾病评估服务、慢性呼吸系统疾病用药服务。医疗机构端提供了慢性气道疾病健康管理服务、慢性气道疾病 AI 辅助决策服务、慢性呼吸系统疾病分级诊疗转诊服务、慢性呼吸系统疾病随访服务。中间层通过普及慢阻肺疾病知识，让患者能够切身获得全疾病周期乃至生命周期的合理健康管理服务，同时提高各级医疗机构特别是基层医疗机构的慢阻肺疾病规范诊疗与长期管理水平。

应用层联结起慢阻肺专科疾病患者、全科医生、专科医生、专家四大角色，其分工合作，使用户了解个人的健康问题，降低慢阻肺健康资料规范化管理、转诊和治疗的成本。慢阻肺专科医联体管理平台监督全科医生（乡镇卫生院/社区卫生服务站）对慢阻肺专科疾病患者进行健康知识普及，为患者提供科普性、综合性的健康指导，从而促进慢阻肺专科疾病患者（来自居民家庭/养老机构）在日常生活中关注自身健康问题，进行自我健康管理，主动向全科医生进行病情报备，形成以健康为核心的主动医疗服务环节。专科医生（来自地区中心医院）在医联体管理模式下，一方面对全科医生提供专业资源及技术指导，另一方面可以得到专家（来自国家医学中心）的远程支持，从而实现慢阻肺疾病大规模筛查，让多级机构之间能够在短时间内完成疑难重症转诊和急症转诊，及时让患者接受高效便捷的专科医疗服务。慢阻肺专科医联体管理平台协作流程如图 8-6 所示。

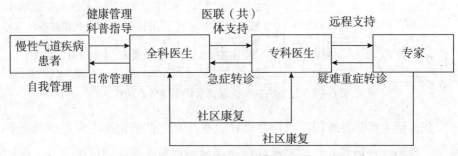

图 8-6　慢阻肺专科医联体管理平台协作流程

8.2.3　平台功能

慢阻肺专科医联体管理平台应用流程（见图 8-7）主要包含 8 个步骤，

通过整合各类医疗机构及公共卫生资源，使资源服务能够联通起来，形成完整的医疗服务流程，实现相关健康医疗资源的使用效率和服务水平的提高。

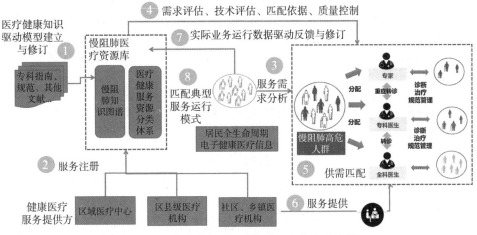

图 8-7　慢阻肺专科医联体管理平台应用流程

（1）医疗健康知识驱动模型建立与修订

随着医疗数字化迅速发展，基于知识的慢阻肺医疗应用过程备受关注。慢阻肺专科医联体管理平台对慢阻肺疾病领域中的专科指南、规范以及其他文献进行整理并修订，并结合慢阻肺健康服务的特点和需求，形成慢阻肺知识图谱。

（2）服务注册

慢阻肺专科医联体管理平台以健康医疗服务提供方为主要对象，包括区域医疗中心，区县级医疗机构，社区、乡镇医疗机构等，整合各级机构的慢阻肺健康服务资源，设定资源存储规范和准则，突出各类健康资源的特点与属性，建立医疗健康服务资源分类体系，与知识图谱共同构成慢阻肺医疗资源库。

（3）服务需求分析

近年来，慢阻肺疾病患者的就医观念在不断转变，对医疗服务的需求也随之不断提高。慢阻肺专科医联体管理平台基于居民全生命周期电子健康医疗信息，分析患者全疾病周期和全生命周期中的健康维护与疾病治疗需求，力求完善医疗服务策略，为患者提供全方位全周期的慢阻肺健康服务支持。

（4）需求评估、技术评估、匹配依据、质量控制

慢阻肺专科医联体管理平台基于慢阻肺医疗资源库，对医疗资源从需求、技术、匹配程度、质量保证等层面进行评估、分析与控制，明确区域内居民与慢阻肺疾病相关的行为及影响因素等，为制定有针对性、合理的慢阻肺健康医疗服务策略提供科学依据。

（5）供需匹配

慢阻肺专科医联体管理平台基于服务需求分析、评估结果等，对慢阻肺高危人群建立分级转诊的新型服务模式。通过医疗供给端改革和分级转诊政策落地，可以充分发挥优质医疗资源的引领作用，激活闲置资源，促进医疗资源在不同机构之间、不同地域之间更好配置，达到慢阻肺健康医疗医院供需匹配平衡。

（6）服务提供

在慢阻肺专科医联体管理平台中，健康医疗服务提供方积极遵循供需匹配的模式，实现在"医院空间""配套服务""医生资源"三个方面的资源共享。一方面，为用户提供详细的疾病筛查服务，主要包括基本公卫筛查、慢阻肺首级分诊以及患者健康管理，通过系列检查项目，给出合理的健康建议，让患者了解自己的身体状况，维护好自身器官功能，能够及时通过药物治疗和康复锻炼改善疾病，提高生活质量，进一步减少急性发作。另一方面，为用户提供临床转诊服务，主要体现在不同层级医疗机构之间的转诊，上下联动，可以在短时间内让患者获取专家意见，有利于快速确诊疑难重症，把握最佳治疗时机，减轻患者痛苦，为患者提供共享化、连续化、精准化的医疗服务。

（7）实际业务运行数据驱动反馈与修订

慢阻肺专科医联体管理平台不仅关注慢阻肺医疗资源库建立与运行时的知识驱动力，并且注重实际业务运行中的数据驱动力。业务实践是数据驱动的出发点，也是数据驱动的落脚点。慢阻肺专科医联体管理平台主张关注实际供需匹配模式下的医疗活动中产生的数据体系，系统化获取及分析健康医疗数据，保证资源的时效性，为慢阻肺医疗决策提供有效支撑。

（8）匹配典型服务运行模式

慢阻肺专科医联体管理平台采用关联模式，通过构建供需匹配的慢阻

肺医疗服务业务，整合基于互联网平台的慢阻肺医疗资源库，将优质医疗资源和各级机构联系起来，形成合理的运行模式，为患者解决健康管理问题。

8.2.4　工作模式

慢阻肺专科医联体管理平台针对确诊患者的相关信息，对患者慢阻肺病情进行全面评估，包括肺功能评估、症状评估、急性加重风险评估等，进而提供治疗方案，并将患者纳入规范管理流程。慢阻肺专科医联体管理平台可以实现慢阻肺分级诊疗与规范管理，从而减少漏诊、误诊等情况。

慢阻肺急性加重定义为患者呼吸道症状加重，需要额外的医疗支持。对于因慢阻肺急性加重表现就诊的患者，在治疗开始前应首先对患者疾病严重程度进行评估。慢阻肺急性加重分为轻度、中度和重度。当慢阻肺患者处于慢阻肺重度急性加重状态或中度急性加重状态，经过初步处理后症状无明显缓解甚至加重时，应考虑紧急转诊至上级医院处理。对于病情并不危重，不需要紧急转诊至上级医院，可以在基层医疗机构继续处理的患者，应继续排除可能造成类似慢阻肺急性加重临床表现的其他疾病，完善慢阻肺诊断。若考虑存在患有相关疾病的可能，应根据患者病情需要或基层医疗机构检查开展实际情况，选择恰当检查或转诊到上级医院继续检查。基层医疗卫生机构慢阻肺疾病分级诊疗管理流程如图 8 - 8 所示。

8.3　案例二：儿童健康医疗专科服务平台

8.3.1　研究背景

推进健康中国建设，是实现人民健康与经济社会协调发展的国家战略，是时代发展的迫切要求。加强儿童重大疾病防治，不断提升疑难病症诊治能力，推动儿童医院高质量发展，是落实健康中国战略部署、深化医疗卫生体制改革、促进卫生与健康事业协调发展的应有之义，也是更好满足人民群众医疗卫生健康需求的必然要求。

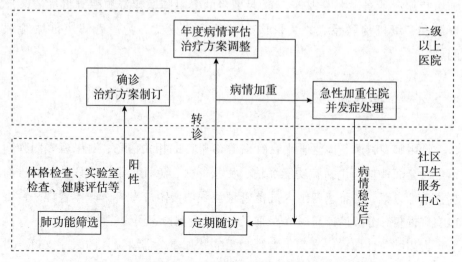

图8-8 基层医疗卫生机构慢阻肺疾病分级诊疗管理流程

　　儿童是未来社会进步、祖国建设的希望，儿童健康关系到民族素质和国家的长远发展，而儿童的生长发育水平反映了其身体健康状况。儿童医疗市场需求将呈现持续上升趋势。儿童就医问题作为关系到全国儿童健康成长的重大社会问题，已广泛受到关注。

　　与儿童生长发育相关的疾病较多，且在儿童青少年阶段发病如果不能及时得到相关诊疗干预，将影响成年后的远期生理及心理健康水平，是事关我国未来人口素质提升的重大医疗卫生话题。

　　身材矮小是生长发育门诊常见的疾病之一，已成为当今社会急需解决的公共健康问题。儿童青少年期是线性生长、生长发育的关键时期，涉及身高、智力及性发育等多个方面，是生长发育问题发生、发现的主要阶段，是诊疗的窗口期。如果在此期进行及时、规范、有效诊疗及管理，对于提升人们近期及远期的健康生活质量将具有重要临床及社会价值。相关筛查、诊疗和健康管理覆盖整个儿童及青少年期，但专科医疗工作面临周期长、患者居住地分布广、基层医生诊疗能力不足等困境。

　　目前我国的儿科医生缺乏问题突出，我国儿童生长发育专科医疗资源不足。在针对儿童及青少年生长发育的专科服务中，信息化程度较低，缺少集成共享的专科医联体系统支撑，具体体现在缺少标准化的专科病历模板以及规范化的专科诊疗方案等问题。因此，通过信息化系统集成，打通信息、资源和服务，建立高效的针对儿童生长发育的专科医联体是解决以上问题的主要途径。

儿童健康医疗专科服务平台通过调整优化儿童医疗资源结构，促进儿童医疗卫生工作重心下移和资源下沉，提升基层服务能力，提高儿童医疗服务体系整体效能，利用人工智能技术、大数据分析挖掘技术、物联网技术、移动互联网技术等，融合各项社区管理功能进行创新，构建智慧环境，提升儿童健康医疗专科服务水平，帮助解决儿童健康医疗专科服务存在的服务和需求不匹配、医疗资源不均衡、医养缺乏结合等问题。

儿童健康医疗专科服务平台需考虑以下三个要点。

第一，整合各级医疗资源。将规范一致的基层专科医疗资源聚合起来，带动全国专科疾病建设持续提升。

第二，提升基层服务能力。增强区县儿童保健机构诊疗能力，提供及时的治疗与转诊服务，使患儿可快速高效获取到连续化的健康管理服务，降低患儿的就诊成本。

第三，提供全人群筛查覆盖。实现上下级诊疗质量一致，力争不漏诊、不误诊、极大程度降低药物滥用，保证健康服务科学、权威、可及。

通过构建以国家级儿童医学中心为引领，以儿童区域医疗中心为骨干的国家、省、市、县四级儿童医疗卫生服务体系，创新的区域儿童及青少年医疗健康服务模式，建立布局优化、区域联动、分层辐射、同质协同的辐射联通网络以及基层首诊、双向转诊、急慢分治、上下联动分级诊疗体系，可以有效提高儿童及青少年疾病诊治服务和健康保健服务的公平性和可及性，并且全方位满足我国儿童及青少年医疗与健康服务的多元化需求。

8.3.2　体系结构

儿童健康医疗专科服务平台主要实现移动端儿童生长发育、口腔、视力、心理行为等特色专科的患儿管理，运动、健康数据获取、分析与智能评估，并产生专业的评估报告，儿童运动交互式课程，以及生长发育相关专栏信息宣传功能。平台为家长提供日常跟踪子女健康数据的信息化移动入口，为相关协作医院提供了可协同的分布式健康医疗管理体系。

儿童健康医疗专科服务平台体系结构如图 8-9 所示。它包含三个层面内容，分别是基础信息化支撑平台、服务业务支撑平台、内容服务项目。基础信息化支撑平台充分整合基层机构能力建设和区域共享资源建设。基于专项档案数据库、智能穿戴设备、机器人平台、健康卡接口、区域卫生信息平台接口、区域医院接口等整合基础信息，对不同结构类型的医疗知识数据进行分析与整理，进行知识抽取操作，构建具体数据层。服务业务支撑平台根据服务内容不同，拓展专项数据库系统和云服务系统，围绕各类型服务业务建立居民端和医疗机构端两方面平台。居民端主要开发居民健康门户（科普、互动、预约）、儿童生长发育自助服务、儿童心理行为自助服务、儿童视力检测自助服务。医疗机构端主要开发儿童生长发育管理辅助决策系统、儿童视力管理辅助决策系统、托幼/学校辅助筛查系统、儿童心理行为管理辅助决策系统。作为儿童健康医疗专科服务平台的砥柱业务平台，服务业务支撑平台通过对平台内安全、服务、应用等资源进行整合，形成统一的综合性应用支持平台，实现对应用统一管理、统一服务和统一展现，从而提高系统互连、互通、互操作和信息共享能力。内容服务项目以高水平发展医疗机构为主要支撑，调动本地医疗机构和本地妇幼机构，共同实施围绕儿童、青少年发展的 6 项内容服务，包括儿童生长发育健康专科服务、儿童口腔健康专科服务、儿童视力健康专科服务、儿童营养健康专科服务、儿童心理行为健康专科服务、儿童体检健康专科服务。基于 AI 技术、远程医疗技术，辅助基层医疗医生的专科服务能力提升，协助建立医联体/医共体服务，共建专业的合作式服务。平台三个层面的内容相辅相成，联合解决儿童青少年健康管理过程中的信息化程度较低、集成共享程度弱等问题，协同完成全流程儿童健康医疗专科服务。

8.3.3　平台功能

儿童健康医疗专科服务平台（见图 8 - 10）以现有地市级医疗云或公共卫生信息平台数据为主进行集成与扩展，和权威地市级医院共同建设以下六方面专科服务，关注儿童全流程健康发展，其中包括儿童生长发育健康专科服务、儿童口腔健康专科服务、儿童视力健康专科服务、儿童营养健康专科服务、儿童心理行为健康专科服务、儿童体检健康专科服务。

一、儿童生长发育健康专科服务

儿童生长发育健康专科服务主要关注儿童的生长发育状况。儿童生长发

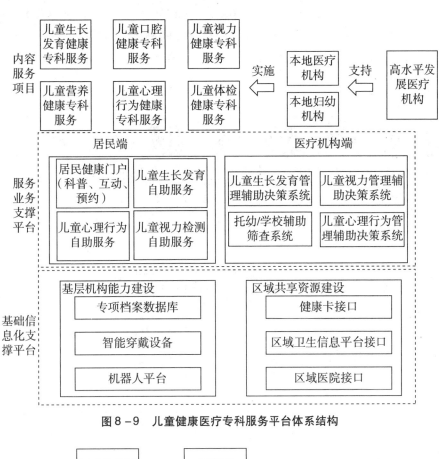

图 8-9　儿童健康医疗专科服务平台体系结构

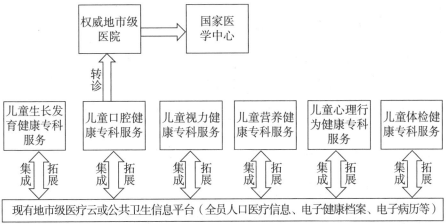

图 8-10　儿童健康医疗专科服务平台

育健康专科服务流程如图 8 - 11 所示。它对身高、体重等指标进行检测，通过自动评估健康状况，给出针对儿童生长发育的健康管理建议；家长可以浏览子女健康档案、查询相关知识库、预约挂号等。

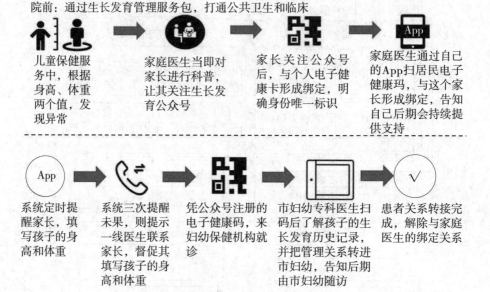

院前：通过生长发育管理服务包，打通公共卫生和临床

儿童保健服务中，根据身高、体重两个值，发现异常

家庭医生当即对家长进行科普，让其关注生长发育公众号

家长关注公众号后，与个人电子健康卡形成绑定，明确身份唯一标识

家庭医生通过自己的App扫居民电子健康玛，与这个家长形成绑定，告知自己后期会持续提供支持

系统定时提醒家长，填写孩子的身高和体重

系统三次提醒未果，则提示一线医生联系家长，督促其填写孩子的身高和体重

凭公众号注册的电子健康码，来妇幼保健机构就诊

市妇幼专科医生扫码后了解孩子的生长发育历史记录，并把管理关系转进市妇幼，告知后期由市妇幼随访

患者关系转接完成，解除与家庭医生的绑定关系

图 8 - 11　儿童生长发育健康专科服务流程

二、儿童口腔健康专科服务

儿童口腔健康专科服务流程如图 8 - 12 所示。对儿童口腔健康指标进行监测，通过人工智能技术等预测患儿当前的龋齿状态，建立口腔健康档案，并根据检查情况给出治疗方案和健康管理建议，患儿可以定期进行口腔健康复查，接受医生的指导与知识科普，情况严重时权威专家可对其进行分级诊疗等。儿童口腔健康专科服务平台如图 8 - 13 所示。

三、儿童视力健康专科服务

儿童视力健康专科服务重点实现对儿童日常用眼情况（视力）等指标监测。其服务流程为：对监测结果进行评估，并给出针对儿童视力的健康管理建议；家长可以浏览子女健康档案、查询相关知识库，进而早期发现诸如弱

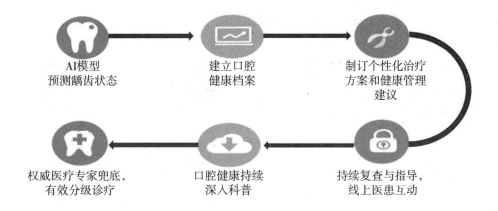

AI模型
预测龋齿状态

建立口腔
健康档案

制订个性化治疗
方案和健康管理
建议

权威医疗专家兜底，
有效分级诊疗

口腔健康持续
深入科普

持续复查与指导，
线上医患互动

图8-12　儿童口腔健康专科服务流程

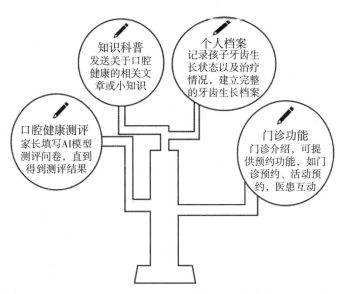

知识科普
发送关于口腔
健康的相关文
章或小知识

个人档案
记录孩子牙齿生
长状态以及治疗
情况，建立完整
的牙齿生长档案

口腔健康测评
家长填写AI模型
测评问卷，直到
得到测评结果

门诊功能
门诊介绍，可提
供预约功能，如门
诊预约、活动预
约，医患互动

图8-13　儿童口腔健康专科服务平台

视、近视、干眼症等眼科疾病，然后及时预约挂号。

四、儿童营养健康专科服务

儿童营养健康专科服务主要关注儿童的营养状况。儿童营养健康专科服务流程如图8-14所示。构建儿童营养健康专科服务平台，对儿童每日摄入的营养指标进行监测，并通过评估儿童每日摄入的能量以及各种微量元素含量是否合理，定期给出健康管理建议；家长可以查看这些指导建议，通过实时监测来改善子女身体素质，并进行预约挂号。

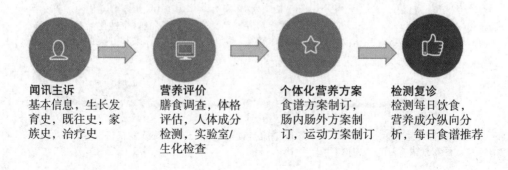

闻讯主诉
基本信息，生长发育史，既往史，家族史，治疗史

营养评价
膳食调查，体格评估，人体成分检测，实验室/生化检查

个体化营养方案
食谱方案制订，肠内肠外方案制订，运动方案制订

检测复诊
检测每日饮食，营养成分纵向分析，每日食谱推荐

图 8 - 14　儿童营养健康专科服务流程

五、儿童心理行为健康专科服务

儿童心理行为健康专科服务主要服务对象为感觉统合失调患儿、生长发育运动保健患儿、对孩子有运动要求的家长三类人群。儿童心理行为健康专科服务流程如图 8 - 15 所示，包括以下 6 个步骤：对儿童的感觉统合发展能力进行测评；登记患儿的病史、生长发育史等；对儿童的肢体动作、表达能力等进行测评；为儿童制订个性化的运动方案，其中包括训练项目、时间、要求等；提供运动增值服务，如通过运动手环等设备进行运动捕捉等；对儿童定期测评，观察健康管理效果，并及时调整运动方案。儿童心理行为健康专科服务平台工作流程如图 8 - 16 所示。

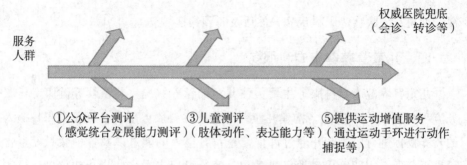

②门诊系统登记
（病史、生长发育史等）
④制订运动方案
（训练项目、时间、要求等）
⑥调整运动方案
（测评、个性化定制等）

权威医院兜底
（会诊、转诊等）

服务人群

①公众平台测评
（感觉统合发展能力测评）
③儿童测评
（肢体动作、表达能力等）
⑤提供运动增值服务
（通过运动手环进行动作捕捉等）

图 8 - 15　儿童心理行为健康专科服务流程

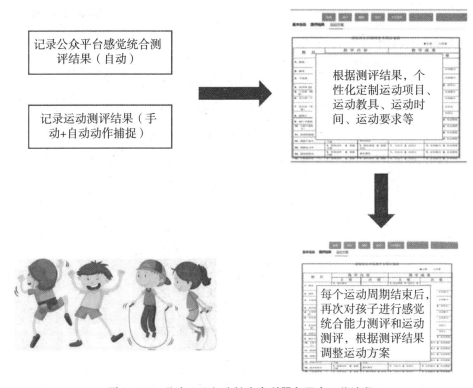

图 8-16　儿童心理行为健康专科服务平台工作流程

六、儿童体检健康专科服务

儿童体检健康专科服务流程如图 8-17 所示，重点实现以下几方面服务。它包括家长自行决定时间进行体检预约，完成预设体检问卷项目；医生可以及时获取信息并建立体检档案，提高工作效率；各科医生在先进技术的辅助下，快速进行结果录入和疾病异常判断；家长可及时查看子女的体检报告并得到医生的指导建议；对患儿进行智能分类，实现自动化随访，让体检机构与专科形成完整闭环。

8.3.4　工作模式

儿童健康医疗专科服务以儿童生长发育问题为应用试点，通过部署实施儿童健康医疗专科服务平台，依托本地区妇幼保健机构，来实现对一定

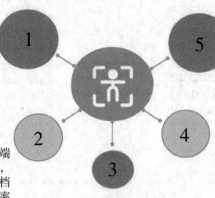

微信端进行体检预约

家长可通过微信端进行体检预约，合理安排到院时间，通过完成预设体检问卷项目，节省在体检过程中的等待时间

医生端建立体检档案

医生端通过扫描微信端体检码读取相关信息，同时快速建立体检档案，有效提高工作效率

医生端跟进专科患者

对体检过程中有专科疾病或异常的孩子，医生端可进行智能分类统计，并实现自动化随访，让体检机构与专科形成完整闭环

微信端查看体检报告

家长可通过微信端查看孩子的体检报告以及各专科体检项目得出的结论和指导建议

医生端填写体检结果

体检环节中的各专科医生，通过识别体检码为患者进行检查，医生端植入AI算法与辅助诊疗，医生可快速进行结果录入和疾病异常判断

图 8 – 17 儿童体检健康专科服务流程

区域内目标儿童人群的健康医疗专科服务。其工作模式主要包括全覆盖、专项筛查、健康管理、临床治疗和绿色通道 5 个方面，如图 8 – 18 所示。全覆盖是指通过基层医疗机构、托幼机构和其他企事业单位三者相互协作、合理分工，实现区域内儿童健康医疗专科服务全覆盖。专项筛查指儿童家庭可通过自我筛查或到医院进行定期生长发育体检等方式，针对儿童生长发育常见病进行检查，医院也可以定期组织相关人员复查。健康管理是指根据专项筛查结果，形成标准化专科病历，进而为患儿提供规范化的专科诊疗方案以及专项健康管理服务。临床治疗是指根据患儿健康档案情况，若病情严重可将患儿从区县转诊至地市级专科门诊，为其提供针对性治疗服务，并结合患儿病情及意愿，提供定期专家会诊服务。绿色通道是指国家儿童医学中心需支持当地儿童医疗机构专科能力建设，提供疑难远程会诊、讲座培训等技术支持，并定期开展科普宣传教育活动，普及儿童健康知识。

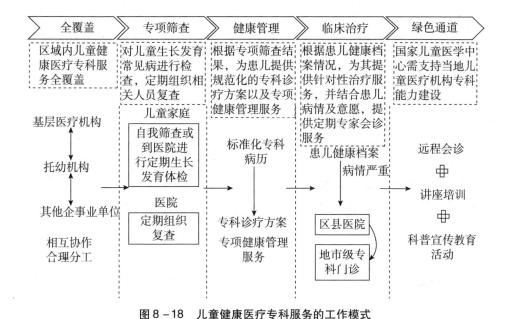

图 8－18　儿童健康医疗专科服务的工作模式

参考文献

［1］国家卫生计生委关于开展医疗联合体建设试点工作的指导意见［J］．中华人民共和国国家卫生和计划生育委员会公报，2016（12）．

［2］朱慧，王志荣，凌勇武，等．多学科协作治疗模式应用管理实践与体会［J］．江苏卫生事业管理，2016，27（2）．

［3］陈利坚，郭航远．医院行政多科室合作管理模式的探索与思考［J］．中国医院，2016，20（5）．

［4］林妍霏，张育荣，邱亭林．紧密型肿瘤防治专科医联体的实践与思考［J］．中国肿瘤，2019，28（8）．

［5］蒋银华．医疗联合体建设中存在的问题及对策研究［J］．江苏卫生事业管理，2019，30（1）．

［6］杨世达，柯坤宇，刘宝荣，等．基于分级诊疗的肝病专科医联体建设实践与反思［J］．卫生经济研究，2019，36（1）．

［7］张怡，杨洋，李笠，等．专科型医联体管理模式的构建［J］．中国卫生质量管理，2016，23（5）．

［8］金春林．我们需要建什么样的医联体［J］．中国卫生资源，2018，21（1）．

［9］秦悦，卢建龙，顾化民，等．多学科综合诊疗模式在专科医联体中的探索［J］．中国医院管理，2019，39（5）．

［10］谢苏杭，杨霖，杨永红，等．康复医联体——学科建设新战略［J］．华西医学，2019，34（5）．

［11］国务院办公厅关于推进医疗联合体建设和发展的指导意见［J］．中华人民共和国国务院公报，2017（13）．